Harlich H. Stavemann

Integrative Kognitive Verhaltenstherapie (IKVT) für existenzielle Probleme

DGVT-Verlag

Harlich H. Stavemann

Integrative Kognitive Verhaltenstherapie (IKVT) für existenzielle Probleme

Umgang mit der eigenen Endlichkeit und Todesangst

mit Online-Materialien

vollständig überarbeitete Neuauflage

DGVT-Verlag

Tübingen
2025

Kontaktadresse

Dipl.-Psych. Dr. Harlich H. Stavemann
Institut für Integrative Verhaltenstherapie (IVT)
Osterkamp 58
22043 Hamburg
E-Mail: stavemann@i-v-t.de
Website: www.i-v-t.de

Bibliografische Information der Deutschen Nationalbibliothek
Die Deutsche Nationalbibliothek verzeichnet diese Publikation in der Deutschen Nationalbibliografie; detaillierte bibliografische Daten sind im Internet über http://dnb.d-nb.de abrufbar.

Henriettenweg 3
72072 Tübingen
E-Mail: mail@dgvt-verlag.de
Internet: www.dgvt-verlag.de

Umschlaggestaltung: Vogelsang Design, Jens Vogelsang, Aachen
Umschlagfoto: iStockphoto, © ChrisGorgio
Layout: VMR, Monika Rohde, Leipzig
Druck und Bindung: CPI Books GmbH, Birkstraße 10, 25917 Leck

Auch als E-Book erhältlich: ISBN 978-3-87159-487-8

ISBN 978-3-87159-187-7

Inhalt

II Kasuistik: Praktisches Vorgehen bei der Therapie von existenziellen Problemen

Vorwort

In diesem Anwendungsbuch für Therapierende geht es um Strategien der Integrativen Kognitiven Verhaltenstherapie (künftig: IKVT) zur Therapie von existenziellen Problemen. Der Umgang mit dem eigenen Tod ist ein Thema, das seit jeher viele Menschen beschäftigt. Wie aber damit umgehen, wenn es zum Problem wird?

In der ICD-10 und – nach jetzigem Stand – auch in der ICD-11 gibt es etliche Symptombilder, die sich auf ein existenzielles Problem zurückführen lassen. Hauptsächlich werden wir fündig bei den Angststörungen, wie z. B. bei der Hypochondrie, bei Zwangsstörungen, der „Herzphobie" und anderen somatoformen autonomen Funktionsstörungen, den Phobien (außer der sozialen Phobie), der Panikstörung, der generalisierten Angststörung oder der PTBS. Auch depressive Krankheitsbilder wegen prognostizierter Hoffnungslosigkeit können emotionale Symptome eines existenziellen Problems sein, z. B. die Dysthymie oder eine rezidivierende depressive Episode.

Über ein existenzielles Problem und die damit verbundenen emotionalen, physiologischen, sozialen oder Verhaltenssymptome klagen ca. 15 Prozent aller Betroffenen in ambulanter Psychotherapie. Meist dauert es Jahre, bis sie wegen ihrer Symptome dort erscheinen. In diesem Buch wird ein Behandlungsansatz für diese Klientel beschrieben.

Zielgruppe. Dieses Buch ist für Kolleginnen und Kollegen in der ambulanten und stationären Psychotherapie gedacht und für diejenigen, die in der praktischen Phase ihrer Approbationsausbildung strukturierte Behandlungskonzepte und Leitfäden benötigen.

Inhalt. In Teil I werden die theoretischen Grundlagen zur Therapie von existenziellen Problemen beschrieben. Nach einigen Begriffsbestimmungen gehen wir der Frage nach, woran ein existenzielles Problem als Ursache für psychisches Leid zu erkennen ist, und betrachten dann mögliche Genesebedingungen. Aus der Problemorientierten Kognitiven Psychodiagnostik (künftig: PKP) werden anschließend allgemeine Behandlungsstrategien für existenzielle Probleme abgeleitet und der therapeutische Umgang mit typischen Widerständen dieser Klientel aufgezeigt.

Um dies anschaulich und nachvollziehbar zu gestalten, wird in Teil II, der Kasuistik, das praktische Vorgehen bei der Therapie von existenziellen Problemen an drei typischen Beispielen in allen acht Therapiephasen vorgestellt – vom Erstgespräch bis zum Bahnen der neu erarbeiteten Konzepte in vivo. Das therapeutische Vorgehen wird dabei in kommentierten Beispieldialogen beschrieben und die verwendeten Therapiewerkzeuge und Materialien werden ausführlich geschildert.

Infoblätter. Grundlagenkenntnisse zur IKVT sind bereits vielfach beschrieben (z. B. Stavemann, 2023a) und werden hier nicht erneut aufgeführt, um unnötige Redundanz zu vermeiden. Für diejenigen, denen diese Grundlagen nicht mehr präsent sind, dienen diverse Infoblätter zum Auffrischen der IKVT-Inhalte. Diese Infoblätter für Therapierende können kostenfrei heruntergeladen werden (zum Vorgehen s. die Informationen im Anhang).

Therapiebegleitbuch. Einige Diktionen, Analogien und praktische Hinweise für Betroffene sind mit dem Therapiebegleitbuch *Unerschrocken weiterleben: Todesangst und existenzielle Probleme erkennen und bewältigen* (Stavemann, 2022a) abgestimmt, sodass dieses Betroffenen zur Unterstützung der Therapie empfohlen und als Therapiebegleitbuch eingesetzt werden kann. Einige der Übungen finden Sie auch im Arbeitsmaterial des vorliegenden Buches. An manchen Stellen wird zusätzlich auf Fallbeispiele aus dem Therapie-Ratgeber verwiesen, die Sie Ihrer Klientel zur Lektüre empfehlen können, falls Sie ihn als Begleitbuch einsetzen.

Therapiematerialien/Arbeitsblätter. Für das praktische Umsetzen im Therapieprozess stehen diverse Therapiematerialien in Form von Arbeitsblättern für Betroffene kostenfrei zur Verfügung. Eine Übersicht über die Arbeitsblätter finden Sie im Anhang. Diese sowie diverse Informationsblätter können kostenfrei heruntergeladen und verwendet werden (zum Vorgehen s. die Hinweise im Anhang).

Hinweis. Zur leichten Lesbarkeit wird i. d. R. darauf verzichtet, männliche und weibliche Benennungen anzugeben, und stattdessen eine neutrale Form gewählt, so z. B. statt „Therapeutinnen und Therapeuten“: Therapierende, oder statt „Klientinnen und Klienten“: Betroffene. Auf diese Weise werden keine lesehinderlichen Genderzeichen benötigt.

Besonders relevant für Praktizierende:

- Für die einzelnen Veränderungsschritte werden typische Widerstände bei Betroffenen aufgezeigt und ein möglicher therapeutischer Umgang damit beschrieben.
- Zum Umsetzen der Inhalte werden umfangreiche Informations- und Arbeitsblätter für Therapierende und Betroffene angeboten.
- Die *Informationen für Therapierende* beschreiben Therapiewerkzeuge und therapeutische Strategien.

- Die *Arbeitsblätter für Betroffene* dienen den Therapierenden zur Arbeitserleichterung und den Betroffenen zur Therapieunterstützung. Mit ihrer Hilfe lassen sich wichtige Inhalte vor- oder nachbereiten und sie beugen dem Vergessen vor. Die Aufgabenblätter dienen dem konkreten Umsetzen des Erarbeiteten.

Ihre Rückmeldung, Kritik, Verbesserungs- oder Ergänzungsvorschläge zur theoretischen Ableitung oder zum praktischen Anwenden sind willkommen. Kontakt: siehe Autorenanschrift im Impressum.

Harlich H. Stavemann
Vaisala (Savaii), im März 2025

I Theoretische Grundlagen

1 Existenzielle Probleme in der Psychotherapie

Existenzielle Krise, Existenzangst, Todesangst oder Thanatophobie sind Begriffe, die uns in der therapeutischen und Beratungspraxis sowie in der Forschung begegnen, wenn es um das Beschreiben von Problemen geht, die mit der Endlichkeit des eigenen Daseins in Verbindung stehen und emotionale Turbulenzen verursachen. Existenzielle Probleme können zu erheblichem psychischem Leid führen, wie klinische Beobachtungen und Erfahrungen schon seit Jahrtausenden aufzeigen. Die ersten schriftlich überlieferten therapeutischen Herangehensweisen und Beratungsstrategien bei dieser Thematik stammen bereits aus der Zeit der Stoa (z. B. Epiktet, 2023a, 2023b; Seneca, 2010), aber auch für heutige Therapierende und Beratende hat das Thema nichts an Relevanz und Brisanz eingebüßt. Was sie dabei jedoch im Einzelnen unter einem existenziellen Problem verstehen, ist sehr unterschiedlich.

Neuzeitliche Therapieansätze beziehen sich häufig auf das Behandeln der damit verbundenen Symptome wie Ängste, Depression oder Verhaltensauffälligkeiten, ohne explizit auf deren Ursache einzugehen und diese zu therapieren. Zeigt jemand z. B. agoraphobisches Vermeidungsverhalten, kann das sehr unterschiedliche Ursachen haben. Es könnte daran liegen, dass jemand befürchtet, von anderen abgelehnt zu werden, und deswegen dann nach dem eigenen Wertmaßstab an Selbstwert verlöre. Oder jemand befürchtet, in dieser Situation sterben zu müssen. Im ersten Fall wäre die Ursache für das agoraphobische Vermeiden in einem Selbstwertproblem begründet, im zweiten Fall in einem existenziellen Problem.

Existenzielle Probleme werden in der kognitiven Therapie von Ellis bereits seit 1979 der „discomfort anxiety" zugeordnet (Ellis, 1979, 2003a, 2003b) und als Ursache für psychische Probleme erkannt sowie behandelt. In mehr als 2000 Studien wurden Wirksamkeitsnachweise für KVT-Behandlungsstrategien – auch für die Therapie von existenziellen Problemen – erbracht (Ellis & Joffe Ellis, 2012).

Bevor in Abschnitt 1.4 auf den Behandlungsansatz der IKVT eingegangen wird, betrachten wir zunächst einige Definitionen und eine Übersicht über bereits vorhandene Modelle zu existenziellen Problemen und deren Therapieansätze.

1.1 Was ist ein existenzielles Problem?

In der wissenschaftlichen Literatur findet sich kein derartiger Begriff, sondern nur ähnliche, wie z. B. existenzielle Krise oder existenzielle Angst.

Existenzielle Krise. Unter einer existenziellen Krise versteht man laut Duden (2020), wenn jemand den Sinn und Zweck seines Lebens verloren hat.

Existenzielle Angst. Die existenzielle Angst beziehen z. B. Trachsel und Maercker (2016) auf die Angst vor der Endlichkeit, dem Nicht-Sein, vor dem Ende des eigenen Selbst, vor dem Nichts, bei religiösen Menschen die vor dem Jenseits. Beschrieben werden dabei die Angst vor dem Sterben (als Prozess) und die Angst vor dem Tod als Zustand (auch als Thanatophobie bezeichnet und den spezifischen Phobien zugehörig). Mir ist keine Literatur bekannt, die sich ausschließlich mit dieser spezifischen Phobie auseinandersetzt.

Existenzielle Ansätze in der Psychotherapie. „Existenzialisten" wie Kierkegaard, Jaspers, Heidegger und die französischen Denker Sartre, de Beauvoir, Camus und Marcel beschäftigen sich intensiv mit Themen wie Angst, Tod, Endlichkeit des Lebens und dem Sinn des Lebens (s. a. Noyon & Heidenreich, 2012). Sie sprechen dem Todesthema eine zentrale Rolle zu. Aus den Ansätzen der existenziellen Philosophie wurden auch existenzielle Themen in der Psychotherapie aufgegriffen. Vor allem in psychodynamisch orientierten Ansätzen wie bei Freud oder Jung findet man ein Auseinandersetzen damit (s. a. Vogel, 2022). Erste existenzielle Ansätze bildeten sich jedoch erst später heraus (s. Noyon & Heidenreich, 2012). In der Verhaltenstherapie werden existenzielle Themen aus Therapietheorie immanenten Gründen weitgehend ausgeklammert – bis auf Stavemann (2017, 2018, 2022b, 2023a, 2024) sowie Noyon und Heidenreich (2012).

Einer der bekanntesten Vertreter psychotherapeutischer existenzieller Ansätze ist Yalom (2010). Er sieht darin jedoch keine neue, unabhängige Therapieschule, sondern hält es für sinnvoll, diese Themen in die Psychotherapie allgemein einzubeziehen, und spricht dann von existenziell sensiblen oder existenziell orientierten Therapierenden.

Die Thanatopsychologie beschäftigt sich mit der Todesangst. Ihre Vertretenden zeigen ein wissenschaftliches Interesse daran, Einstellungen zur Furcht vor dem Tod und dem Sterben zu erfassen. Es findet sich jedoch keine Fachliteratur, die sich auf das Behandeln von Todesangst bezieht. In der Regel wird das Unterteilen von Angst- und Zwangsstörungen nach ICD-10 beschrieben, ohne dazu entsprechende störungsspezifische Erklärungsmodelle und Behandlungsansätze zu liefern (s. z. B. Schneider & Margraf, 2017; Schweitzer & von Schlippe, 2016).

Die vorhandene Literatur zu „existenzieller Psychotherapie" beinhaltet durchweg ein größeres Themenspektrum, das sich nicht nur auf Todesangst oder Angst bzw. Depression aufgrund der Endlichkeit des eigenen Lebens bezieht. Auch die vorhandenen Therapieansätze, die sich mit dem Thema Tod und Sterben beschäftigen, beziehen sich nicht nur auf die Angst vor dem Tod, sondern umfassen ein breites Spektrum an Themen, wie z. B. Gegenübertragungsprozesse, Trauerphasen, Suizid, Sterben, Umgang mit final erkrankten Betroffenen, Sterbebegleitung, die Haltung der Therapierenden zu Tod und Sterben sowie Mythen und Jenseitsvorstellungen.

Ich fokussiere mich im Folgenden auf das Darstellen von Theorien und Behandlungsansätzen, die sich auf den Umgang mit der Todesangst und der Angst vor dem begrenzten Dasein sowie auf depressive Reaktionen aufgrund von Sinnverlust wegen der erkannten Unvermeidbarkeit des eigenen Todes beziehen.

1.2 Vorhandene Theorien und Modelle zum Umgang mit dem eigenen begrenzten Dasein und Tod

Angst wird allgemein als genetisch angelegte Emotion angesehen, wobei jedoch die „Angstneigung" (d. h. die Wahrscheinlichkeit und Intensität, mit der jemand auf bestimmte Reize ängstlich reagiert) durch Erfahrungen und Sozialisierungsprozesse bestimmt wird. Letztere werden wiederum durch Modelle (Eltern, Geschwister, Peers) sowie den kulturellen und sozialen Kontext beeinflusst. In der Literatur finden sich kaum Theorien zu todesbezogenen Problemen und Phänomenen. Auch Ochsmann (1993) zitiert Autoren, die eine „Theorielosigkeit" der Thanatopsychologie beklagen. Betrachten wir zunächst, welche Erklärungs- und Behandlungsansätze bisher für den Umgang mit Todesangst und dem eigenen begrenzten Dasein bereitgestellt werden. Da es sich hierbei um ein metaphysisches Thema handelt, schauen wir zunächst, was die Philosophie dazu beitragen kann.

Antike Philosophie

Etliche antike Philosophen beschäftigen sich mit den Themen Tod und Sterben. Die Vorsokratiker ziehen eine strikte Linie zwischen Leben und Tod. Einige gehen schon vor Pythagoras davon aus, dass der Körper stirbt, aber etwas Metaphysisches weiter existiert, oder dass nach dem Tod eine andere Daseinsform besteht.

Pythagoras. Der griechische Philosoph und Mathematiker Pythagoras verkündet als Erster, dass erst nach dem Tod die eigentlich gute Zeit beginne, weil die Seele dann den Körper verlassen habe. Er prägt die Idee von der Wiedergeburt der Seele, die später von diversen Religionen (z. B. dem Christentum) übernommen wird (s. a. Dietzfelbinger, 2005).

Platon. Platon gilt als wichtigster Schüler des Sokrates. Er baut mit seiner Seelenlehre das Hinwenden zum Jenseits weiter aus und postuliert, dass das wahre Leben erst im Jenseits stattfinde. Platon steht dem Tod dementsprechend gelassen gegenüber. Er geht davon aus, dass die Seele sich erst dann ihrem Glück zuwenden kann, wenn sie durch den Tod vom Körper getrennt wird (s. a. Platon, 2018).

Epiktet und Seneca. Wie die anderen Stoiker sind Epiktet und Seneca der Überzeugung, dass Körper und Seele materieller Natur sind und beide mit dem Tod enden. Jedoch glauben sie an die immer wieder stattfindende Wiedergeburt und nicht an ein endgültiges Vergehen. Daher brauche man den Tod auch nicht zu fürchten. Seelenfrieden erreiche man durch die Akzeptanz dessen, wie die Welt funktioniert, und durch Loslassen von allen Leidenschaften und Ängsten, vor allem der Todesangst (s. a. Epiktet, 2023a, 2023b; Seneca, 2010).

Epikur. Auch der griechische Philosoph Epikur glaubt nicht an eine unsterbliche Seele, sondern an „tot ist tot“. Seele und Körper sterben. Er hält die Todesangst dennoch für unsinnig, da man unter dem eigenen Tod nicht leiden könne, wenn man in seine Atome zerfallen ist (s. a. Epikur, 2011, 2014).

Christliche Philosophie

Boethius. Die christliche Philosophie wird im 3. Jahrhundert von Boethius eingeleitet. Er übernimmt große Teile der damals vorherrschenden sokratisch-platonischen Lehre und des Neuplatonikers Plotin, insbesondere die Seelenlehre Platons und dessen Hinwenden zum Jenseits und Konzentrieren darauf. Im letzten nicht christlichen Erklärungsversuch des Seins verwendet Plotin das „unbeschreibliche göttliche Eine“, das Boethius dann in den christlichen Gott transformiert (s. a. Ricken, 2007).

Patres und Scholae. Im Mittelalter bestimmt die christliche Philosophie der Patres und Scholae alle philosophischen Inhalte und Lehren – insbesondere die von Himmel und Hölle sowie von Schuld und Sühne. Der wesentlichste Unterschied zur antiken Philosophie besteht im Ziel der christlichen Glaubenslehre: die höchste Glückseligkeit im *Jenseits* beim Anblick Gottes (s. a. Spierling, 2006).

Neuzeitliche Philosophie

Existenzphilosophie. Philosophische Ansätze im Europa des 19. und 20. Jahrhunderts beschäftigen sich mit der Frage nach dem Sinn und der Bedeutung der individuellen menschlichen Existenz. Sie alle sprechen dem Todesthema eine relevante Bedeutung zu und sehen eine Pflicht im persönlichen Selbstverwirklichen, ohne gesellschaftliche Zwänge zu berücksichtigen. Sie unterscheiden sich jedoch darin, welche Bedeutung sie dem Beschäftigen mit dem eigenen Tod zuschreiben. Manche, wie z. B. Kierkegaard und Jaspers, glauben, dass das Betrachten der eigenen Endlichkeit dazu auffordere, sich selbst zu verwirklichen. Andere, wie z. B. Sartre (2017), nehmen an, dass ein Wegsehen dem Selbstverwirklichen diene. Von den Vertretern, die sich intensiv mit der Begrenztheit des eigenen Daseins auseinandersetzen, werden hier kurz die bedeutsamsten dargestellt.

Kierkegaard, dänischer Philosoph und Theologe, sieht das Auseinandersetzen mit dem Tod zu Lebzeiten als wichtig an. Der Tod beende zwar das Leben, aber davor solle man sich diesem widmen und sich selbst verwirklichen. Gott gebe dem Menschen das Ziel, sich selbst zu verwirklichen, und erinnere ihn daran mit der Perspektive auf den eigenen Tod. Dieser schaffe Gleichheit. Das Auseinandersetzen mit dem eigenen Tod fördere das Selbstverwirklichen und damit die Unterschiedlichkeit der Menschen (Kierkegaard, 2023).

Nietzsche, Philologe und postum als Philosoph berühmt geworden, glaubt nicht an Seelenwanderung und ein Leben nach dem Tod. Er fordert, das Leben so anzunehmen, wie es ist, auch wenn sich dahinter kein höherer Sinn verbirgt. Er beschreibt das Konzept der ewigen Wiederkehr, womit er meint, dass man sein Leben so leben soll, dass man es sich immer wieder genauso wünschen würde (Nietzsche, 2021, 2023).

Jaspers, Professor für Psychologie und Philosophie, bezieht die Endlichkeit des Daseins und den Tod in sein Konzept der Grenzsituationen ein. Der Tod ist für ihn eine von sechs Grenzsituationen, die dadurch gekennzeichnet sind, dass sie unausweichlich zum Leben gehören, nicht durch den Menschen veränderbar sind und an denen man mit seinen bisherigen rationalen Problemlösestrategien und mit seinem Weltwissen nur scheitern könne. Nur das Konfrontieren mit dem begrenzten eigenen Dasein führe zum wahren Selbst bzw. zur wahren Existenz. Nur wer die Begrenztheit des Lebens annehme, könne die Möglichkeiten zur Selbstverwirklichung erkennen. Als Weg dorthin sieht Jaspers das Verändern von Lebenseinstellungen und moralischen Grundhaltungen. In Bezug auf das Konfrontieren mit dem eigenen Tod stellt er „negativen" Reaktionen wie Verzweiflung, Lebensgier etc. „positive“ Grundeinstellungen gegenüber, wie z. B. Gelassenheit angesichts des Wissens über die Endlichkeit oder die Interpretation des Todes als unbestimmte Möglichkeit des Seins. In der Idee des Weiterlebens nach dem Tod sieht er eine Selbsttäuschung, die das Erleben wahrer Existenz verhindere. Die Konfrontation mit einer Grenzsituation könne jedoch zu psychischen Krankheiten führen (Jaspers, 2008; s. a. Busche & Fuchs, 2017).

Tillich, protestantischer Theologe und Religionsphilosoph, glaubt, Angst gehöre zum menschlichen Dasein. Sie entstehe im Gewahrwerden der eigenen Endlichkeit. Am deutlichsten zeige sie sich in der Todesangst vor dem Nicht-mehr-Sein. Daneben beschreibt Tillich die Angst vor Bedeutungslosigkeit und Sinnverlust auf der spirituell-geistigen Ebene sowie die Angst vor Schuld und Selbstverurteilung auf der moralischen Ebene, wenn man seine Potenziale nicht ausgeschöpft hat. Er setzt das Konzept des Mutes der Angst gegenüber und unterscheidet dabei Realangst von neurotischer Angst. In der neurotischen Angst sieht er z. B. die Unfähigkeit, die existenzielle Angst auf sich zu nehmen. Ein Mensch, der unter der pathologischen Angst vor dem Tod leidet, suche nicht nach Sicherheit, sondern verschanze sich in einer Sicherheit und schränke damit sein Leben ein. Er fürchte sich vor Dingen, vor denen er sich nicht zu fürchten brauchte, und halte etwas für sicher, das nicht sicher sei. Durch die Neurose verhindere der Mensch das Nicht-Sein, da er letztlich gar nicht im Sein lebt. Therapeutische Ziele sind, den Tod zu akzeptieren und den Menschen zu befähigen, sich selbst zu bejahen, sich selbst anzunehmen (Tillich, 2015).

Heidegger greift Kierkegaards Gedanken auf und sieht im Dasein das Sein-zum-Tod (2006). Mit dem Tod ende das Dasein. Der Tod ist zeitlich nicht erfassbar und kann uns jederzeit ereilen. Durch den Tod erhalte das Leben einen Sinn und eine Begrenzung. Die Lebenszeit werde so kostbar. Da das Dasein ein Sein-zum-Tode sei, bestehe die Grundbefindlichkeit in Angst. Todesangst sei keine plötzlich auftretende Angst, sondern eine permanent vorhandene, unterschwellige. Man könne jedoch lernen, diese Angst zu bewältigen. Dazu sei es notwendig, den Tod zu akzeptieren, zu antizipieren und sein eigentliches Leben zu entwerfen. Die Funktion der Todesangst sei es, das Leben anzutreiben.

Sartre, französischer Philosoph, glaubt, dass nicht der Tod dem Dasein einen Sinn gibt (2017). Er markiere ja das Ende aller Entwürfe und Möglichkeiten. Es sei daher absurd, auf den Tod zu warten. Zudem hänge dessen Eintreffen von der äußeren Welt ab, wie z. B. einem Unfall oder körperlichem Verfall. Da er jederzeit eintreffen kann, könne er nicht sinnstiftend in das eigene Leben einbezogen werden. Wenn man den Tod jederzeit in Betracht zieht, beraube man sich seiner Möglichkeiten als Lebender. Auch wenn Sartre im Leben an sich keinen Sinn sieht, fordert er dennoch dazu auf, ihm einen Sinn zu geben. Der Mensch sei zu Lebzeiten vollständig verantwortlich für das, was er tut. Die Möglichkeit des Todes als terminales Ende bedeute kein Einschränken unserer (Entscheidungs-)Freiheit. Man könne trotz Endlichkeit frei entscheiden, was man tun oder lassen will. Zwar sei die Endlichkeit steter Begleiter unseres Lebens, die ständige Todesfurcht berge jedoch die Gefahr, nicht mehr die eigene Lebensgestaltung in den Vordergrund zu stellen, sondern dass der Tod im Mittelpunkt aller Handlungen stehe.

Camus hält wie Sartre das Leben für sinnlos und sieht im Tod eine unausweichliche Fatalität, mit der das sinnlose Leben mit seinem Elend beendet wird (2000). In der Akzeptanz eines endlichen Lebens sieht er den Weg zum Selbstverwirklichen und zum Weitermachen. Man solle seine Existenz voll ausschöpfen, da man nichts zu verlieren habe. Da der Mensch in einem gottlosen Universum lebe, gebe es keinen Plan, außer man schmiedet sich einen – wohlwissend, dass man dadurch den Tod nicht verhindern kann. Camus hält es für vergeblich, diesem Umstand über Selbstmord oder metaphysische, ästhetische oder rationalistische Vorstellungen entgehen zu wollen.

Psychotherapeutische Ansätze

Binswanger und **Boss**, Schweizer Psychiater, begründen den Ansatz der Daseinsanalyse. Darin gehen sie von einer individuellen Disposition aus, einer „Hellhörigkeit" für die Grundbedingungen des eigenen Existierens, die durch negative Erlebnisse geweckt werden könne. Danach entwickeln sie sich in unterschiedliche Richtungen: Binswanger entwirft die psychiatrische Daseinsanalyse (1953) und Boss die psychotherapeutische (1985). Dabei handelt es sich um phänomenologische Ansätze: Leidenssymptome werden als Hinweise auf Konflikte im Dasein verstanden. Sie hätten einen Sinn und seien nicht bloß Ausdruck psychischer Defizite. Seelisches Leid entstehe (in Anlehnung an Freud) aus ungelösten Kindheitskonflikten, aus traumatischen Erfahrungen und aus dem Leid im eigenen Sein. Damit sind die Erfahrungen menschlicher Existenz gemeint, wie z. B. die der eigenen Endlichkeit.

Yalom, Psychoanalytiker, beschreibt vier existenzielle Themen (2010), wobei er dem Tod besondere Aufmerksamkeit widmet. Seine existenzielle Psychodynamik unterscheidet sich von der Freud'schen und Neofreudianischen. Ein Konflikt entstehe aus der Konfrontation eines Menschen mit den vier existenziellen Gegebenheiten. Grenzsituationen, wie z. B. die Konfrontation mit dem Tod, können Auslöser für ein existenzielles Problem sein. Yalom sieht in einer ungünstig verarbeiteten Angst vor dem Tod eine Quelle für Psychopathologie. Menschen erleben seit ihrer Kindheit Todesangst und entwickeln adaptive Modi im Umgang damit, z. B. durch Abwehrmechanismen wie Verleugnung, Verdrängung, Verschiebung, Sublimierung und Konversion. Er beschreibt zwei zentrale Abwehrstrategien, um Todesangst zu bewältigen:

- der Glaube an einen letzten Retter, der einen vor dem Tod bewahren könne. Er werde meist durch elterliche und religiöse Vorstellungen vermittelt. Dies können Mythen über das Leben nach dem Tod sein oder der Glaube an einen beschützenden Gott.
- der Glaube an die eigene Besonderheit und persönliche Unverletzbarkeit. Dies meint die Vorstellung, dass Altwerden und Sterben nur für andere gilt, aber nicht für einen selbst.

Nehmen die Abwehrmechanismen extreme Formen an, lösten sie selbst wieder neurotisches Leid aus, das zu starken Lebenseinschränkungen führe. In Anlehnung an Kierkegaard beschreibt Yalom, dass (Todes-)Angst die Tendenz hat, zur Furcht zu werden. Das zeige sich unter anderem in speziellen klinischen Erscheinungsformen, wie z. B. in Zwangserkrankungen oder Hypochondrie. Er unterscheidet offene und verdeckte Varianten, wie jemand eine verdrängte Todesfurcht bewältigen kann. Verdeckte Formen können sein: riskante Sportarten (dem Tod ein Schnippchen schlagen), Schönheitsoperationen, exzessiver Sport, Arbeitssucht (Produktivität als Kampf gegen die Vergänglichkeit), sich einfrieren lassen. Offene Varianten können sich in depressiven Reaktionen zeigen, wenn man die eigene Sterblichkeit realisiert. Für Kliniker sei es daher schwer, die ursprüngliche Quelle der Angst zu identifizieren. Todesangst könne meist nur durch Analyse von Träumen, Fantasien, neurotischen Symptomen oder bestimmten Äußerungen der Betroffenen erschlossen werden.

Im Kapitel zur Sinnlosigkeit beschreibt Yalom (a. a. O.), wie sich hinter einem Sinnlosigkeitserleben unter anderem auch Todesangst verbergen kann: Die Sinnfragen kreisen dann um das Thema der Vergänglichkeit, darum, was es für einen Sinn macht, etwas zu tun oder sich mit dem Sinn des Lebens zu beschäftigen, wenn alles unausweichlich im Tod endet und vergessen sein wird. Er bezeichnet Fragen, die sich mit der Vergänglichkeit beschäftigen und der Unsicherheit darüber, ob man etwas Dauerhaftes hinterlassen kann, als Meta-Sinn. Sinn würde unter dieser Perspektive nur etwas ergeben, das ewig weiter besteht oder dazu führt, dass es ewig Bestand hat.

Wenn sich hinter dem Sinnlosigkeitserleben Todesangst verbirgt, sollte dieses entsprechend anders behandelt werden als ein Sinnlosigkeitserleben, das daraus resultiert, dass alles distanziert betrachtet wird, die Dinge einen nichts mehr angehen, oder daraus, dass das Leben ohnehin nur eine kurze Episode im Verlauf der „kosmischen Zeit" (ebd. S. 553) sei und deswegen nichts zähle.

May, amerikanischer Psychotherapeut und Philosoph, geht davon aus (1982), dass der Mensch sich in einem Dilemma zwischen Subjekt und Objekt befindet. Die subjektive Seite beinhalte unser Bewusstsein für uns selbst, unsere Phantasien und individuelle Ideen. Die objektive Seite bedeute, dass der Mensch gleichzeitig auch aus sich heraustreten und sich äußeren Gegebenheiten zuwenden kann, wie z. B. Rahmenbedingungen von Prüfungen oder Gruppenmeinungen zu übernehmen. Für ein sinnerfülltes Leben sei es wichtig, sowohl Subjekt als auch Objekt sein zu können. Das Überbetonen einer Seite führe zu psychischen Problemen. Ausgelöst durch die moderne Technik werde dem Menschen seine Bedeutungslosigkeit bewusst und seine Ohnmacht in Bezug darauf, etwas verändern zu können. Durch kulturelle und historische Veränderungen komme es zu mehr Kollektivismus und Massenbildung und damit gehe die Individualität verloren. Der moderne Mensch leide daher an einem individuellen Sinnverlust. Wenn jemand einen Sinnverlust erlebt, dann verfalle er in Apathie als Ausdruck eines verminderten Bewusstseins. Durch den individuellen Sinnverlust sei zudem das *Verantwortungsgefühl* beeinträchtigt, da dem Menschen nicht mehr klar sei, wozu er Verantwortung, z. B. für sein Leben, übernehmen soll, wenn gleichgültig sei, was er tut, da das Individuum angesichts der kollektivistischen Tendenzen und Ersetzbarkeit durch die Technik bedeutungslos sei. Allerdings liege das Problem nicht in der Technik an sich, sondern in ihrem Gebrauch. Wenn sie genutzt werde, um der Angst, Isolierung und Entfremdung zu entfliehen, dann falle man umso tiefer in diese hinein. Durch die moderne Technik werde ebenfalls die Bedeutung des Individuums zugunsten der Kollektivierung abgeschwächt. In diesem Dilemma spüre man Angst vor dem Verlust der personalen Identität.

Die Angst entstehe durch die Bedrohung eines für die eigene Existenz wesentlichen sozialen, emotionalen oder ethischen Werts. Niemand könne dieser Angst entrinnen, da sie eine Reaktion auf die Bedrohung der Werte sei, die man mit seiner Existenz identifiziere, wie z. B. physische Existenz, Freiheit, religiöse Ansichten. Die Werte veränderten sich im Laufe der Entwicklung von „Nahrung bekommen" und „Zuwendung" als Säugling hin zu „Anerkennung" als Jugendlicher etc. Normale Angst trete in den Entwicklungsstadien auf, wie z. B. beim Laufen lernen oder Eintritt in die Schule. Sei jemand nicht in der Lage, die Angst in einer Entwicklungskrise oder bei einer Bedrohung der Werte zu bewältigen, entstehe neurotische Angst. Diese stehe in keinem angemessenen Verhältnis zur Bedrohung. Sie sei das Endresultat einer früheren unverarbeiteten normalen Angst und durch Verdrängung und innerpsychische Konflikte gekennzeichnet. Die Angst vor dem Tod sei die elementarste Angst, da der Tod das endgültige Auslöschen der eigenen Existenz bedeute, wenn man nicht an die Unsterblichkeit glaubt. Unter Todesangst versteht May einen emotionalen Zustand, der durch eine reale Gefahr ausgelöst werde und verschwinde, wenn die spezifische äußere Ursache beseitigt sei. Angst vor dem Tod sei eine unspezifische Bedrohung, die auf die Existenz einer Person abzielt.

Frankl beschäftigt sich in seiner Logotherapie (2021) ebenfalls mit dem Dasein und legt dabei den Fokus auf den Sinn des Lebens. Eine gescheiterte Sinnfindung könne zu psychischen Problemen führen. Zum Beispiel könne hinter einer Arbeitslosigkeitsneurose oder in einer Alkohol- und Drogenabhängigkeit eine existenzielle Frustration stecken, womit Frankl die Sinnlosigkeit der eigenen Existenz meint. Auch hinter anderen Phänomenen, wie z. B. dem Willen zur Macht oder zum Geld, könne existenzielle Frustration stehen, die so kompensiert werde. Führt eine existenzielle Frustration zu einer Neurose, nennt Frankl sie noogene Neurose. Dabei fülle jemand das existenzielle Vakuum durch seine Symptome. Der Tod gehöre zur menschlichen Existenz und könne nicht gelöst, sondern nur in verantwortliches Tun transformiert werden. Mit der beschränkten Lebenszeit solle verantwortlich umgegangen werden.

Freud befasst sich in seinem psychodynamischen Ansatz nicht explizit mit Todesangst (2021). Er sieht infantile Konflikte oder kindliche Traumatisierungen sowie ungünstige Beziehungserfahrungen als ursächlich für neurotische Störungen und damit auch für Todesangst. Er versteht die in der Kindheit entwickelten intrapsychischen Konflikte als ursächlich für die Angst vor dem Tod. Kindliche Ängste, wie z. B. Trennungs-, Kastrations- und Gewissensangst, würden in den Tod projiziert. Todesangst sei demnach ein Verarbeiten der Kastrationsangst. Die klassische Psychoanalyse deutet in Anlehnung an Melanie Klein die Todesangst als eine unbewusst bleibende Urangst als Folge des Todestriebes und früher Trennungserfahrungen (s. a. Vogel, 2022). Todesangst wird in der modernen Tiefenpsychologie als Vernichtungsangst gesehen. Durch sie sei es möglich, Widrigkeiten wie schlechtes Gewissen, Strafe, Liebesverlust oder Angst vor Objektverlust zu verändern, da für das Ich die Notwendigkeit bestehe, das Überleben zu sichern (s. Vogel, 2022).

Jung beschäftigt sich intensiv mit dem Thema Tod (2024). In Bildern und Gedanken über den Tod erkennt er grundlegende Themen für sein Werk. Der Tod sei ein Ziel, dem man sich zuwenden sollte, um einen gelungenen individuellen Lebensweg zu gehen. Die Nicht-Akzeptanz des Todes berge die Gefahr der Destruktivität und Gewalttätigkeit. Jung begreift das Verweigern, den Tod als ein zu erreichendes Ziel zu betrachten, als Ursache für viele neurotische Störungen – gerade in der zweiten Lebenshälfte. Auch mit dem Sinnthema setzt er sich auseinander und sieht in der Psychoneurose das Leiden an Sinnlosigkeit (s. a. Vogel, 2022).

Lerntheoretischer Ansatz. Aus lerntheoretischer Sicht ist die Furcht vor dem Tod erlernt und hat einen sozialen, kulturellen und historischen Ursprung. Todesfurcht entsteht demnach auf Basis früherer oder aktueller Erfahrungen und Erlebnisse mit dem Tod sowie durch vermittelte Einstellungen durch Eltern, Medien und Schule. Da Todesfurcht gelernt sei, könne sie auch wieder verlernt werden (Ochsmann, 1993).

Verhaltenstherapeutische Ansätze. Aus verhaltenstherapeutischer Sicht geht man von einem genetischen Programm aus, das Menschen in lebensbedrohlichen Situationen dazu veranlasst, mit Todesangst zu reagieren. Preparedness, klassisches und interozeptives Konditionieren spielten eine Rolle beim Entstehen von Todesangst, insbesondere bei Angststörungen wie der Panikstörung, Agoraphobie und Hypochondrie (Bandelow, 2006; Morschitzky, 2009; Schneider & Margraf, 2017).

Kognitionstheoretische Ansätze. Vertreter kognitionstheoretischer Ansätze (Hautzinger, 2011; Wells, 2011) sehen die Angst zu sterben als Folge meist unbewusster kognitiver Prozesse. Externe Ereignisse haben dabei keinen direkten Einfluss auf das emotionale Erleben – dieser wird den beteiligten Kognitionen und typischen Konzepten zugeschrieben. Wird ein Ereignis als Bedrohung für das eigene Leben und negativ bewertet, führt dies zu Todesangst. Über Rückkoppelungsprozesse zwischen Verhaltensreaktionen und Bewertungen kann ein Aufschaukelprozess in Form einer „Angstspirale" (s. z. B. Stavemann, 2023a, 2023b) einsetzen.

Systemische Ansätze. In der aktuellen Literatur der systemischen Ansätze (z. B. Lieb, 2014; Schweitzer & von Schlippe, 2016) wird Todesangst als ein Symptom von Angst- oder Zwangsstörungen beschrieben. Über die Kontextualisierung versucht der systemische Ansatz, existenzielle Angst als nicht isoliertes Phänomen zu betrachten. Risikofaktoren für das Entwickeln von Ängsten können elterliche Angststörungen, Familienmuster (wie z. B. das Erleben eines geringen familiären Zusammenhaltes und chronischer Konflikte) sowie das Auftreten bzw. die Häufung von Ereignissen wie frühe oder dramatische Verluste sein. Bei agoraphobischen Ängsten, generalisierten Ängsten und Panikstörungen wird der Angst eine Funktion in Beziehungen zugeschrieben, wie z. B.

dem Vermeiden von Konflikten oder Veränderungen, die zu möglichen Problemen führen könnten, oder zum Regulieren von Nähe und Distanz. Isolierte Phobien seien zu behandeln, ohne eine Funktionalität in der Familie zu thematisieren.

Angstsymptome könnten auch in sogenannten Schwellenphasen entwickelt werden, wie beim Ablösen vom Elternhaus oder dem Ablösen der Kinder. Lieb (2014) beschreibt, dass Todesangst (wie z. B. die Angst, an einem Herzinfarkt zu sterben) oft durch reale, eigentlich ungefährliche Erfahrungen entsteht (wie einem plötzlichen Herzstolpern). Angst habe eine zukunftsgerichtete Dimension: Es geht nicht um das, was gerade geschieht, sondern um das, was zukünftig geschehen kann. Angstgestörte Betroffene neigten dazu, Abfolgen zeitlich zu verdichten. Im Erleben rücke die angstbesetzte Zukunft an das aktuelle Erleben heran. So werde aktuell versucht, das zu bewältigen, was in der Zukunft befürchtet werde.

Psychologische Ansätze

Thanatopsychologie. Dieser interdisziplinäre Gegenstandsbereich der Psychologie beschäftigt sich mit dem Studium von todesbezogenen Gedanken, Gefühlen und Verhaltensweisen sowie damit verbundenen Phänomenen. Letztere träten auf, wenn jemand mit Tod und Sterben konfrontiert ist oder die eigene Endlichkeit erkennt. Ochsmann (1993) sieht die Geburt der modernen Thanatopsychologie in den USA in der Mitte des 20. Jahrhunderts.

Im deutschsprachigen Raum zeige sich erst ab den 1970er-Jahren ein größeres Interesse an den Themen Tod und Sterben. Todesangst ist dabei nur ein Forschungsbereich. Im Mittelpunkt stehen auch Themen wie Todesvorstellungen, Vortoderfahrungen, Sterbebegleitung, angemessenes Sterben, Umgang mit der Trauer und psychosoziale Aspekte beim Sterben. Das Interesse richtet sich sowohl auf Menschen, die unmittelbar vom Tod bedroht sind, als auch auf jene, die dies nicht sind. In der Thanatopsychologie wird die Angst vor Tod und Sterben mittels psychologischer Konzepte aus verschiedenen Fachbereichen beschrieben:

- Die **Zustands-Dispositions-Theorie der Angst** von Spielberger (2013) beschreibt, dass Todesangst durch eine kognitive Bewertung einer Situation entsteht, wenn jemand einen bedrohlichen realen oder imaginären Reiz wahrnimmt. Je nachdem wie bedrohlich der Reiz eingeschätzt wird, würden Angstintensität und -dauer bestimmt. Das Bewerten hänge wiederum von der Angstdisposition einer Person ab.
- Gemäß der **Theorie der kognitiven Dissonanz** (Festinger, 2019) können widersprüchliche Einstellungen und Verhaltensweisen einer Person, die mit dem Tod oder Sterben konfrontiert sei, aktiviert werden. Um diese kognitive Dissonanz zu

reduzieren, änderten Menschen dann ihre Einstellungen zum Leben oder zum Leben nach dem Tod (s. a. Ochsmann, 1981, 1984, 1993).

- Die **Theorie der sozialen Vergleichsprozesse** wird genutzt, um zu beschreiben, wie Einstellungen gegenüber dem Tod durch soziale Vergleichsprozesse beeinflusst werden (s. a. Ochsmann, 1993).
- Die **Terror-Management-Theorie** entwickelten Greenberg, Solomon und Pyszczynski (1986) aus den Überlegungen des Sozialanthropologen E. Becker. Demnach haben Menschen einen Selbsterhaltungstrieb und sind gleichzeitig in der Lage, sich aufgrund ihrer intellektuellen Fähigkeit der eigenen Existenz bewusst zu sein. Damit sei zugleich auch die Einsicht verbunden, dass die Existenz endlich ist. Der Überlebenswille stehe in einem Spannungsverhältnis zur Unabdingbarkeit des Todes und dies führe zwangsläufig zu Angst vor dem Tod. Greenberg et al. nennen diese Angst *Terror* und gehen davon aus, dass sie ein ständiger, oft unbewusster Begleiter sei. Mit Verdrängungsmechanismen werde die Todesangst im Hintergrund gehalten, um nicht davon überwältigt zu werden. Mit zwei Mechanismen könne die Angst vor dem Tod reduziert werden: erstens durch das Bilden von Werten, einer kulturellen Weltsicht und eines Gerechtigkeitssinns, zweitens durch Bestimmen eines Selbstwertes (Trachsel & Maercker, 2016). Letzterer sei kulturell über religiöse Ansichten, Werte und Normen bestimmt und müsse im Laufe der Sozialisation ständig neu validiert werden.
  Auf drei Arten kann Todesangst demnach ausgelöst werden: durch ein instabiles Weltbild, durch Nichterfüllen kultureller Normen, Werte und Rollen sowie durch Konfrontieren mit der eigenen Sterblichkeit. Experimente zur Terror-Management-Theorie zeigten, (1.) dass ein Schwächen des Angstpuffers bei den Probanden dazu führt, dass sie ihren Selbstwert zu steigern versuchen, (2.) dass die eigene Weltsicht durch negatives Bewerten Andersdenkender und Bestrafen des „Unmoralischen" stärker bekräftigt werden muss und (3.) dass stärker am eigenen kulturellen System mit seinen eigenen Ansichten, Normen und Verhaltensweisen festgehalten wird (s. a. Ochsmann, 1993).
- Die **Meaning-Management-Theorie** von Wong (2008; Wong & Tomer, 2011) ergänzt die Terror-Management-Theorie um einen weiteren Aspekt: Menschen reagierten in der Bewusstheit der eigenen Sterblichkeit nicht mit Todesangst, wenn sie einen (Lebens-)Sinn haben. Sinn und Sinnstiftung seien demnach der beste Schutz vor alltäglicher Todesangst.
- **Tomer** und **Eliason** (1996) entwickelten eine umfassendere Theorie zu den Themen Tod und Sterben, die drei Aspekte einbezieht: vergangenheitsbezogene Reue, zukunftsbezogene Reue und Sinnhaftigkeit des Todes. Vergangenheitsbezogene

Reue entstehe, wenn jemand Lebensziele, die man bis zu einem gewissen Zeitpunkt erreicht haben wollte, noch nicht erreicht habe und wenn die Bewusstheit des Todes dazu führe zu glauben, dass man sie auch nicht mehr erreichen werde. Zukunftsbezogene Reue entstehe analog dazu dadurch, wenn Ziele, die man noch nicht ausreichend angegangen ist, nicht mehr erreicht werden können. Je wichtiger die Ziele für die eigene Identität seien, desto mehr Todesangst werde erlebt. Sie könne reduziert werden, wenn der Tod als etwas Sinnvolles angesehen werde. Sinnhaftigkeit könne dabei, in Abhängigkeit von der individuellen Weltanschauung, beispielsweise durch den Glauben an ein Leben danach entstehen, oder durch die Hoffnung, durch den Tod elenden Lebensumständen zu entfliehen.

1.3 Vorhandene Behandlungskonzepte bei existenziellen Problemen

Fachliteratur, die sich gezielt mit dem Behandeln emotionaler Probleme aufgrund der Endlichkeit des Daseins auseinandersetzt, fehlt bisher. Die vorhandene Literatur hält sich an die Unterteilung von Angststörungen und Zwangsstörungen gemäß ICD-10 oder DSM-5 und beischreibt entsprechende störungsspezifische, symptomorientierte Erklärungsmodelle.

Kognitive Therapieansätze. Hier wird auf das Bearbeiten irrationaler Kognitionen und Konzepte abgezielt und am Implementieren rationalerer Alternativen gearbeitet (z. B. Beck & Emery, 1981; Ellis, 1997).

Verhaltenstherapie. In der Verhaltenstherapie wird Todesangst vorrangig durch die kognitiv-verhaltenstherapeutische Kombination mit Konfrontationsübungen behandelt (s. AMWF-Leitlinie, 2014; Schneider & Margraf, 2017). Dabei werden die Betroffenen nach einer Vorbereitungsphase mit dem angstbesetzten Reiz oder der angstbesetzten Situation in sensu oder in vivo entweder gestuft oder massiv konfrontiert. Auch Konfrontationsübungen mit Reaktionsverhinderung (z. B. bei Betroffenen mit Zwangsstörungen) und Verhaltensexperimente (z. B. bei hypochondrischen Befürchtungen) werden angewendet. Manche Autoren, wie z. B. Morschitzky (2009) oder Batra, Wassmann und Buchkremer (2013), beziehen systematische Desensibilisierung und Entspannungstechniken mit ein.

Psychodynamische Ansätze. Explizite Behandlungsstrategien für das Bearbeiten von Todesangst werden nicht beschrieben. Eingesetzt werden Techniken wie Erinnern, Wiederholen, Durcharbeiten, den aktuellen Konflikthintergrund biografisch erhellen, traumatische Erfahrungen verarbeiten und ggf. stabilisierende Techniken bei strukturellen Störungen (s. a. Bassler, 2002; Hoffmann, 2018; Reimer & Rüger, 2012).

Systemische Ansätze. Auch hier fehlen spezifische Behandlungsstrategien für existenzielle Probleme. Die Autoren Lieb (2014) sowie Schweitzer und von Schlippe (2016) empfehlen ein multimodales Vorgehen entsprechend dem bei Angststörungen. Neben Interventionen aus der Verhaltenstherapie wird gefordert, auch den Partner/die Partnerin oder die Familie einzubeziehen. Methoden wie Entstörung, Kontextualisierung zum Fördern der Selbstwirksamkeit und Auflösen einseitiger Erklärungsmodelle werden ebenso eingesetzt wie Auflösen der Problemtrance durch Übertreiben, Humor, Verschlimmerungsszenarien und Provokationen. Das dramatische Denken soll damit ad absurdum geführt werden. Weiterhin wird die Angst als Wesen externalisiert, es wird mit der inneren Familie gearbeitet oder sie wird reframt und der kreative und bewahrenswerte Aspekt der Todesangst wird gesucht.

Daseinsanalyse. Der daseinsanalytische Ansatz entspricht einem hermeneutischen Prozess mit dem Ziel eines veränderten emotionalen und kognitiven Selbstverständnisses. Das Leiden der Betroffenen wird in der Therapie zunächst als etwas Ernstes und Bedeutungsvolles analysiert. Symptome haben einen Sinn, den es zu verstehen gilt: Was ist das dahinterstehende Problem der Betroffenen?

Durch das analytische Gespräch soll ein vertieftes Auseinandersetzen mit dem Leiden bzw. mit den darin verborgenen Ängsten, Wünschen oder Konflikten ermöglicht werden. Das Konfrontieren und Auseinandersetzen mit bisher abgewehrten Anteilen sollen den Weg frei für bisher blockierte Lebensmöglichkeiten machen. Die Betroffenen sollen so zu einer offenen und verantwortungsvollen Lebensweise befähigt werden. Hierbei handelt es sich also nicht um ein behandlungstechnisches Verfahren, sondern es beruht auf der intentionalen Wirkung des spezifischen therapeutischen Prozesses.

Logotherapie. Bei Frankls paradoxer Intention (2021) sollen Betroffene willentlich genau das machen, was sie zu vermeiden versuchen (z. B. bei der Angst vor der Angst). Weiterhin werden Methoden verwandt wie Dereflexion, Einstellungsmodulation, sinnzentrierte Familientherapie, Technik des gemeinsamen Nenners, Sokratischer Dialog, Biografiearbeit, Sinnwahrnehmungstraining, das dichte Gespräch, imaginative Methoden, Was-wäre-wenn-Fragen und Willenstraining.

Yalom (2010) sieht die Aufgabe der Therapierenden darin, die existenzielle Angst auf ein akzeptables Maß zu reduzieren und sie zu nutzen, um den Betroffenen den Weg zu einer authentischen Existenz zu weisen. Er beschreibt, wie das Konfrontieren mit dem Tod zu einem starken Wandel bei Betroffenen führt: zum Abbau neurotischer Ängste und zu bewussterem Leben in der Gegenwart, statt vorwiegend an der Vergangenheit oder Zukunft orientiert zu sein. Einige Betroffene hätten ihren Blickwinkel von der Verlust- oder Defizitorientierung hinlenken können zu dem, was alles noch möglich sei. Andere hätten es geschafft, ihr Wohlbefinden nicht mehr an vergängliche Attribute zu knüpfen. Yalom nennt dies Disidentifikation. Daraus leitet er ab, dass es in der Therapie sinnvoll sein kann, den Betroffenen eine Bewusstheit des Todes zu ermöglichen. Dazu beschreibt er zwei Möglichkeiten: Erstens könne man durch gezieltes Üben mit dem Todesthema konfrontiert werden (wie z. B. seine eigene Grabinschrift oder den eigenen Nachruf zu schreiben oder sich seinen eigenen Tod vorzustellen), zweitens lasse sich durch Aufgreifen verleugneter existenzieller Situationen (z. B. Einlassen auf eine Beziehung, Karriereveränderungen, Geburtstage, Jahrestage, Äußerungen über Anzeichen des Alterns) die Begrenztheit der Existenz zum Thema machen, um so die Integration und das persönliche Reifen zu fördern.

Ein weiteres Ziel ist, den Betroffenen zu erhöhter Lebenszufriedenheit zu verhelfen, denn Forschungsbefunde hätten gezeigt, dass Todesangst umgekehrt proportional zur Lebenszufriedenheit sei. Weitere Techniken sind das Desensibilisieren durch Konfrontieren mit Todesangst in kleiner Dosierung sowie das Zergliedern und Analysieren, indem einzelne Angstkomponenten betrachtet und Umgangsmöglichkeiten erarbeitet werden. So könne das Hilflosigkeitserleben geprüft und geschaut werden, was der Kontrolle der Betroffenen unterliegt und wie sie damit umgehen wollen. Auch Realitätsverzerrungen sollen identifiziert und zerstreut werden.

Medikamentöse Behandlungsansätze. In der Pharmakotherapie von existenziellen Problemen werden SSRI und zunehmend auch SSNRI als Mittel der Wahl angesehen (s. z. B. AMWF-S3 Leitlinie Angststörungen, 2014; Lieb & Wittchen, 2011). Sind diese Mittel unwirksam, wird häufig auf ein trizyklisches Antidepressivum zurückgegriffen. Zur Akuttherapie werden Benzodiazepine eingesetzt – wegen des hohen Suchtpotenzials aber meist nur in begrenztem Umfang.

1.4 Existenzielle Probleme in der IKVT

Existenzielle Probleme als eigenständige Problemkategorie werden erstmals in der IKVT beschrieben (Stavemann, 2012). Beim Differenzieren der Problembereiche halte ich mich an die drei von mir 2012 vorgeschlagenen Bereiche: Selbstwertprobleme, Frustrationsintoleranzprobleme und existenzielle Probleme. Hiermit lassen sich meines Erachtens alle lerngeschichtlich erworbenen psychischen Störungen erklären und zuordnen. Nachfolgend nutze ich dieses Konzept zum Diagnostizieren und Behandeln von existenziellen Problemen und sehe diesen kognitiven Therapieansatz als Weiterentwicklung der Herangehensweise von Ellis (1990, 2003a, 2003b) und Dryden (1999).

Auch ich erkenne existenzielle Probleme als Ursache für unterschiedliche psychische Störungen. Das Fordern nach existenzieller Unversehrtheit trenne ich (im Gegensatz zu Ellis) jedoch wegen der damit verbundenen spezifischen Konzepte von den Frustrationsintoleranzproblemen ab und beschreibe diese sowie ihre emotionalen und Verhaltensreaktionen als eigenständigen Problembereich. Den Vorteil dieses Differenzierens sehe ich insbesondere in den notwendigerweise unterschiedlichen Behandlungsstrategien.

Meine Vorstellung und Definition vom Konstrukt „existenzielle Probleme" weichen von den zuvor dargelegten insofern ab, als ich existenzielle Probleme als eigenständigen Problem*bereich* einstufe. Dabei zähle ich erlebte Bedrohungen des eigenen materiellen oder sozialen Status nicht dazu, sondern ordnen diese – je nach Art der Befürchtung – den Selbstwert- oder den Frustrationsintoleranzproblemen zu.

Menschen mit einem existenziellen Problem zeigen jedoch wesentliche Unterschiede, und zwar sowohl in ihren Coping-Strategien bei Konfrontation mit echten oder vermeintlichen Lebensbedrohungen als auch in den unterschiedlichen Konzepten, die diesen emotionalen und Verhaltensreaktionen zugrunde liegen. Für die unterschiedlichen Varianten von existenziellen Problemtypen beschreibe ich geeignete Diagnosekriterien und Behandlungsstrategien.

In Kapitel 1 betrachteten wir bereits einige Definitionen für existenzielle Probleme. Diesen Begriff möchte ich für das IKVT-Konzept wie folgt präzisieren:

Definition

Existenzielle Probleme sind psychische/emotionale Probleme, die durch die erkannte Begrenzung des eigenen Daseins entstehen. Ein existenzielles Problem liegt vor, wenn jemand wegen seiner Konzepte, Denk- und Handlungsmuster, die für ein existenzielles Problem spezifisch sind, Konsequenzen erfährt, die zu unerwünschtem und unnötigem emotionalen Leidensdruck führen. Dabei werden zwei unterschiedliche emotionale Reaktionen unterschieden:

(1) Angst: Jemand gerät aufgrund echter oder vermeintlicher Bedrohung der eigenen physischen Existenz in emotionalen Leidensdruck, weil man befürchtet, jetzt oder bald sterben zu müssen.

(2) Niedergeschlagenheit: Jemand reagiert depressiv, weil man bereits jede Hoffnung aufgegeben hat, jemals Kontrolle zu haben und in Sicherheit zu sein, und weil man ein begrenztes Dasein als sinnlos erlebt.

2 Symptome existenzieller Probleme

Betroffene mit existenziellen Problemen reagieren mit unterschiedlichen trennscharfen oder typischen kognitiven, emotionalen, somatischen, sozialen und beruflichen Symptomen oder ICD-10-Kategorien. Trennscharf sind Symptome (oder auch Konsequenzen), wenn sie eindeutig und zwingend auf ein vorliegendes existenzielles Problem hinweisen. Typisch sind sie, wenn sie bei einem existenziellen Problem auftreten, aber auch bei mindestens einer der beiden anderen Problemkategorien (bei Selbstwert- oder Frustrationsintoleranzproblemen). Daher ist bei typischen Symptomen eine genauere Diagnose erforderlich, um ein existenzielles Problem als ursächlich bestimmen zu können.

2.1 Kognitive Symptome

Im Folgenden wird zwischen kognitiven Konzepten (oder Schemata) und kognitiven Stilen (Denkstilen) bei existenziellen Problemen unterschieden.

Konzepte existenzieller Probleme

Die zentrale, alles bestimmende Forderung bei existenziellen Problemen lautet: „Ich will (jetzt) nicht sterben!" Zusätzlich zu diesem trennscharfen Konzept finden sich auch typische, die ein vehementes Fordern nach *Sicherheit* und *Kontrolle* beinhalten.

In der Diagnostik und Anamnese lassen sich unterschiedliche Kognitionen identifizieren, die entweder die Erwartung oder Befürchtung vom Verlust von Sicherheit und Kontrolle mit möglichem letalem Ausgang beinhalten oder die sich auf die ewige Verdammnis nach Fehlverhalten beziehen. Letztere werden aus dem jeweiligen metaphysischen Konzept der Betroffenen abgeleitet. Sie beschäftigen sich mit der Unsicherheit und Unkontrollierbarkeit hinsichtlich dessen, was nach der physischen Existenz kommt oder kommen könnte. Hier finden sich in der Regel glaubensbedingte Ansichten über das zu führende Leben und die Konsequenzen, die drohen, wenn man sich nicht daran hält.

Das Furchtbarste am Tod. So nachvollziehbar das trennscharfe Konzept „Ich will (jetzt) nicht sterben!“ auch klingen mag, die Therapierenden sollten dennoch die Randbedingung dieser absoluten Forderung erfragen: „Weshalb jetzt nicht?“ und „Was wäre für Sie das Schlimmste daran, wenn Sie jetzt (oder in … Jahren) sterben?“ Die Antworten darauf sind durchaus verschieden. Zum einen finden sich diejenigen, die nicht verzichten wollen, zum anderen jene, die sich darum sorgen, was danach kommt.

Beispiel

(1) Konzepte bei Leistungsaufschub

- „Ich will noch nicht sterben, weil ich noch nichts/nicht genug erreicht habe!“
- „Ich darf noch nicht sterben, weil ich ganz anders (zielgerichteter) gelebt hätte, wenn ich gewusst hätte, dass es so schnell vorbei sein kann!“

Hier fordert jemand, noch nicht sterben zu müssen, weil man sich – warum auch immer – noch nicht ausreichend um die eigenen Lebensziele gekümmert hat und das Leben so noch nicht sinnvoll gewesen sei.

(2) Konzepte bei Genussaufschub

- „Ich darf jetzt noch nicht sterben, weil ich die schönen Dinge noch vor mir habe!“
- „Ich darf noch nicht sterben, weil ich ganz anders (genussorientierter) gelebt hätte, wenn ich gewusst hätte, dass es so schnell vorbei sein kann!“

Hier hat jemand z. B. viel gearbeitet und noch keine bzw. zu wenig Genussziele verfolgt oder sich zu viele Leistungsziele gesetzt und befürchtet nun, nicht mehr „die Ernte einfahren“ zu können.

(3) Konzepte bei Null-Verzicht-Denken

- „Ich will nicht sterben, weil das Leben so schön ist!“
- „Ich darf nicht sterben, weil ich nicht auf das Leben verzichten will!“

Hier möchte jemand die Party nicht verlassen, bevor alle gehen. Aber eigentlich sollte die Party ständig weitergehen und es fällt den Betreffenden unendlich schwer, auf Schönes und Angenehmes zu verzichten.

(4) Konzepte bei metaphysischen Glaubensinhalten

- „Ich darf nicht sterben, weil ich (womöglich) in die Hölle komme.“
- „Ich will nicht sterben, solange ich nicht weiß, was dann kommt.“
- „Ich will nicht sterben, solange ich nicht weiß, dass es gut ausgeht.“
- „Weil ich womöglich das Falsche geglaubt habe, droht mir die ewige Verdammnis!“

Wer an metaphysische Konzepte glaubt, die ein Weiterleben nach dem Tode beinhalten, dessen Qualität von bekannten oder unbekannten Bedingungen abhängt, fürchtet sich häufig vor möglicher immerwährender Strafe und sucht deswegen ängstlich nach dem „garantiert richtigen Leben" und der allgemeingültigen Wahrheit.

Kognitive Stile bei existenziellen Problemen

Bei den von mir (2023a) beschriebenen 14 dysfunktionalen Denkstilen finden sich keine trennscharfen, die zwingend zur Diagnose eines existenziellen Problems führen. Folgende Stile sind *typisch* für existenzielle Probleme – sie sind es allerdings auch für andere Problembereiche. Bei ihnen ist daher noch ein weitergehendes Prüfen notwendig, bevor die Problemkategorie eindeutig zu identifizieren ist:

Katastrophendenken: Die Betroffenen malen sich den schlimmstmöglichen Ausgang aus und überschätzen dabei dessen Eintrittswahrscheinlichkeit.
Schwarz-Weiß-Denken: Die Betroffenen beschreiben ihre Meinungen/Interpretationen nur in zwei Kategorien – entweder ist alles sicher oder alles gefährlich bzw. alles oder nichts kontrollierbar.
Generalisieren: Aus einem einzelnen fatalen Ereignis wird ein globales Muster für andere Situationen oder Ereignisse abgeleitet.
Versicherungsdenken: Die Betroffenen identifizieren aus Angst vor dem Sterben alle möglichen Gefahren, um sich dadurch vor ihnen zu schützen.
Verrenkungsdenken: Die Betroffenen ziehen unrealistische, willkürliche und unlogische Schlüsse hinsichtlich der eigenen Gefährdung und überschätzen dabei die Eintrittswahrscheinlichkeiten.
Meinungen und Tatsachen verwechseln: Die Betroffenen gründen das Einschätzen ihrer „Sicherheit" auf unüberprüfbare Normen, Spekulationen oder Vorurteile und tun so, als seien dies Tatsachen.

Trennscharfe Kognitionen. Die nachfolgend aufgelisteten Kognitionen weisen dagegen trennscharf auf ein existenzielles Problem hin, da darin die Bedrohung der physischen Existenz deutlich benannt wird.

Beispiel

„Weil ich jetzt schon wieder so ängstlich reagiere und mein Körper macht, was er will, könnte ich verrückt werden und nicht mehr wissen, was ich tue, und dann vor

ein Auto laufen und überfahren werden."
„Ich brauche Sicherheit, dass ich (jetzt) nicht sterbe!"
„Ich darf keinen Herzinfarkt bekommen, daran kann man sterben!"
„Ich könnte verrückt werden, mir ungewollt etwas antun und sterben!"
„Wenn ich nicht diesen Knubbel untersuchen lasse, könnte es dazu kommen, dass ich sterbe, weil es dann doch Krebs war."
„Dabei könnte mir etwas zustoßen, das lasse ich lieber!"
„Tue nur, was absolut (überlebens)sicher ist!"
„Wer die Kontrolle verliert, stirbt."
„Verlasse dich nie auf andere, das ist lebensgefährlich!"
„Ich muss alles unter Kontrolle haben, sonst sterbe ich!"
„Mache nur das, von dem du sicher bist, dass es richtig/gottgefällig ist, sonst kommst du in die Hölle!"
„Weil ich sterben muss, ist doch sowieso alles sinnlos."
„Ich sollte keine Ziele verfolgen, da ich nicht weiß, ob ich noch lange genug lebe, um sie zu erreichen."

2.2 Emotionale Symptome

Auf der emotionalen Ebene finden sich keine für existenzielle Probleme trennscharfen Symptome. Typisch sind jedoch, wie in Kapitel 1 beschrieben, entweder Angst oder Depression.

Angst. Über 80 % der Betroffenen mit einem existenziellen Problem reagieren typischerweise mit Angst (bis hin zu Panik), wenn sie glauben, womöglich demnächst sterben zu müssen.

Depression. Andere reagieren mit Niedergeschlagenheit bis hin zur Depression, wenn sie

- die Hoffnung aufgegeben haben, dass es ein Leben in Sicherheit gibt
- erkannt haben, dass das Leben endlich ist
- keinen Sinn für ein endliches Leben sehen oder
- keine Ziele setzen oder überhaupt nicht aktiv werden, weil man ohnehin sterben muss.

2.3 Verhaltenssymptome

Verhaltenssymptome im Zusammenhang mit existenziellen Ängsten können dazu dienen, kurzfristig Angstreduktion im Sinne einer negativen Verstärkung ($\mathcal{C}^{-}$) zu erreichen oder gar nicht erst Angst zu erleben. Sie sind sehr individuell und sollten gut exploriert werden. Manchen Betroffenen ist gar nicht mehr bewusst, welche Verhaltensweisen sie dazu mittlerweile automatisiert einsetzen.

Trennscharfe Verhaltenssymptome

Zu den trennscharfen Verhaltenssymptomen gehört z. B. folgendes Sicherheits- und Kontrollverhalten:

- häufige Arztbesuche ohne Befund, um die eigene körperliche Verfassung auf lebensbedrohliche Erkrankungen untersuchen zu lassen
- häufige Notarztanforderungen ohne Befund
- nichts ohne Begleitperson zu unternehmen
- täglich wiederholtes Blutdruckprüfen (ohne Befund)
- Reisen so zu planen, dass in einem gewissen Umkreis Krankenhäuser/notärztliche Versorgung zur Verfügung stehen
- kontrollierendes bis zwanghaftes Verhalten im Umgang mit anderen Menschen, die sich diesen Ritualen anpassen müssen, z. B. „Checking"-Verhalten akzeptieren
- Telefonnummern von notärztlichen Bereitschaftsdiensten/Krankenhäusern mitzuführen.

Typische Verhaltenssymptome

Das nachstehend aufgeführte Sicherheits- und Kontrollverhalten ist dagegen nur typisch:

- **Checking-Verhalten:** Konzentration auf und Beobachten von Körpersignalen/ physiologischen Reizen (dies machen z. B. auch Betroffene mit einem Selbstwertproblem, wenn sie dadurch verhindern wollen, unangenehm aufzufallen).
- **Kontrollierendes bis zwanghaftes Verhalten:** z. B. Putzen im Haushalt oder im Umgang mit sich selbst, z. B. zwanghafte Reinigungsrituale (auch Betroffene mit einem Selbstwertproblem könnten zwanghaftes Putzverhalten zeigen, wenn sie damit ihren Selbstwert regulieren).
- **Wiederholtes Prüfen von Fenstern und Türen,** während man zu Hause ist (es kann sich hier auch um ein Selbstwertproblem handeln, wenn jemand befürchtet,

sonst nicht einer Verantwortung gerecht zu werden, und deswegen einen Wertverlust befürchtet).

- **Immer ein Handy mit sich zu führen,** um schnell Hilfe rufen zu können (hier könnte auch ein Frustrationsintoleranzproblem ursächlich sein).
- **Nahrungsmittel nach festgelegten Kriterien auszuwählen** (Bei Betroffenen mit einem existenziellen Problem dient dies der Gefahrenvermeidung, z. B. Intoxikation. Bei jemandem mit einem Selbstwertproblem kann dies u. a. dazu dienen, bestimmte Folgen wie Übergewicht oder Verdauungsgeräusche zu vermeiden, die mit einem Selbstwertverlust gleichgesetzt werden).

Vermeidungs- oder Fluchtverhalten. Wenn die eigene Existenz als bedroht eingeschätzt wird, reagieren Betroffene mit existenziellen Problemen oft mit Vermeidungs- und Fluchtverhalten als Coping-Strategie. Häufige Verhaltenssymptome sind:

- gefährlich eingestufte Orte meiden, wie z. B. Fahrstühle, Tunnel, enge Räume, Brücken, U-Bahnen, Flugzeuge, Schiffe, Autobahnen
- Ausweichen von Tierkontakten, wie z. B. mit Hunden, Spinnen, Wespen
- zur Sicherheit nicht die Wohnung verlassen
- Vermeiden von als gefährlich eingestuften Untersuchungen (Blut abnehmen, MRT)
- Vermeiden voller Kaufhäuser, Konzerte, Kinos, Supermärkte
- Vermeiden bestimmter Nahrungsmittel
- Verlassen von Orten, an denen es plötzlich voll wird, oder wenn sich beispielsweise eine Schlange hinter den Betroffenen gebildet hat
- Verlassen von Räumen mit schlechter Luft
- (depressives) Rückzugsverhalten: wegen des begrenzten Daseins keine Ziele aufstellen und verfolgen.

Verdeckte oder offene Rituale. Hierzu zählen z. B. Zählrituale oder das Mitführen von Glückbringern.

Einsatz von Hilfsmitteln. Häufig nutzen Betroffene Coping-Strategien, die Hilfsmittel betreffen, z. B. Alkohol, Drogen, Medikamente wie Notfalltropfen oder Beruhigungsmittel.

2.4 Organische Symptome

Stressbedingte körperliche Veränderungen. Organische Symptome können kurzfristig sehr stark erlebt werden, wie z. B. bei der Panikstörung, oder überdauernd und unterschiedlich stark, wie bei somatoformen Störungen. Welche körperlichen Symptome für die Betroffenen im Vordergrund stehen, ist individuell verschieden. Manche klagen über wechselnde Körperreaktionen, andere benennen ein bestimmtes Organ (z. B. Herz, Kopf, Lunge, Haut) oder Organsystem (z. B. den Magen- oder Darmbereich).

Verhaltensbedingte körperliche Veränderungen. Durch Schon- und Vermeidungsverhalten werden die Betroffenen zunehmend weniger fit und reagieren dadurch schneller mit physiologischen Symptomen, wie z. B. Atemnot oder Herzklopfen. Dies führt sie unversehens in einen Circulus vitiosus, wenn sie diese physiologischen Symptome als Gefahrenindizes deuten.

Körperliche Schäden können auch durch Rituale auftreten, wie z. B. ständiges Waschen, wenn sich das Hautbild negativ verändert.

Durch das dauerhaft gesteigerte Arousal können Magengeschwüre, Verspannungen oder andere psychosomatische Erkrankungsbilder begünstigt werden.

Wenn bei stark depressivem Erleben jegliche Aktivität eingestellt wird, ggf. auch das Trinken/Essen, können gefährliche Organschäden entstehen.

2.5 Persönliche, soziale und berufliche Symptome

Persönliche Symptome. Durch das Vermeidungs-, Sicherheits- und Kontrollverhalten werden Lebensziele nicht erreicht. Die Betroffenen führen ein sehr eingeschränktes Leben, unternehmen wenig. Dies führt zu mangelnder Lebensqualität.

Aufgrund der eingeschränkten Lebensweise oder des Fokussierens auf das Abwenden potenzieller Gefahren, sind langfristig auch negative Auswirkungen auf das Selbstvertrauen und das Selbstbild zu erwarten. Die Betroffenen konzentrieren auf nicht erreichbare Ziele und vernachlässigen oft die erreichbaren. Durch das Erfahren von partiellem Ausgeliefertsein/keine Kontrollmöglichkeit zu besitzen, durch den Verlust von Beziehungen oder durch eine abhängige Beziehungsgestaltung sinkt zudem meist ihre Selbstwirksamkeitserwartung.

Soziale Symptome. Aufgrund ihres „Schutz"-Verhaltens oder ihrer metaphysischen Konzepte erleben manche der Betroffenen soziale Ablehnung und Ausgrenzung. Ihr

„Sonderling-Status“, ihre Kontrollwünsche und ihr Vermeidungsverhalten können zum Verlust sozialer Kontakte führen.

Interaktionell finden sich häufig folgende Symptome:

- ständiges Rückversichern bei medizinischem Personal und Angehörigen
- Forderungen an Partner/Partnerin, Familie und Freunde, sich den eigenen Sicherheits- und Kontrollforderungen anzupassen und Aufgaben zu übernehmen, die die Betroffenen selbst aus Angst nicht erledigen
- Distanzieren und Rückzug von anderen, um existenzielle Ängste gering zu halten, z. B., um sich nicht mit potenziell gefährlichen Erregern zu infizieren, nicht an Orte zu gehen, an denen es bevölkert ist oder die aus anderen Gründen für gefährlich gehalten werden.

Durch das Rückzugsverhalten bei depressivem Erleben kann es zu vermehrten Konflikten mit nahestehenden Personen kommen bis hin zum Verlust sozialer Kontakte und damit zum sozialen Vereinsamen.

Berufliche Symptome. Je nachdem seit wann die Angststörung oder Depression besteht und wie stark sie ausgeprägt ist, kann dies die Arbeitsfähigkeit beeinträchtigen und zu entsprechenden Konsequenzen führen: häufige Arbeitsplatz- oder Berufswechsel, bei einer schweren Ausprägung auch zur Arbeitsunfähigkeit und zum Jobverlust.

Die Betroffenen können auch hier wegen ihrer Eigenheiten und ihres Sonderling-Status, z. B. wegen ihres Zwangs- oder Sicherheitsverhaltens oder ihrer metaphysischen Konzepte, beruflich Ausgrenzung und „Mobbing“ erleben.

3 Genese eines existenziellen Problems

Wie in der Einleitung beschrieben, gehen manche Forschende von einer vererbten Angstsensitivität (Morschitzky, 2009; Reiss & McNally, 1985) sowie einer erblichen Mitverursachung aus (Bandelow, 2006). Wittkowski (1993) sieht in der aktuellen Todesangst einen State, das heißt eine aktuelle Befindlichkeit, und in der Angst vor dem Tod ein Persönlichkeitsmerkmal im Sinne eines Trait. Unter dieser Verhaltensdisposition würden die Menschen nicht zwangsläufig leiden. Erst nach einer aktuellen Konfrontation mit einer Todesthematik werde Angst ausgelöst. Die Stärke der Angst hänge dabei von der Angstneigung ab. Andere Forscher (Andrews, Stewart, Allen & Henderson, 1990; Kendler, Heath, Martin & Eaves, 1987; Kendler, Neale, Kessler, Heath & Eaves, 1992) glauben an eine unspezifische genetische Disposition für neurotische Erkrankungen. Ob sich ein existenzielles Problem entwickelt, hänge demnach mit lerngeschichtlich erworbenen Erfahrungen oder (aktuellen) Ereignissen zusammen, die als lebensbedrohlich eingeschätzt werden. Der Einfluss genetischer Faktoren und Belastungsfaktoren beim Entstehen eines existenziellen Problems könne sehr unterschiedlich sein. Manche Betroffene mit ererbter Verwundbarkeit entwickelten schon bei kleinsten Belastungen eine Angststörung, andere erst bei starken (Bandelow, 2006). Hormonelle und hirnstrukturelle Veränderungen sowie Temperamentsfaktoren können dabei eine Mediatorfunktion besitzen (Hamm, 2006; Schneider & Margraf, 2017).

Ein existenzielles Problem kann sich zu jedem Lebenszeitpunkt entwickeln. Dies hängt, wie manche Forschende berichten (Bandelow, 2006; Hamm, 2006) unter anderem von der Menge und/oder Intensität kritischer Lebensereignisse ab. Andere sprechen von verschiedenen vulnerablen Phasen für Todesangst (z. B. Maercker, 1999).

Studien bei Kindern zu Todesangst erbrachten bisher widersprüchliche Ergebnisse. Einige zeigen, dass schon Kleinkinder unter fünf Jahren Todesangst beschreiben, und andere vermuten, dass bei Kindern bis fünf Jahren keine Todsangst vorkäme, da sie noch kein Verständnis vom Tod hätten (Gebhard, 2020). In der Entwicklungspsychologie glauben viele, dass es Kindern an der Fähigkeit zu abstraktem Denken fehle. Sie haben daraus geschlossen, dass Kinder unter zehn Jahren keinen Begriff vom Tod haben. Auch Bowlby (1973) geht davon aus, dass Todesangst eine später gelernte Angst ist und nicht bei Kindern unter zehn Jahren vorkommt. In der Entwicklungspsychologie glaubt man heute an ein stufenweises Entwickeln des Sterblichkeitsbegriffs und daran, dass das Wissen um den Tod durch konkrete Erlebnisse und Sozialisationseinflüsse mitbeeinflusst wird und daher auch bei gleichen Altersgruppen zu einem unterschiedlichen Sterblichkeitsbewusstsein führe (Itze & Plieth, 2016). Ochsmann (1993) beschreibt hierzu, dass mit dem zunehmenden neuronalen Reifen in der Entwicklung die Fähigkeit zunehme, eine potenzielle Bedrohung in der Umwelt wahrzunehmen und als bedrohlich zu interpretieren.

Freud sah (nach Yalom, 2010) den Tod für Kinder als unwichtiges Motiv an, da sie darüber zu wenig wissen und sich deswegen auch nicht davor fürchten können. Yalom selbst (a. a. O.) geht dagegen – unter anderem aufgrund direkten Beobachtens – davon aus, dass Kinder schon recht früh ein Wissen über den Tod erwerben, einschließlich über den eigenen. Dieses Wissen würde zu „ursprünglicher Angst", vielleicht auch zu Panik führen, weshalb Verleugnungsstrategien angewendet würden. Vogel (2022) beschreibt ebenfalls einen früheren Beginn von Vorstellungen des Todes bei Kindern.

Weshalb einige Erwachsene beim entwicklungsbedingten Versuch, mit dem Todesbegriff klarzukommen, neurotische Störungen entwickeln, ist empirisch nicht belegt.

Die Forschung kann bisher nicht konkret aufzeigen, welche Faktoren zum Entstehen von neurotischer Todesangst führen.

Genese eines existenziellen Problems aus Sicht der IKVT

> **!** Ich gehe davon aus, dass für das Entstehen von Todesangst zunächst eine Situation, ein Reiz oder ein Ereignis bewusst oder unbewusst – auch als Zwischenhirnprogramm – als lebensbedrohlich eingeschätzt werden muss. Ob dies geschieht und wie ausgeprägt dies ist, kann durch unterschiedliche Bedingungen beeinflusst werden, die im Folgenden dargestellt werden.

Stammesgeschichtliche Vererbung. Allgemein wird davon ausgegangen, dass alle Menschen im Gehirn evolutionär überlieferte Ängste besitzen (Bandelow, 2006; Hamm, 2006; Morschitzky, 2009; Hoffmann, 2018). Manche Situationen, wie z. B. Höhen, Dunkelheit oder Tiere (z. B. Spinnen oder Schlangen) sind vermutlich biologisch vorbereitet und im Gehirn als Zwischenhirnprogramme abgespeichert (die Preparedness-Theorie). So lassen sich Betroffene finden, die sich z. B. vor Spinnen ängstigen, ohne je ein negatives Erlebnis mit ihnen gehabt zu haben. Das Bewerten als Bedrohung findet extrem schnell statt, sodass die Betroffenen meinen, gleich mit Angst reagiert zu haben. Früher war es wichtig, diese Situationen oder Tiere schnell zu erkennen, um das Überleben zu sichern.

Lernerfahrungen/Modelllernen. Betroffene können Todesangst dadurch entwickeln, dass sie über Beobachtungen und Lernerfahrungen mit relevanten Bezugspersonen deren Todesangstkonzepte übernehmen. Auch die Konfrontation mit der eigenen Endlichkeit kann zu existenziellen Ängsten führen. Diese Konfrontation kann unterschiedlicher Art sein:

- Manche entwickeln ein existenzielles Problem, nachdem sie selbst oder eine ihnen nahestehende Person eine lebensbedrohliche Erkrankung überwunden haben.
- Andere leiden unter einem existenziellen Problem, weil sie nicht gelernt haben, ihre angeborene Furchtdisposition zu bewältigen, oder weil diese durch Modelllernen sogar noch verstärkt wurde (Bandelow, 2006; Hamm, 2006).
- Wieder andere entwickeln Todesangst aufgrund von Medienberichten oder nach dem Tod naher Angehöriger.

Beispiel

Beispiel für den Aufbau eines existenziellen Problems durch Lernerfahrungen

Ein 24-jähriger Klient kommt in die Therapie und berichtet, dass ihm bei der Arbeit seit einiger Zeit schwindlig werde. Er habe sich deswegen schon mehrfach stark geängstigt und sich einigen Untersuchungen unterzogen. Diese seien ohne Befund geblieben. Der Hausarzt habe ein psychisches Problem vermutet und eine Therapie empfohlen.

Anamnestisch beschreibt der Klient hauptsächlich drei prägende Erfahrungen:

(1) Mit sechs Jahren habe er miterlebt, wie seine Cousine plötzlich neben ihm umgefallen sei und vom Notarzt behandelt wurde. Alle seien sehr aufgeregt gewesen und er habe sich auch gesorgt.

(2) Letztes Jahr sei ein Kollege plötzlich zu Hause verstorben, obwohl er nie ernsthaft krank gewesen sei.

(3) In den Medien habe er einen Bericht gesehen, dass bei manchen schweren Erkrankungen, wie einem Hirntumor, Schwindel ein Symptom sein kann. Seitdem sei er sehr verunsichert und befürchte, auch eine unentdeckte Krankheit zu haben, an der er plötzlich sterben könnte.

Andere kognitive Faktoren. Man kann auch ohne entsprechende Lernerfahrungen in früher Kindheit ein existenzielles Problem entwickeln. So können aktuelle Ereignisse, wie z. B. das Dabeisein bei einem Banküberfall mit erlebter Lebensbedrohung, in der Folge zum Aufbau eines existenziellen Problems führen. Bei solchen externen Stimuli lässt sich die Todesangst durch das Vermeiden von Orten, die nachfolgend als bedrohlich interpretiert werden, minimieren.

Es gibt Befunde (z. B. Bandelow, 2006), die zeigen, dass man auch dann existenzielle Probleme ausbilden kann, wenn man selbst keine negativen Erfahrungen mit den gefürchteten Objekten oder Situationen gemacht hat. Allein das Wissen um eine potenzielle Gefahr reicht aus, um ein existenzielles Problem und Coping-Strategien in Form von Vermeidungs- und Kontrollverhalten aufzubauen.

Ereignisse, die Ähnlichkeiten mit früheren Situationen haben, in denen jemand ängstlich reagiert hat, können alte Erinnerungen reaktivieren und damit zum Erleben von Todesangst und zu existenziellen Problemen führen.

Erworbene prädisponierende Faktoren. Belastende Kindheitserfahrungen können neurobiologische Veränderungen bewirken, sodass diese Betroffenen ein hypersensibles Nervensystem entwickeln und körperliche Veränderungen eher als gefährlich interpretieren.

Vererbte Anfälligkeit für Angststörungen? Eine gewisse Anfälligkeit für Angsterkrankungen kann womöglich auch vererbt sein. Einige Betroffene berichten, dass sie unter den gleichen Ängsten leiden wie ihre Eltern. Dass dies nicht nur durch Modelllernen geschieht, versuchen Studien an eineiigen Zwillingen nachzuweisen. Bandelow (2006) führt hierzu Belege für die Panikstörung an. Bei der Zwangsstörung findet Hautzinger (2011) eine ca. 10 % erhöhte Prävalenz, ebenfalls eine Zwangserkrankung zu entwickeln, wenn Familienangehörige darunter leiden. Bei somatoformen Störungen spricht er (a. a. O.) von einem dispositionell angelegten Interozeptionsstil, wonach diese Personen dazu neigen, Körperempfindungen eine besondere Beachtung zu schenken und sie als schädlich oder gefährlich zu interpretieren. Allerdings kann m. E. auch hier Modelllernen für die erhöhte Auftretenswahrscheinlichkeit ursächlich sein.

Medien. Auch Medien spielen eine Rolle beim Vermitteln von Einstellungen und Auffassungen in Bezug auf das Todesthema. Je nachdem, welche Einstellungen publiziert werden, kann dies ein Auftreten von Todesangst in bestimmten Situationen oder bei bestimmten Ereignissen begünstigen (Ochsmann, 1993). Bei Internetrecherchen zu bestimmten Symptomen können Betroffene Informationen finden, die sie dann auf sich beziehen und mit Todesangst reagieren. So kann z. B. ein Klient, der kleine Knubbel unter der Haut ertastet, in einem Fernsehbericht oder durch Internetrecherchen herausfinden, dass dies ein Hinweis auf unheilbaren Krebs sein kann. Dadurch kann er sich seines begrenzten Daseins bewusst werden und sich deswegen in Todesangst versetzen.

Religiosität und Glaube. Religions- und Glaubensgemeinschaften können nicht nur mit immensen Symptomgewinnen aufwarten, wie z. B. angstsenkend auf diejenigen zu wirken, die an ein ewiges paradiesisches Leben im Jenseits glauben, oder die Trauer bei denen zu mildern, die sich nach dem Verlust einer nahestehenden Person mit dem Wiedersehen im Himmel trösten. Je nachdem, welcher Religion man anhängt oder an welche Mythen man glaubt, können manche Glaubensinhalte und -regeln auch zum Ausprägen eines existenziellen Problems führen. Dies ist besonders häufig zu beobachten, wenn

(1) gemäß des gewählten Glaubenssystems ewige Verdammnis droht, z. B. weil man den „wahren", „richtigen" Weg durchs Leben nicht gesichert erkennen kann.
(2) Konflikte/Widersprüche innerhalb der Regeln eines Glaubenssystems bestehen. Beispiel: Jemand weiß nicht, wie er sich verhalten soll, da er in jedem Fall gegen eine seiner Glaubensregeln verstößt. Manche versuchen sich deswegen dem notwendigen Entscheiden zu entziehen, um so die befürchteten negativen Konsequenzen zu vermeiden (z. B. in die Hölle zu kommen). Oder sie reagieren depressiv und sehen ihr begrenztes Dasein als hoffnungslos an, weil sie glauben, nun in jedem Fall nach dem Tod in ewige Verdammnis zu geraten.
(3) der Glaube ein Schuld-und-Sühne-Konzept enthält und nicht „gesichert" ist, ob bzw. wann man genügend gesühnt hat, um z. B. der ewigen Verdammnis zu entgehen.
(4) der Glaube durch neue Erkenntnisse oder Erfahrungen erschüttert wird. Beispiel: Jemand zweifelt aufgrund einer bestimmten Erfahrung an seinem Glaubenssystem. So könnte eine bisher fromme Frau an ihrem Glauben zweifeln, da sie ihr Kind durch eine Gewalthandlung anderer verloren hat. Sie reagiert anschließend ängstlich vor dem eigenen Tod, da mit dem alten Glaubenssystem auch dessen Symptomgewinne entfallen.
(5) das Glaubenskonzept unerreichbare Vorgaben enthält. Beispiel: Jemand könnte feststellen, dass er die Forderungen seines Glaubenskonzepts nicht erfüllen kann, und befürchtet deswegen negative Konsequenzen. Oder er reagiert depressiv, weil er jegliche Hoffnung aufgegeben hat, nach seinem Tod etwas Gutes zu erleben.

Kurzum: Ein existenzielles Problem aufgrund metaphysischer Befürchtungen droht immer dann, wenn jemand glaubt, aufgrund eines bestimmten Fehlverhaltens in eine dauerhaft unerquickliche Situation nach dem Tod zu geraten.

Beispiel

Die Klientin (37 Jahre, ledig) hat sich vor einem Jahr auf Drängen ihres Beziehungspartners entschieden abzutreiben. Sie kommt aus einer Familie, die sich streng an der Lehre der katholischen Kirche orientiert. Aus ihrer Perspektive hat sie eine Todsünde begangen und muss mit ewiger Verdammnis rechnen. Kurz vor und nach dem Abort hat sie ängstlich bis panisch reagiert. Inzwischen ist sie immer häufiger deprimiert, weil sie die Hoffnung auf Vergebung verloren hat und unvermeidliche ewige Höllenqualen auf sich zukommen sieht.

! Der Wunsch zu überleben und daraus hervorgehend die Angst vor lebensbedrohenden Situationen ist genetisch bedingt. Von einem existenziellen Problem sprechen wir, wenn diese Befürchtungen unrealistisch oder unangemessen hoch sind und zu unnötig belastenden emotionalen, körperlichen, sozialen oder Verhaltenskonsequenzen führen.

4 Existenzielle Probleme in der PKP und Diagnose erstellen

Wie mehrfach an anderer Stelle beschrieben (Stavemann, 2012; Stavemann & Hülsner, 2022), können sich hinter den von Betroffenen beschriebenen Symptomen verschiedene Problemursachen verbergen. Daher bevorzuge ich auch hier eine Problemorientierte Kognitive Psychodiagnostik (PKP) gegenüber symptomorientierten Modellen wie ICD-10 (DIMDI, 2011) oder DSM-5 (APA, 2013).

Drei Ursachen für lerngeschichtlich erworbene psychische Störungen. In der PKP unterscheiden wir folgende Problembereiche:

- Selbstwertprobleme (Häufigkeit: ca. 80 %)
- Frustrationsintoleranzprobleme (Häufigkeit: ca. 70 %)
- Existenzielle Probleme (Häufigkeit: ca. 15 %)

Es ergibt sich eine Summe von über 100 %, weil mehrere Probleme gleichzeitig vorliegen können. Ist dies der Fall, ist es sinnvoll zu prüfen, wie diese zueinander verlaufen: parallel, hierarchisch oder als nachfolgende Probleme (vertiefend zur PKP s. hier in Kap. 4 sowie Stavemann & Hülsner, 2022).

Wann liegt ein behandlungsbedürftiges existenzielles Problem vor?

Um ein existenzielles Konzept als behandlungsbedürftiges Problem zu diagnostizieren, muss bei den Betroffenen Leidensdruck vorhanden sein, der sich ursächlich auf die Bedrohung der eigenen Existenz zurückführen lässt – egal, wie sich die Symptomatik darstellt: als emotionale, psychosomatische, Verhaltens- oder soziale Konsequenz(en). Ohne Leidensdruck sind i. d. R. weder Problemeinsicht, Veränderungsmotivation noch funktionale Ziele vorhanden oder vermittelbar. Somit fehlen gleich drei der fünf elementaren Therapievoraussetzungen (genauer zu Therapieprämissen s. Abschn. 6.1).

Die Höhe des empfundenen Leids entscheidet, wie bei anderen psychischen Störungen auch, ob die Betroffenen es noch tolerieren oder etwas dagegen unternehmen möchten.

Relative Häufigkeit des existenziellen Problems. Die Zahl der Betroffenen, die sich über Symptome aufgrund von existenziellen Problemen beklagten, ist in den letzten Jahrzehnten stabil geblieben. In der ambulanten psychotherapeutischen Praxis sind ca. 15 % aller lerngeschichtlich erworbenen psychischen Störungen darauf zurückzuführen (Stavemann, 2023a). Bei Kindern und Jugendlichen findet sich altersabhängig eine klinische Häufigkeit von bis zu 60 % (Schlarb & Stavemann, 2019).

In der weiteren Literatur gibt es keine Aussagen über die relative Auftrittshäufigkeit von existenziellen Problemen, zumal dessen Definition sehr unterschiedlich ist. Werden darunter auch Sinnkrisen, Schuld- und Verantwortungsthemen oder Suizidalität gefasst (s. Noyon & Heidenreich, 2012), leiden mehr Menschen darunter, als wenn man ein existenzielles Problem dadurch definiert, dass es sich ausschließlich auf die Bedrohung der eigenen physischen Existenz bezieht. Konkretere Erkrankungshäufigkeiten erhält man über die Diagnosen von Angsterkrankungen oder Depressionen, wobei diese jedoch nicht nach ihrer Ursache differenziert werden.

4.1 PKP eines existenziellen Problems

Je nach geschilderter Symptomatik sind IKVT-Therapierende daran interessiert, durch gezielte Fragen herauszufinden, welche Problemursache dafür verantwortlich ist. Im einfachsten Fall lassen sich die geschilderten Symptome und damit verbundene ICD-10-Kategorien auf ein singuläres Problem zurückführen, z. B. auf ein existenzielles Problem. Um herauszufinden, wodurch es entstanden ist und aufrechterhalten wird, führt man eine Problemanalyse durch (vgl. Abschn. 4.2 und 4.3). Dabei versucht man herauszufinden, wie die Konzepte oder Schemata erworben wurden:

- Gab es Modelle, die die gleichen Konzepte geäußert und vorgelebt haben?
- Haben die Betroffenen eigene Erfahrungen gemacht, die zum Ausprägen dieser Konzepte führten?

Um zu erkennen, wodurch ein existenzielles Problem aufrechterhalten wird, werden die Symptomgewinne der Betroffenen herausgearbeitet:

- Welche kurzfristigen Vorteile bringen die Symptome für die Betroffenen?
- Wovor „schützen" sie?

Existenzielle Probleme können als singuläres Problem vorliegen oder in Kombination mit einem oder mehreren anderen Problemen bestehen. Wie bereits gesehen, lässt sich auch ein singuläres existenzielles Problem häufig in verschiedenen ICD-10-Diagnosen abbilden.

Wurden mehrere Probleme diagnostiziert, besteht der nächste Schritt darin, zu schauen, in welchem Zusammenhang sie zueinanderstehen. Um das herauszufinden, werden horizontale und vertikale Problemanalysen nach PKP-Konzeption vorgenommen. Daraus werden dann stringent abgeleitete Behandlungskonzepte erarbeitet, damit eine adäquate Therapie erfolgen kann (s. hierzu vertiefend INFO 27 *Behandlungsstrategien bei singulären, parallelen und bedingten Problemen*). INFO 27

4.2 Horizontale Problemanalyse

Mit der horizontalen Problemanalyse wird geklärt, ob sich die vorliegenden Probleme von Beginn an parallel oder zeitlich nachfolgend parallel entwickelt haben oder ob ein Problem die Folge eines anderen Problems ist. Betrachten wir einige Beispiele für parallele und nachfolgende Problemkonstellationen.

Beispiel

Existenzielles Problem und ein nachfolgendes paralleles Selbstwertproblem

Herr A. Seit der Kindheit leide Herr A, 31 Jahre, unter einer Blut-, Spritzen- und Verletzungsphobie. Er befürchte, in Ohnmacht zu fallen, sich dabei den Kopf anzuschlagen und sich so tödlich zu verletzen. Arztbesuche schiebe er möglichst lange hinaus. Er achte sehr genau darauf, dass er sich nicht verletze. Schon bei kleinen Schnittwunden zu Hause ängstige er sich so sehr, dass ihm schwindlig werde und sein Herz rase.

Seit der Schulzeit bemühe sich Herr A, gute Leistungen zu erbringen, um Anerkennung zu bekommen. Er habe auch in der Ausbildung viel Zeit mit Lernen verbracht. Im jetzigen Beruf habe er schon mehrfach Urkunden für gute Leistungen bekommen. Nun gehe es ihm zunehmend schlechter, er sei erschöpft, schlafe schlecht und befürchte, nicht so zu funktionieren wie bisher, dadurch an Anerkennung zu verlieren und so einen Wertverlust zu erleiden.

Diese Problemkonstellation lässt sich auf der Zeitschiene, wie in Abbildung 4.1 gezeigt, darstellen.

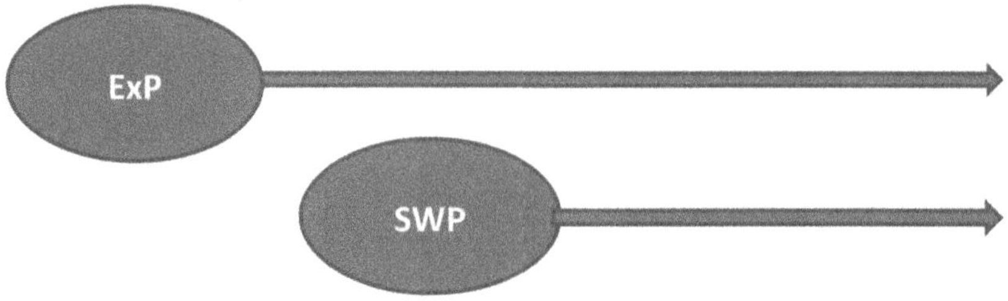

Abbildung 4.1: *Existenzielles Problem (ExP) und ein nachfolgendes paralleles Selbstwertproblem (SWP)*

Beispiel

Existenzielles Problem und bedingtes nachfolgendes Selbstwertproblem

Frau B. Frau B, 20 Jahre, kommt zur Therapie und berichtet, dass sie keine neuen Freunde finde, keine Ausbildung absolviere und immer noch zu Hause wohne. Alle ehemaligen Schulfreunde seien weggezogen oder hätten sich neue Kontakte gesucht. Es sei einfach hoffnungslos. Sie sei ein wertloses Nichts.

Anamnestisch berichtet die Klientin, dass sie im letzten Schuljahr im Skiurlaub mit einer Gondel stecken geblieben sei. Sie habe seitdem panische Angst davor, in engen, stickigen Räumen zu sein oder sich in Menschenmengen zu bewegen. Sie vermeide volle Supermärkte, Kinos, Discotheken, Busse und Bahnen. Sie befürchte, dass sie wegen der schlechten Luft kollabieren und dann nicht rechtzeitig Hilfe erhalten könnte und dass sie dann womöglich sterbe.

Auch ihre Ausbildung habe sie nicht begonnen, da sie vor Angst nicht zur Schule und zum Ausbildungsbetrieb fahren könne.

In diesem Beispiel führt das existenzielle Problem zu Konsequenzen (keine abgeschlossene Ausbildung, soziale Isolation), die die Klientin zum Anlass nimmt, sich dafür abzuwerten und damit ein Selbstwertproblem aufzubauen.

Hinweis: Ein existenzielles Problem und ein bedingtes nachfolgendes Selbstwertproblem sind ohne gleichzeitiges paralleles ungünstiges Selbstwertkonzept nicht häufig. In der Regel hat man schon vorher ein problematisches Selbstwertkonzept erlernt, das jedoch bisher gut kompensiert wurde.

Die Problemkonstellation stellt sich auf der Zeitschiene wie folgt dar:

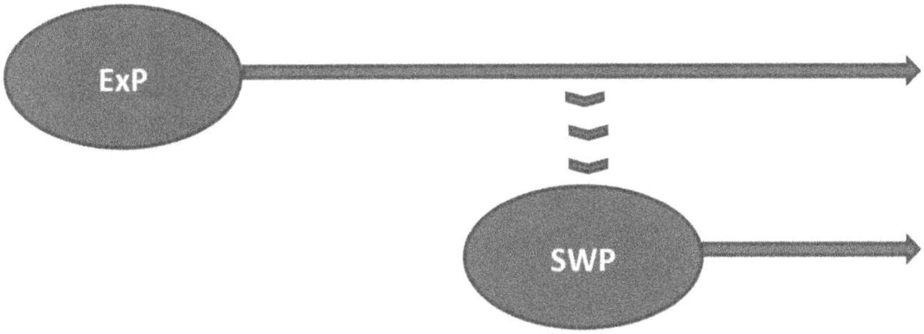

Abbildung 4.2: *Zwei parallel verlaufende Probleme. Das nachfolgende Selbstwertproblem (SWP) ist durch das existenzielle Problem (ExP) bedingt.*

4.3 Vertikale Problemanalyse

Wenn jemand bereits länger unter einem Problem leidet, kann es sein, dass man ein neues emotionales Problem wegen des alten, bestehenden Problems entwickelt. Solche „Probleme mit dem Problem" heißen hierarchische Probleme (oder Probleme 2., 3., ... Ordnung). Sie beinhalten die Nicht-Akzeptanz des ursprünglichen Problems oder der damit verbundenen Konsequenzen. Ob ein hierarchisches Problem vorliegt, lässt sich in einer vertikalen Problemanalyse untersuchen.

Hierarchische Probleme werden immer dann zuerst behandelt, wenn dadurch der Zugang zum primären Problem verbaut ist. Hierzu ist es wichtig zu prüfen, wie stark das hierarchische Problem ausgeprägt ist und ob es ein behandlungswertes Problem darstellt. Allein die Unzufriedenheit damit, unter einem Problem zu leiden, ist zwar bereits auch eine hierarchische Betrachtung, jedoch noch kein veränderungsbedürftiges Problem, da es das Bearbeiten des primären Problems nicht behindert, sondern – im Gegenteil – die notwendige Veränderungsmotivation bedingt.

Die vertikale Problemanalyse kann ergeben, dass ein diagnostiziertes existenzielles Problem hierarchisch übergeordnet oder untergeordnet ist (s. vertiefend INFO 28 *PKP-Behandlungsstrategien bei parallelen, nachfolgenden und hierarchischen Problemen.*) INFO 28

Existenzielles Problem als übergeordnetes Problem

Ein hierarchisches existenzielles Problem lässt sich meist an den für existenzielle Probleme typischen Konzepten erkennen, d. h., wenn jemand existenzielle Bedrohung wegen des untergeordneten Problems oder seiner Symptome vermutet. Betrachten wir hierzu einige Beispiele:

- Jemand erlebt eine heftige emotionale Reaktion mit deren physiologischen Korrelaten aufgrund eines Frustrationsintoleranzproblems vom Forderer-Typus (z. B. eine Wutreaktion mit starken körperlichen Erregungssymptomen). Wenn diese Erregungssymptome als Gefahrenhinweise für eine Lebensbedrohung gedeutet werden, z. B. „Ich könnte wegen meines starken Ärgers einen Herzinfarkt bekommen und daran sterben!", liegt ein hierarchisches existenzielles Problem vor.
- Jemand mit einem Selbstwertproblem erlebt im Supermarkt aufgrund sozialphobischer Ängste als entsprechende körperliche Begleitsymptome Herzrasen und Schwindel. Die typischen Befürchtungen seines übergeordneten existenziellen Problems lauten dann bspw.: „Ich könnte wegen meines Schwindels kollabieren und tödlich zusammenbrechen!"

Beispiel

Beispiel für das therapeutische Vorgehen bei einem hierarchisch übergeordneten existenziellen Problem

Primäres Selbstwertproblem: Die Klientin stellt sich mit einer sozialen Angstsymptomatik aufgrund eines Selbstwertproblems vor. Sie befürchte in Gegenwart anderer, etwas falsch zu machen, dafür abgelehnt zu werden und deswegen an Wert zu verlieren. Dadurch gerate sie häufig in starke Erregungszustände.

Sekundäres existenzielles Problem: Wegen dieser Erregungszustände befürchtet sie neuerdings, einen Schlaganfall oder Herzinfarkt zu erleiden. Sie sei schon zu diversen Ärzten gegangen und habe sich durchchecken lassen, das sei jedoch stets ohne Befund gewesen. Anstrengungen vermeide sie zunehmend, um keinen Infarkt zu provozieren. Im „Notfall", d. h. bei Erregung, nehme sie Beruhigungstropfen. Sie wolle noch nicht sterben, da sie noch nichts erlebt und erreicht habe.

Therapeutische Strategie: Die Behandlungsbedürftigkeit des hierarchischen existenziellen Problems liegt vor, weil das Bearbeiten des untergeordneten Selbstwertproblems unmöglich ist, solange die Klientin sich noch wegen ihrer Erregungssymptome in Panik versetzt. Wenn sie die körperlichen Symptome nicht als Folge der Angst akzeptieren lernt („So ticke ich leider noch") und ihr diesbezügliches Sicherheits- und Vermeidungsverhalten aufrechterhält, kann das Selbstwertproblem nicht gelöst werden: Sie wird die Arbeit daran abbrechen, sobald sie Erregungsanstieg verspürt.

Therapeutisch wird daher zunächst das hierarchische existenzielle Problem bearbeitet, um die Akzeptanz des Ist-Zustands zu erreichen und so einen Zugang zum untergeordneten Selbstwertproblem zu erhalten.

Existenzielles Problem als hierarchisch untergeordnetes Problem

Ein altes existenzielles Problem kann inzwischen von einem neuen anderen Problem überlagert sein. Dann muss ggf. zunächst das übergeordnete Problem bearbeitet werden, um die Therapie des primären existenziellen Problems zu ermöglichen.

Beispiel

Ein existenzielles Problem mit einem hierarchischen Selbstwertproblem

Die Klientin berichtet, dass sie sich kaum noch aus dem Haus traue oder wenn, dann besonders aufmerksam und auf Umwegen zur Arbeit gehe.

Primäres existenzielles Problem: Sie befürchte, auf einen Hund zu treffen, von ihm angefallen und totgebissen zu werden.

Sekundäres Selbstwertproblem: In letzter Zeit sei sie schon mehrfach ausgelacht worden, wenn sie unterwegs auch vor kleinen Hunden vor Schreck erstarrt sei. Auch ihre Kolleginnen und Bekannten hänselten sie wegen ihrer Angstreaktionen. Das sei für sie mit einem Selbstwertverlust verbunden, und nun traue sie sich schon aus zwei Gründen nicht mehr auf die Straße.

Therapeutische Strategie: Hier wird die Klientin zunächst lernen, ihren Selbstwert nicht mit ihrem existenziellen Problem zu verknüpfen. Erst danach ist das Bearbeiten des existenziellen Problems möglich, da die Klientin erst dann in der Lage ist, ihre Angstgedanken ohne Selbstabwertung herauszuarbeiten und zu verändern sowie das neu erstellte Konzept in vivo zu trainieren.

Ein existenzielles Problem mit einem hierarchischen existenziellen Problem

Primäres existenzielles Problem

Herr P. beschreibt sich als gläubige Person. Er gehe seit der Kindheit regelmäßig in die Kirche und lebe nach den Regeln seines Glaubens. Nun sei seine Frau schwer erkrankt und er pflege sie zu Hause. Das alles sei sehr anstrengend und am liebsten würde er das abgeben, aber das dürfe er nicht, weil sein Glaube ihm das verbiete. Als guter Christ müsse er sich kümmern, sonst befürchte er, dafür von Gott bestraft zu

werden. Der Klient klagt über diesbezügliche Ängste und daraus hervorgerufene ständige innere Unruhe und Erschöpfung.
Sekundäres existenzielles Problem: Wegen seiner ständigen Jenseits-Befürchtungen und der damit einhergehenden Anspannung sorge sich Herr P., nun auch noch selbst ernsthaft krank zu werden. Er habe schon gehört, dass man von zu viel Stress krank werden könne. Bei kleinsten Körpersymptomen befürchte er, ernsthaft krank zu sein und womöglich bei nicht rechtzeitiger medizinischer Hilfe sterben zu müssen.
Therapeutische Strategie: Obwohl die Diagnose des primären und des sekundären Problems identisch ist, unterscheiden sich doch beide in ihren Konzepten. Im primären Problem geht es um metaphysische, im sekundären um organische Befürchtungen. Auch hier wird zunächst das sekundäre existenzielle Problem bearbeitet, bevor zum primären übergegangen wird.

Probleme bei der Diagnose aufgrund von Denkstilen

In der kognitiv-verhaltenstherapeutischen Literatur werden unterschiedliche Denkstile beschrieben, wie z. B. das „Alles-oder-nichts-Denken", „Schwarz-Weiß-Denken" oder „Katastrophendenken", die mit unterschiedlichen Techniken bearbeitet werden können (Leahy, 2007; Ellis, 2008; Walen, DiGuiseppe & Wessler, 2011; Ülsmann & Ertle, 2017). Einige dieser Denkstile können trennscharf den dahinterliegenden Problemursachen zugeordnet werden, andere sind nur typisch und finden sich in allen drei Problemursachen für neurotisches Leid wieder (vgl. Stavemann, 2023a). Wie bereits im Abschnitt 2.1 betrachtet, kommen bei existenziellen Problemen im Unterschied zu Selbstwertproblemen und Frustrationsintoleranzproblemen nur typische, keine trennscharfen Denkstile vor. Das bedeutet, an den Inhalten der Befürchtung oder der Deprimiertheit genau prüfen zu müssen, welches Problem dafür ursächlich ist.

Beispiel

Eine Klientin klagt darüber, dass sie sich nicht traue, Prüfungen zu absolvieren, und das schon lange vor sich herschiebe. Sie befürchte, dabei zu versagen. Das fände sie absolut schrecklich.
Hier ist noch unklar, was genau für die Klientin schrecklich wäre, wenn sie bei der Prüfung versagt. Prinzipiell wären alle drei Problembereiche als Ursache möglich:

- Falls sie sich für ein Versagen als minderwertig ansieht, wäre ein Selbstwertproblem der Grund für das Katastrophendenken.
- Sollte sie das Versagen bedrohlich finden, weil sie denkt, dann keinen Job zu finden, sich dann nicht selbst versorgen und sich keine gute medizinische Unterstützung leisten zu können und dann bei der nächsten Erkrankung sterben zu müssen, erklärt ein existenzielles Problem das Katastrophendenken.
- Wenn sie meint, dann keinen guten Job zu finden, mit dem sie ihren erwünschten Lebensstil verfolgen kann, und sie das unerträglich fände, ist ein Frustrationsintoleranzproblem vom Prokrastinationstyp die Ursache für die Angstreaktion.

Denkstile sind kognitive Symptome. Lässt sich nicht herausfinden, welches Problem hinter einem Denkstil steht, wird kognitives Umstrukturieren nicht langfristig hilfreich sein, da dadurch nur die kognitive Symptomatik, nicht aber das verursachende Problem behandelt würde. Häufig kommt es dann lediglich zu einer (kognitiven) Symptomverschiebung (s. Stavemann, 2012, 2023a).

! Da sich für existenzielle Probleme keine trennscharfen emotionalen oder Verhaltenssymptome finden lassen, erkennt man sie lediglich an den trennscharfen kognitiven Konzepten.

4.4 Diagnose eines existenziellen Problems nach ICD-10

Zum Abrechnen psychotherapeutischer Leistungen mit gesetzlichen Krankenkassen ist eine Diagnose nach der aktuellen ICD erforderlich. Das Diagnostizieren erfolgt dabei symptomorientiert: Je nachdem welche Symptomatik im Vordergrund steht, wird eine entsprechende Diagnose vergeben, wie z. B. die emotionale und körperliche Reaktion bei der Panikstörung, das Vermeidungsverhalten bei der Agoraphobie oder das Sicherheits- und Checkingverhalten bei der Hypochondrie. Bei Betroffenen mit existenziellen Problemen kann man deswegen durchaus mehrere Diagnoseziffern nach ICD-10 vergeben.

Da Angst die häufigste emotionale Reaktion bei Betroffenen mit einem existenziellen Problem ist, finden wir dementsprechend als typische symptomatische Störungsbilder die Angst- (F40), die Panik- (F41) und die generalisierte Angststörung (F41.1).

Weitere symptomatische Reaktionen sind die Zwangs- (F42) und die somatoformen Störungen, wie z. B. die hypochondrische Störung (F45.2) oder die somatoforme autonome Funktionsstörung, wie die „Herzneurose“ (F45.30).

Trennscharfe ICD-10-Kategorien

F45.2: Hypochondrie. Die Betroffenen sind davon überzeugt, an einer oder mehreren Krankheiten zu leiden, an denen sie sterben könnten.

> **Beispiel**
> „Ich habe bestimmt Aids, weil ich häufiger grippeähnliche Symptome habe.“
> „Ich habe Schluckbeschwerden, da ist bestimmt ein Krebsgeschwür im Hals.“

F45.30: Somatoforme autonome Funktionsstörung (Herz- und Kreislaufsystem). Eine häufige somatoforme autonome Funktionsstörung ist die „Herzphobie“: Die Betroffenen befürchten, an einer Herzerkrankung oder an einem Herzinfarkt zu sterben.

> **Beispiel**
> „Weil mein Herz stark klopft, könnte es nicht in Ordnung sein und ich könnte an Herzversagen sterben.“
> „Wegen der Herzstiche bekomme ich gleich einen Herzinfarkt und sterbe.“

F40.2: Spezifische Phobien. Auch im Bereich der Phobien finden sich trennscharfe Kognitionen für ein existenzielles Problem, z. B. bei der Thanatophobie, der Angst vor dem Tod (s. a. Abschn. 1.2). Hier ist die Befürchtung auf ein spezifisches Objekt oder eine spezifische Situation bezogen. (Hinweis: Die Soziale Phobie [F40.1] ist trennscharf dem Selbstwertproblem zuzuordnen.)

> **Beispiel**
> Dunkelheit: „Ich könnte überfallen und getötet werden.“
> Höhe: „Ich könnte abstürzen und tödlich verunglücken.“
> Viren: „Ich könnte an Virus XY erkranken und sterben.“
> Klaustrophobie: „Ich könnte ersticken.“
> Tiere: „Ich könnte gestochen/gebissen werden und am Gift/an der Infektion sterben.“

Typische ICD-10-Kategorien

In der ICD-10 finden wir etliche Störungen, die zwar typisch, aber nicht trennscharf für existenzielle Probleme sind. Durch das Klären der Befürchtungen und der Funktionalität des Verhaltens muss noch untersucht werden, ob ein existenzielles Problem als Problemursache vorliegt. Folgende ICD-10-Diagnosen sind dafür typisch:

F40.0: Agoraphobie. Betroffene mit einer Agoraphobie fürchten sich vor vollen oder einsamen Orten oder vor Verkehrsmittel wie Flugzeuge, Schiffe, Züge, Busse, Bahnen oder Autos. Sie fürchten sich davor zu sterben, weil sie womöglich nicht schnell genug Hilfe bekommen oder keine unmittelbare Fluchtmöglichkeit besteht. Sind sie selbst am Steuer, befürchten sie z. B., nicht jederzeit anhalten zu können, dann wegen ihrer körperlichen Symptome einen Unfall zu erleiden und dabei zu Tode zu kommen.

Beispiel

„Wenn ich zusammenbreche, könnte ich nicht schnell genug Hilfe bekommen, weil es hier so voll ist und dann sterbe ich."
„Ich könnte im vollen Kaufhaus Herzprobleme bekommen, und dann kann mich der Notarzt nicht rechtzeitig finden."
„Wenn mir hier im Zug schlecht wird, kann ich nicht raus an die frische Luft. Dann könnte ich zusammenklappen und sterben."

F41.0: Panikstörung. Betroffene mit einer Panikstörung fürchten sich vor plötzlichem Kontrollverlust und dadurch verursachtem Sterben.

Beispiel

„Ich könnte verrückt werden und dann Dinge tun, die gefährlich sind und bei denen ich umkomme."
„Ich könnte die Kontrolle verlieren und sterben."

F41.1: Generalisierte Angststörung. Manche mit einer generalisierten Angststörung (ICD-10: F40.2) befürchten permanent, dass ihnen etwas Fatales zustoßen könnte, etwa sich tödlich zu verletzen, einen Unfall zu erleiden, an einem Stück Obst zu ersticken oder sich mit einem tödlichen Virus zu infizieren.

Beispiel

„Wenn ich zur Arbeit gehe, könnte ich von einem Auto überfahren werden, weil der Fahrer die Kontrolle verliert, oder selbst stürzen, weil ich unachtsam war."
„Ich könnte mich beim Essen oder Trinken verschlucken und nicht rechtzeitig Hilfe bekommen und sterben."
„Im Haushalt könnte ich mich tödlich verletzen."

F42: Zwangsstörungen. Andere Befürchtungen sind nach der Verhaltensreaktion klassifiziert, wie z. B. Zwangsstörungen in Form von Zwangsgedanken (F42.0), vorwiegend Zwangshandlungen (F42.1) oder Zwangshandlungen und -gedanken gemischt (F42.2).

Beispiel

Typische Befürchtungen sind:
Putzzwang: „Wenn ich nicht alles täglich desinfiziere, können sich Keime bilden. Die könnten in meinen Körper gelangen und mich so schädigen, dass ich sterbe."
Kontrollzwang: „Ich muss nochmals nachschauen, ob der Herd wirklich aus ist, damit es nicht anfängt zu brennen, wenn ich schlafe, und ich an einer Rauchvergiftung sterbe."
Waschzwang: „Ich muss meine Hände und meinen Körper 100-prozentig keimfrei halten, damit ich nicht durch Viren oder Bakterien so geschädigt werde, dass ich sterbe."

F43.0: Akute Belastungsstörung oder F43.1: Posttraumatische Belastungsstörung. Hier können ebenfalls typische Kognitionen für existenzielle Probleme gefunden werden.

Beispiel

„Ich könnte erneut überfallen werden und dann nicht überleben."
„Ich könnte wieder einen Unfall haben und dann sterben."

F45.0: Somatisierungsstörung. Jemand mit einem existenziellen Problem befürchtet, aufgrund multipler körperlicher Symptome, sterben zu müssen.

Beispiel

„Weil ich seit zweieinhalb Jahren abwechselnd Kopfschmerzen, Gliederschmerzen, Verdauungsprobleme, Atemprobleme, Schwindel und Kribbeln habe, könnte das etwas Schlimmes sein und ich könnte deswegen plötzlich sterben."

F32 oder F33: Depressionen. Depressive Krankheitsbilder sind bei existenziellen Problemen seltener. Die Betroffenen halten es z. B. für hoffnungslos, jemals Sicherheit oder Kontrolle über die eigene Existenz zu erlangen.

Beispiel

„Es ist alles hoffnungslos und sinnlos, weil ich ja doch sterben muss."

! Zum Verdeutlichen des Problems und der beklagten Symptomatik kann man auch bei der Diagnose nach ICD-10 stets die Ursache dafür voranstellen. So könnte die Diagnose bspw. lauten:

- Existenzielles Problem mit F 41.0 (Panikstörung) oder
- Existenzielles Problem mit F45.2 (Hypochondrische Störung) und F32.0 (leichte depressive Episode)

5 Therapieziele bei existenziellen Problemen

Akzeptanz und Commitment

Bei existenziellen Problemen geht es – ähnlich wie bei Frustrationsintoleranzproblemen – in erster Linie um das Erlernen oder Ausbauen von Akzeptanz, hier jedoch in Bezug auf das unrealistische Fordern nach *Sicherheit* und *Kontrolle.*

Zudem geht es um den Auf- und Ausbau von Commitment, insbesondere um das Erarbeiten der Erkenntnis „So was kommt von so was!". Denn wer nicht die Funktionalität und Konsequenzen seines für existenzielle Probleme typischen Konzepts versteht und dieses verändert, leidet weiter darunter.

Bei denen, die aufgrund eines existenziellen Problems mit Angst reagieren, geht es vorrangig um den Aufbau von Akzeptanz der unvermeidbaren Unsicherheit und Alltagsgefahr; bei jenen, die depressiv reagieren, um den Aufbau von Commitment. Die Hauptziele bestehen dementsprechend zuallererst im Akzeptieren, dass für Menschen

- lediglich Wahrscheinlichkeiten und keine Sicherheiten existieren
- ein partielles hilfloses Ausgeliefertsein unvermeidbar ist
- das Dasein begrenzt ist
- die alltägliche (Lebens-)Gefahr unvermeidlich ist
- nicht erkennbar ist, ob es nach dem Tod irgendwie weitergeht, und
  - falls es das tut, völlig unsicher ist, wer wonach bestimmt, wie es weitergeht, sowie in der Bereitschaft zum Lösen des Problems selbst tätig zu werden und
- das verbleibende Dasein eigenverantwortlich nach eigenen Regeln und Zielen zu gestalten.

Wie erreicht man Akzeptanz?

Akzeptanz für die Begrenzung des eigenen Daseins und das partielle Ausgeliefertsein bedeutet nicht, dass man so etwas auch gut finden muss. Dieses noch häufig bestehende Missverständnis sollte zunächst aufgelöst werden. Unter Akzeptanz ist lediglich die innere Haltung gegenüber Faktischem gemeint: „Es ist *genau so*, wie es ist" – unabhängig davon, ob man diesen Umstand schätzt oder nicht. Dementsprechend werden mit den Betroffenen folgende Erkenntnisse erarbeitet:

- Wer Ziele aufstellt, die von Wunschvorstellungen und Wunschdenken geprägt sind anstatt von Realitäten, wird sie nicht erreichen.
- Wer das mögliche Nichterreichen „katastrophisiert", wird unter Angst leiden oder – falls man irgendwann die Hoffnung aufgibt – depressiv reagieren.

Um Akzeptanz zu schaffen, kann man folgendermaßen vorgehen:

- Das Fordern nach Sicherheit wird auf Realitätsgehalt geprüft. Hierzu kann mit einem explikativen Sokratischen Dialog zum Thema „Was ist das: Sicherheit und wo gibt es diese im Alltag?" die Erkenntnis erarbeitet werden, dass für Lebewesen offensichtlich nichts sicher ist. Alles, was man macht, beinhaltet Risiken. (Ein Beispieldialog zum Thema s. Stavemann, 2024, Abschn. 7.4.)
- Durch Reflektieren und Prüfen der Konsequenzen, die durch das Gefahrengeneralisieren und das Fokussieren auf potenzielle Gefahren bzw. deren Überzeichnen für die eigene Lebensqualität entstehen, kann rigides Fordern nach Kontrolle und Sicherheit abgebaut werden.
- Wer erkennt, was im Alltag (z. B. in der vergangenen Woche) in der eigenen Macht stand und was nicht, lernt zwischen Beeinflussbarem und Schicksalhaftem zu diskriminieren. Anschließend wird mit hedonistischen Disputen geprüft, welche Auswirkungen das Fordern nach Kontrolle von Schicksalhaftem für die eigene Lebensqualität hat und welche Erfolge es bewirkt.

Das Führen eines Angsttagebuchs zur Selbstreflexion und zum Dokumentieren von Lernfortschritten dient etlichen dazu, die Motivation zu fördern.

Wie erreicht man Commitment?

Damit Betroffene wieder Commitment entwickeln, benötigen sie erstrebenswerte Ziele. Um diese zu erstellen, müssen sie zunächst einen individuellen Lebenssinn für sich aufbauen. Um Commitment zu fördern, kann man auf folgende Punkte achten:

Abwägen der kurz- und langfristigen Konsequenzen. Zunächst geht es darum, die kurzfristigen Konsequenzen des Problem-Copings herauszuarbeiten und sie den langfristigen gegenüberzustellen. Die Betroffenen sollen dann entscheiden, ob sie bereit sind, auf ihre kurzfristigen Symptomgewinne (wie z. B. Angstreduktion) zu verzichten. Dazu wird auch erarbeitet, welche langfristigen Vorteile dies hätte. Man soll sich bewusst werden, wozu es sinnvoll ist, sich ständig existenziell zu fürchten. Je nachdem, wie sehr jemand dadurch beim Verfolgen der eigenen Ziele eingeschränkt ist, wird die

Kosten-Nutzen-Analyse unterschiedlich ausfallen. Wenn sich z. B. eine Verkäuferin vor der möglicherweise mit Viren belasteten Kundschaft ängstigt, wird dies ihre Berufsfähigkeit gefährden.

Auf die Symptomkosten fokussieren. Zudem sollte reflektiert werden, welchen Preis man für die Sicherheitskonzepte und daraus resultierenden Verhaltensmuster zahlt:

- Wie viel Zeit und Energie wird für Kontrollrituale, Arztkontakte, Umwege, Waschrituale etc. aufgewendet?
- Wie wenig Teilhabe ist an Veranstaltungen, Ausflügen, Feiern etc. möglich?
- Was könnte man in dieser Zeit alles tun, was man für sich sinnvoller findet?

Keine Ziele = kein Erfolg = keine (Lebens-)Zufriedenheit. Die Betroffenen sollen die Relevanz von Zielen für ihre langfristige (Lebens-)Zufriedenheit erkennen: Wer keine selbst gewählten, realistischen und in der eigenen Macht stehenden Ziele verfolgt und erreicht, bleibt erfolglos, und damit entfällt der Grund für Zufriedenheit. Die Betroffenen können hierzu Beispiele suchen, in denen sie Ziele erreicht (oder in denen andere Ziele erreicht) und sich über den Erfolg gefreut haben.

Metaphysische Ursachen für das existenzielle Problem

Zeigt sich beim Herausarbeiten der problemrelevanten Konzepte, dass das existenzielle Problem durch ein Glaubenskonzept bedingt ist, geht es zunächst darum zu prüfen, ob die Betroffenen bereit sind, dieses zu reflektieren, oder ob sie es ungeprüft beibehalten möchten. Entscheidet sich jemand dafür, das bisherige Glaubenssystems beizubehalten, bestehen die Lernziele in:

- **Akzeptanz: „So ist es.“** Das sind die Normen, Regeln und Konsequenzen meines Glaubens.
- **Akzeptanz: „So was kommt von so was.“** Wenn ich dagegen verstoße, zahle ich einen emotionalen Preis. Ich muss womöglich auf etwas Gutes verzichten oder werde dafür ewig bestraft.
- **Commitment: „Von nichts kommt nichts.“** Ich muss mein Leben weiter an diesen Regeln und Normen ausrichten, wenn ich die vermuteten negativen Konsequenzen vermeiden will.

Zweifelt jemand zwar am alten Glaubenssystem, mag sich aber auch für kein anderes entscheiden, z. B. weil man nach einem sucht, das „100-prozentige Sicherheit“ gibt, heißen die Lernziele:

- **Akzeptanz: „So ist es.“** Für Glaubenskonzepte gibt es keine Sicherheit. Ich werde – wie alle anderen auch – lebenslang in Unsicherheit darüber sein, welcher Glauben und welche Regeln richtig sind.
- **Akzeptanz: „Von nichts kommt nichts“.** Besitzt jemand momentan kein konkretes Glaubenskonzept, muss man auch auf die damit verbundenen Symptomgewinne (wie z. B. Angst- und Trauerreduktion) verzichten.
- **Commitment: „So was kommt von so was.“** Wer sich damit auseinandersetzt, dass die momentane Situation nicht nur schicksalhaft ist, sondern auch die Konsequenz eigenen Entscheidens und Handelns, erkennt, dass man selbst durch eigenes Zutun zu den momentanen Beschwerden beigetragen hat. Für diese selbst verursachten Symptome bestehen daher Freiheitsgrade. Wer dafür die Verantwortung übernimmt und die alten Konzepte zu verändern lernt, gibt sich selbst eine Chance auf Besserung. Im konkreten Fall heißt dies, dass man entscheidet, ob man am gewählten Glaubensmodell und dessen Konsequenzen festhalten will oder ob man nach einer Alternative sucht und dann deren Konsequenzen erträgt. (Hinweis: Auch der Atheismus und der Agnostizismus sind Glaubenskonzepte und führen zu Konsequenzen.)

6 Behandlungsplan und Prognose bei existenziellen Problemen

6.1 Allgemeine Therapievoraussetzungen

Beleuchten wir zunächst die Voraussetzungen, die Betroffene und Therapierende erfüllen müssen, um ein existenzielles Problem erfolgreich lösen zu können.

Therapievoraussetzungen für Betroffene

Für eine erfolgreiche Psychotherapie sollten folgende fünf Aspekte erfüllt sein:

- Problemeinsicht
- Veränderungsmotivation
- Reflexionsfähigkeit
- reflexive Persönlichkeit
- Ziele.

Wird eines dieser Kriterien nicht oder nicht hinreichend erfüllt und kann auch nicht durch vorangestellte Bemühungen erarbeitet werden, ist keine Therapieaufnahme indiziert. (Ausführlicher zu den Therapieprämissen s. Stavemann, 2023a.) Zum nachträglichen Erarbeiten fehlender Kriterien dienen die Therapiephasen 3 und 4 (s. Abschn. 8.3 und 8.4).

Therapievoraussetzungen für Therapierende

Für die Therapie existenzieller Probleme kommt es auf folgende Variablen an (s. Stavemann, 2023a):

- Fachwissen und Kompetenz
- Empathie und Menschenkenntnis
- eigene Strukturiertheit und Kongruenz
- Selbstvertrauen ohne bedingungsgesteuertes Selbstwertkonzept
- ausgereifte und reflektierte Persönlichkeit ohne Wahrheitsanspruch
- Geduld und Interesse.

Reflexive Persönlichkeit und Kompetenz in lebensphilosophischen Fragen sind für diesen Problembereich von besonderer Bedeutung. Das Therapieren von jemandem mit Todesangst und die Reflexion der ggf. damit verbundenen metaphysischen Konzepte oder dysfunktionalen Befürchtungen bedeuten häufig eine besondere Form der Arbeit. Sie gelingt umso eher, je besser die Therapierenden solche Themen bereits für sich selbst durchdacht haben.

Besonders bei metaphysischen Themen ist es unerlässlich, dass die Therapierenden für sich ein relatives Wahrheitskonzept erarbeitet haben, um nicht missionarisch zu agieren und damit unnötig Widerstand bei den Betroffenen zu bewirken (s. hierzu vertiefend: INFO 2 *Das Wahrheitskonzept in der IKVT*).

INFO 2

6.2 Besonderheiten in der Therapie von existenziellen Problemen

Therapeutische Haltung. Diverse Autoren (z. B. Noyon & Heidenreich, 2012; Stavemann, 2002; Vogel, 2022; Yalom, 2010) stellen fest, dass existenzielle Themen in den Psychotherapieschulen bisher wenig beachtet wurden und dass die Therapierenden beklagen, bisher zu wenig darin geschult worden zu sein. Möchte man mit Betroffenen an deren Angst vor dem Tod oder dem Jenseits arbeiten, bedarf es einiger Übung mit diesem Thema. So etwas ist nur aussichtsreich, wenn die Therapierenden bereits selbst darüber reflektiert und eine eigene Haltung dazu gefunden haben. Dabei geht es selbstverständlich nicht darum, die Betroffenen von der eigenen Sichtweise zu überzeugen, sondern darum zu wissen, über welche Aspekte man sich diesbezüglich Gedanken machen sollte. Was will jemand akzeptieren lernen? Welche Handlungsspielräume sollen wie genutzt werden?

Bei der Therapie existenzieller Probleme ist besonders auf folgende Punkte zu achten:

- Ausschalten des Symptomgewinns
- Erlernen von Akzeptanz und Commitment
- Lebensziele analysieren und planen
- vorhandene Freiheitsgrade herausarbeiten.

Betrachten wir diese Punkte nachfolgend genauer.

Ausschalten des Symptomgewinns

Auch für jemanden mit einem existenziellen Problem ist der Symptomgewinn ein relevanter Faktor. Viele nehmen (oft unbewusst) die weitaus schwerwiegenderen langfristigen Nachteile in Kauf, um kurzfristig eine Symptomentlastung – i. d. R. in Form von Angstminderung – z. B. durch vermeintliche Kontrolle und Sicherheit zu erlangen.

Symptomgewinne in Beziehungen. So suchen manche in einer abhängigen Beziehungsgestaltung einen Zuwachs an Kontrolle und Sicherheit. Langfristig führt dies in den meisten Fällen zum Verschlechtern der Beziehung, wenn die Partner oder Partnerinnen nicht mehr bereit sind, die ihnen zugedachte Rolle zu übernehmen und dafür weiterhin auf eigene Ziele zu verzichten. Daher ist es wichtig, bereits zu Therapiebeginn auf solche Beziehungsmuster zu achten, um beim Aufklären über Risiken und Nebenwirkungen von Psychotherapie darüber zu informieren, dass erfolgreiches Verändern auch Auswirkungen auf bestehende Beziehungen haben kann.

Symptomgewinn eines hierarchischen existenziellen Problems. Ein hierarchisches existenzielles Problem schützt innerpsychisch kurzfristig davor, sich mit dem untergeordneten Problem auseinanderzusetzen. Dies führt langfristig jedoch zu weiterer Lebenseinschränkung und zu verschlechterter körperlicher und seelischer Befindlichkeit (s. a. den Abschn. 4.3 zur PKP). Um hier therapeutisch voranzukommen, müssen die Betroffenen zunächst verstehen, dass ihre gefürchteten physiologischen Symptome Folgen eines anderen Problems sind und nicht Anzeichen für einen drohenden Tod.

Notwendiger Verzicht. Bei Therapiebeginn wird mit den Betroffenen (je nach ihrer individuellen Symptomatik) besprochen, dass sie im Zuge der Therapie mit heftigeren Körperreaktionen, Anspannung und verstärkter Angst rechnen müssen, wenn sie auf bestimmte Dinge und Verhaltensweisen verzichten lernen (z. B. auf das alte Vermeidungs- und Fluchtverhalten). Je nach Symptomatik geht es um den schrittweisen Abbau des Symptomgewinns, z. B. durch Einbezug des Partners, der darüber informiert wird, welche Verhaltensweisen er ändern müsste, um eine Betroffene bestmöglich zu unterstützen. Es kann auch sinnvoll sein, in Abstimmung mit medizinisch Behandelnden bestimmte Medikamente abzusetzen.

Erlernen von Akzeptanz und Commitment

Ein wichtiges Therapieziel bei existenziellen Problemen liegt im Erlernen von Akzeptanz bezüglich des partiellen Ausgeliefertseins, von alltäglicher Gefahr und der Begrenztheit des eigenen Daseins (s. hierzu auch Kap. 5). Meist sind die Betroffenen erst durch diese Akzeptanz in der Lage zu prüfen, wo ihre Handlungsspielräume liegen und welche davon sie wie nutzen möchten.

Gerade bei existenziell begründeten Angsterkrankungen ist es relevant, dass die Betroffenen lernen, selbst zu entscheiden, welches Risiko sie für ihre Ziele eingehen möchten und welches Commitment dies erfordert. Jede(r) entscheidet selbst, ob man z. B. agoraphobische Ängste so weit abbauen will, dass man sich traut, auf Rockkonzerte oder andere Massenveranstaltungen zu gehen, oder ob man auch mit einem geringeren Veränderungserfolg zufrieden sein möchte. Jede(r) entscheidet selbst, ob es so bleibt, wie es ist – das wäre dann die Akzeptanz des Ist-Zustandes mit den entsprechenden Konsequenzen –, oder ob man durch eigenes Commitment etwas verändert.

Lebensziele analysieren und planen

Gerade bei jemandem mit einem existenziellen Problem ist es sinnvoll, eine Zielanalyse durchzuführen und dabei dessen Werte und Handlungsziele auf Erreichbarkeit, Rationalität, Funktionalität und Widerspruchsfreiheit zu untersuchen (ausführlich zum Vorgehen s. z. B. Stavemann, 2017, 2018).

Jede(r) hat eine eigene Ansicht über den Tod und darüber, ob und ggf. was danach nach welchen Bedingungen kommt. Dies beeinflusst dementsprechend auch die eigene Haltung zum Tod und kann ein existenzielles Problem begünstigen oder gar bedingen. Manche verfolgen z. B. zu viele Ziele und „dürfen" (d. h. wollen) noch nicht sterben, weil sie noch nicht alle Ziele erreicht haben. Andere haben bisher kaum Ziele verfolgt und wollen deswegen noch nicht sterben, weil sie noch nicht genug erreicht oder erlebt haben.

Die Betroffenen sind eher dann zur Analyse ihrer Werte, Anschauungen und Lebensziele motiviert, wenn sie erkennen, dass sie dadurch ihre existenziellen Befürchtungen reduzieren können. Ein Reflektieren der Lebensinhalte bietet sich immer dann an, wenn jemand sein Leben als begrenzt ansieht und sich nun überlegt, welche Ziele und Werte man in der vermutlich noch zur Verfügung stehenden Zeit verfolgen will und kann. Wer aufgrund des begrenzten Daseins den Sinn dafür verloren hat, überhaupt noch Ziele zu verfolgen, kann lernen, dennoch das Beste daraus zu machen.

Ziele formulieren lassen. Betroffene, die keine Ziele mehr verfolgen, weil sie „ja eh sterben müssen", sollten zunächst überlegen, was die Vor- und Nachteile dieser Haltung sind. Erst wenn sie die hohen Symptomkosten erkennen, sind sie eher motiviert, überhaupt Ziele aufzustellen. Begonnen wird mit dem Sammeln von Zielen, die die Betroffenen für wichtig erachten. Diese werden danach (z. B. mit der Methode des Paarvergleichs) in eine Wichtigkeitsrangreihe sortiert.

Wer zu viele Ziele verfolgt und diese nicht alle erreichen kann, überlegt, wie wichtig man die einzelnen Ziele findet, und kann sie dann entsprechend der Wichtigkeitsrangfolge reduzieren. Hierbei geht es sowohl um den Aufbau von Akzeptanz hinsichtlich der eigenen Endlichkeit als auch um die Akzeptanz von notwendigem Verzicht.

Ziele in Etappenziele zerlegen. Zu allen Oberzielen werden nun kleinschrittige Etappenziele in Form von Tages- und Stundenzielen erarbeitet, die man auch dann erreichen kann, wenn die Bedingungen dafür oder die eigene Leistungsfähigkeit einmal nicht optimal sind. Die Betroffenen sollen auf diese Weise befähigt werden, ihre Ziele kleinschrittig zu erreichen, um so ihr Selbstvertrauen und ihre Selbstwirksamkeitserwartung zu stärken.

Vorhandene Freiheitsgrade herausarbeiten

Durch das Erarbeiten eines Erklärungsmodells für die existenziellen Ängste und das Einführen in das kognitive Modell der Emotionsentstehung sollen die Betroffenen befähigt werden, die in ihrer Macht stehenden Veränderungsmöglichkeiten hinsichtlich ihrer Konzepte, Emotionen und Verhaltensreaktionen zu erkennen. Hierzu lernen sie zunächst, die Konzepte und Denkstile zu identifizieren, auf die ihre existenziellen Ängste zurückzuführen sind. Sobald sie merken, dass diese der eigenen Weltanschauung entspringen und nicht zwangsläufig und unveränderbar sind, sehen sie ihren eigenen Veränderungsspielraum: Sie können die verursachenden Konzepte und Denkmuster auf Angemessenheit prüfen und sie so verändern, wie sie es für angemessen halten.

Mit dem Erkennen eigener Freiheitsgrade entfallen die Möglichkeiten, sich in einer Opferrolle zu sehen oder sinnvoll Schuldzuweisungen an andere oder das Schicksal aufzustellen.

6.3 Behandlungsplan für existenzielle Probleme und seine Prognose

Prinzipiell verläuft der Therapieprozess auch bei existenziellen Problemen in den acht typischen Phasen einer ambulanten IKVT (s. Kap. 8), jedoch mit problemspezifischen Inhalten. Wie zuvor dargelegt, werden zunächst die in Kapitel 5 beschriebenen Therapieziele erarbeitet.

Unsicherheit akzeptieren. Betroffene mit einem existenziellen Problem beschreiben typischerweise maßlos überzeichnete Eintrittswahrscheinlichkeiten für fatale Ereignisse. Diese werden zunächst mithilfe der Disputtechniken relativiert. Das typische Fordern nach „Kontrolle und Sicherheit“ kann mittels eines explikativen Sokratischen Dialoges (Beispieldialog s. Stavemann, 2024) reflektiert und als irrational herausgearbeitet werden. Das bedeutet: Die Betroffenen lernen durch das Prüfen ihrer Annahmen zu erkennen, dass ihre Ziele unrealistisch und unerreichbar sind. Daran anknüpfend wird an der Akzeptanz von Unsicherheit und partiellem Ausgeliefertsein gearbeitet sowie an der Akzeptanz von Eintrittswahrscheinlichkeiten für Ereignisse.

Kosten metaphysischer Konzepte prüfen. Beim Bearbeiten metaphysischer Befürchtungen (s. a. Abschn. 2.1) erfolgt das Prüfen der Konzepte mit funktionalen und hedonistischen Disputen. Dabei werden mit den Betroffenen die Vor- und Nachteile ihrer Konzepte erarbeitet und verdeutlicht. Danach können sie entscheiden, ob sie diese weiterhin glauben wollen und die Kosten dafür akzeptieren oder ob sie daran etwas verändern möchten – mit den Kosten, die dies mit sich bringt. (Metaphysische Konzepte lassen sich oft nicht auf Realitätsbezug und Logik prüfen. Auch die Betroffenen wissen i. d. R., dass es sich hierbei um Glaubensfragen handelt und eine Suche nach Beweisen für das eigene Konzept müßig ist.)

Therapievoraussetzungen prüfen. Wird in der Anamnese deutlich, dass z. B. jemand kein hinreichendes Verständnis für psychophysiologische Zusammenhänge hat, wird dieses zunächst erarbeitet, um die notwendigen Behandlungsvoraussetzungen für eine Psychotherapie zu schaffen. Das Vorgehen zum Auf- und Ausbau noch fehlender Problemeinsicht oder Veränderungsmotivation wird in Kapitel 5 unter „Wie erreicht man Commitment?“ und in Abschnitt 6.2 beschrieben.

Lebensziele prüfen. Des Weiteren ist zu prüfen, um welche Ziele es den Betroffenen geht. Wie in Kapitel 2 beschrieben, befürchten manche „zu früh“ zu sterben, weil sie noch so viel vorhaben. Andere haben noch keine konkreten Ziele verfolgt und befürchten zu sterben, bevor sie „etwas Positives“ erlebt haben. In beiden Fällen ist es sinnvoll, zunächst eine Lebenszielanalyse durchzuführen und realistische, erreichbare Ziele zu entwickeln oder mehr positiv bewertete Ziele und Genussziele einzuplanen.

> **!** Sind Therapieprämissen unzureichend ausgebildet, wird das Bearbeiten fehlender und/oder Nachbessern unzureichender Prämissen in den Behandlungsplan aufgenommen.

Behandlungsplan für existenzielle Probleme

Der nachfolgende Behandlungsplan beginnt mit dem Veränderungsprozess in Phase 5 des in Kapitel 8 dargestellten Therapieablaufs. Vorangegangen sind die Sprechstunde(n), die Probatorik mit Anamnese, Exploration und Diagnostik, das Besprechen der Diagnose und des Behandlungsplans sowie das Prüfen der Therapievoraussetzungen.

Übersicht

Behandlungsplan für existenzielle Probleme

(1) In das kognitive Modell der Emotionsentstehung und -steuerung einführen.

(2) Lebensziele analysieren und planen und ggf. neue, adäquate Ziele aufbauen.

(3) Die Ursachen und Konsequenzen von existenziellen Problemen allgemein erarbeiten.

(4) Die eigenen Ursachen für das existenzielle Problem und deren Konsequenzen anhand des SKR-Modells erarbeiten (s. Abschn. 8.6), anschließend die Symptomgewinne und Symptomkosten gegenüberstellen und abwägen lassen.

(5) Die existenziellen Befürchtungen mittels empirischer, logischer, normativer, funktionaler und hedonistischer Dispute und mithilfe explikativer Sokratischer Dialoge (z. B. „Was ist das: Sicherheit, Kontrolle?") auf Angemessenheit prüfen lassen.

(6) Ggf. die Bedeutung von physiologischer Erregung reattribuieren lassen (erwünschte Anpassungsleistung des Organismus statt Gefahrensignal).

(7) Akzeptanz hinsichtlich Unsicherheit, Kontrollunfähigkeit, partiellem Ausgeliefertsein und unausweichlicher Alltagsgefahren mittels o. g. Disputtechniken aufbauen.

(8) Neue, zielführende Konzepte erarbeiten lassen.

(9) Die neuen Konzepte trainieren
- durch theoretisches Üben (SAE-Modelle erstellen und reflektieren lassen, s. dazu Abschn. 8.7)
- durch imaginatives Üben (Drehbücher für Problemsituationen erstellen lassen und Vorstellungsübungen dazu durchführen) und
- durch In-vivo-Üben zu den ausgewählten Situationen mit sukzessiv steigenden subjektiven Schwierigkeitsgraden, wenn diese zuvor in sensu zielführend bewältigt wurden.

Prognose für existenzielle Probleme

Die Prognose für Betroffene mit existenziellen Problemen ist im Vergleich zu Frustrationsintoleranzproblemen günstig, wenn die Therapievoraussetzungen erfüllt sind. Bei entsprechendem Training der neuen Konzepte kann Symptomlinderung bis zur Symptomfreiheit erreicht werden.

Nicht erkannte Funktionalitäten oder Chronifizierungen mit ausgeprägtem Hang zum Angstvermeidungsverhalten können die Prognose negativ beeinträchtigen.

Wenn die Ängste auf metaphysischen Befürchtungen basieren, kann die Prognose ungünstig sein, wenn das soziale Umfeld der Betroffenen ein Verändern des metaphysischen Konzepts behindert oder gar sanktioniert.

7 Typische Fragen und Widerstände bei existenziellen Problemen

Bei existenziellen Problemen ist, je nach Symptomatik und ICD-10-Klassifikation, mit unterschiedlichen Widerständen zu rechnen. Nachstehend wird der therapeutische Umgang mit den häufigsten Themen beleuchtet.

„Ich brauche Sicherheit"

Wer so etwas fordert, hat häufig Eigenverantwortung an andere aus dem Umfeld abgegeben und erwartet nun auch von den Therapierenden, dass sie sich genauso „unterstützend" und „schützend" verhalten und ihnen Sicherheit vermitteln. Man sollte dann rückmelden, dass man diesen Wunsch zwar nachvollziehen kann, weshalb es in der Therapie aber um das sukzessive Übernehmen von Eigenverantwortung geht und um die Akzeptanz, dass es nur ein Leben in Unsicherheit gibt.

Beispiel

Die Klientin kommt nur in Begleitung ihres Mannes oder ihrer Tochter zur Therapie. Sie berichtet in der ersten Sitzung über ihre Angst in Menschenmengen, vollen Bussen und bei Fahrten, die sie weiter weg von zu Hause führen. Sie bittet den Therapeuten: „Wenn es mir schlecht geht, kann ich Sie dann auch zu anderen Zeiten erreichen?" Der Therapeut erfragt, wozu ihr das wichtig wäre. Die Klientin äußert, dass er ihr so helfen könne, sich zu beruhigen und um sicher zu sein, dass ihr nichts passiere.

Der Therapeut kann hier mit der Klientin die langfristigen Nachteile dieser Strategie erarbeiten und sie prüfen lassen, welche Sicherheit sie dadurch bekäme. Sie wird erkennen, dass auch ein Telefonat mit dem Therapeuten keine Sicherheit bewirken kann.

Der „innere Alarm"

Häufig reagiert jemand mit einem existenziellen Problem sehr sensibel auf physiologische Erregungssymptome und deutet diese schnell als Gefahrenhinweise. Die aufgrund des vorangegangenen *inneren Alarms* empfundene Erregung deuten sie dann oft als

Indiz für eine bestehende Gefahr, sodass sie schnell in eine Angstspirale (vgl. Stavemann, 2023a; s. Abb. 7.1) geraten.

Angstspirale. Um eine Angstspirale auszulösen, schließt man mehrfach nacheinander von einem Erregungssymptom auf eine vorhandene Gefahr. Die Gefahreninterpretation (der „innere Alarm") bewirkt weiter ansteigende Erregung. Letztere wird dann als höhere Gefährdung gedeutet etc.

Situation (S), Kognitionen (K), Gefühlsreaktion ($R_{Emotion}$) mit physiologischer Reaktion ($R_{Physiologie}$) und Verhaltensreaktion ($R_{Verhalten}$)

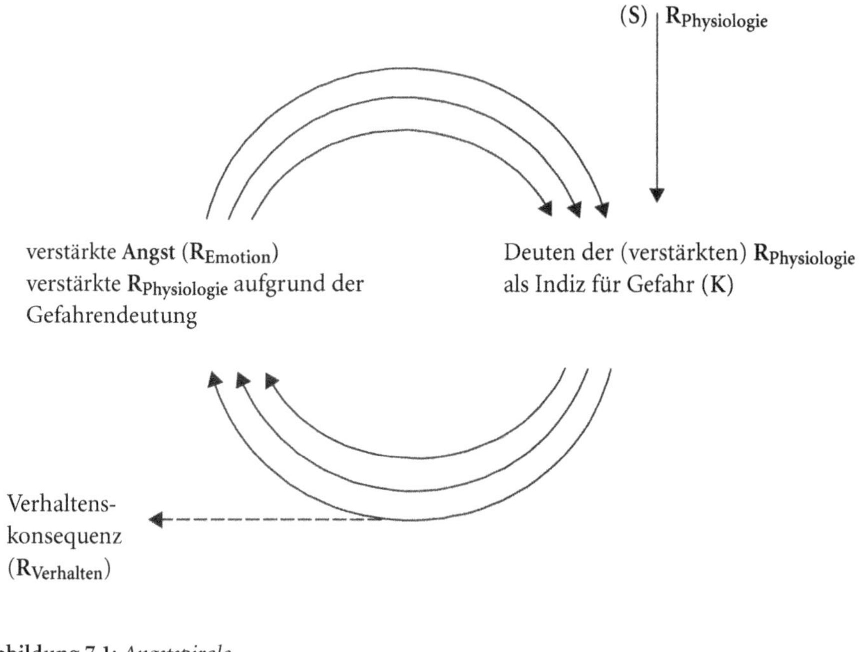

Abbildung 7.1: *Angstspirale*

In solchen Fällen wird erarbeitet, dass die Angstreaktion lediglich *die Folge* einer vorangegangenen Bewertung, eines inneren Alarms ist. Sie ist *kein* Hinweis auf eine tatsächlich bestehende Gefahr. Dass ein innerer oder äußerer Alarm nicht mit tatsächlicher (Lebens-)Gefahr gleichgesetzt werden sollte, kann mithilfe nachfolgender Analogie verdeutlicht werden.

Beispiel

In einem achtstöckigen Hochhaus gibt es auf dem Dach eine Feuersirene und auf jeder Etage einen Notknopf, der bei einem Brand gedrückt werden soll. Wenn nun eines Tages die Sirene heult, was hat das zu bedeuten?

Die beiden Möglichkeiten sind:

(1) Jemand hat auf den Knopf gedrückt, weil es brennt.

(2) Jemand/etwas hat den Alarm ausgelöst, obwohl es nirgendwo brennt.

Als wichtige Erkenntnis bleibt: Eine heulende Sirene sagt nichts darüber aus, ob es brennt oder ob Gefahr besteht, sondern lediglich, dass sie ausgelöst wurde. Ob zu Recht oder Unrecht ist noch zu prüfen. Nicht nur in diesem Fall, sondern auch bei den eigenen „inneren Alarmen“, wie z. B. wegen Herzrasens oder -stolperns, sollte man daher zunächst schauen, ob tatsächlich eine Gefahr besteht oder ob es sich hierbei (mal wieder) um eine Fehlinterpretation handelt.

„Aber Angst schützt doch vor Gefahr!“

Eine häufige, schwer auszurottende irrationale Überzeugung ist die, dass Angst vor Gefahren schütze oder auf eine solche hinweise. (Leider findet man diese Idee auch in therapeutischer Literatur.) Wer so etwas annimmt, folgt einer verqueren Kausalität und verwechselt Ursache und Wirkung.

Um dies zu verdeutlichen, wird zunächst das Grundaxiom der IKVT betrachtet: Psychotherapeutisch relevante (d. h. durch Therapie zugängliche) Emotionen sind das Ergebnis aus bewusstem und unbewusstem Bewerten. Dieses kann mehr oder weniger sinnvoll oder realistisch sein. Das emotionale Ergebnis daraus ist zwangsläufig (entsprechend der Bewertung-Gefühls-Logik).

Angst selbst kann nicht vor Gefahren schützen. Besonders deutlich wird dies bei hohen Angst-Arousals: dem Angststupor oder der frei flottierenden Angst.

Selbst wenn ein „innerer Alarm“ angemessen ist: Allein das Erkennen von realer Gefahr schützt nicht. Dies tut es nur dann, wenn man für die erkannte Gefahrensituation eine geeignete Coping-Strategie besitzt. Entscheidend für die Gefahrenabwehr ist allerdings, diese geeignete Strategie dann auch zu nutzen. Glaubt jemand fälschlicherweise, eine gute Coping-Strategie zu besitzen, sinkt zwar das Angst-Arousal, die tatsächliche Gefahr bleibt jedoch bestehen.

! Nicht Angst schützt, sondern das Erkennen von Gefahr in Verbindung mit einer geeigneten Coping-Strategie, die in dieser Situation angewendet wird.

Angst ist immer real und eine sinnvolle Reaktion auf einen Alarm. Ob der Alarm selbst auch sinnvoll war, sollte man prüfen. Insofern differenzieren wir nicht zwischen angemessener und unsinniger Angst, sondern zwischen angemessenen und unangemessenen Alarmen.

„Ich konnte nicht"

Betroffene mit ausgeprägtem Zwangsverhalten halten möglicherweise Termine oder übernommene Aufgaben nicht ein, weil sie durch ihre Rituale das Haus nicht oder nicht rechtzeitig verlassen haben.

Beispiel

Die Klientin mit einer Zwangsstörung kommt erneut 25 Minuten zu spät in die Sitzung, da sie zu Hause noch gründlich putzen musste, um alles keimfrei zu haben. Der Therapeut bespricht mit ihr erneut die Relevanz pünktlichen Erscheinens für den Therapieprozess.
Da die Klientin zu diesem Therapiezeitpunkt noch nicht in der Lage ist, ihr Zwangsverhalten zu unterlassen, plant er mit ihr, wie sie zunächst ihren Tag so strukturiert, dass sie pünktlich zu den Sitzungen kommt. Die Klientin bittet zunächst um einen späteren Termin, da sie dann ihre morgendlichen Aktivitäten besser schaffe und pünktlich sein könne. Der Therapeut kann dies nicht anbieten. Nach einigem Zögern erklärt die Klientin sich bereit, dass sie dann 30 Minuten früher aufstehen werde, um pünktlich zu sein.

„Ich bin vielleicht doch körperlich krank"

Gerade bei Personen mit somatoformen Symptomen ist häufig ein medizinisches Krankheitsmodell vorherrschend. Damit sie zu einer Psychotherapie motiviert sind, ist es wichtig, das psychosomatische Verständnis für das existenzielle Problem zu erarbeiten.

Beispiel

Der Klient klagt über häufig wechselnde körperliche Symptome. Er sei deswegen schon von Arzt zu Arzt gelaufen, aber keiner habe helfen können. Er habe auch schon diverse Ernährungspläne ohne Erfolg ausprobiert.
Die Therapeutin diagnostiziert eine Somatisierungsstörung wegen eines existenziellen Problems und erklärt eingehend die psychophysiologischen Zusammenhänge.

Der Klient berichtet in der nächsten Sitzung, dass er im Internet Informationen zu dieser Diagnose gelesen habe, und da hätte auch gestanden, dass man erst körperliche Ursachen ausschließen müsse. Er denke, dass bei ihm vielleicht doch eine unentdeckte körperliche Ursache vorliegt. Die Therapeutin erklärt, dass sie dies nicht mit Sicherheit ausschließen kann. Sie lässt sich ein Beispiel schildern, bei dem der Klient glaubt, dass das Symptom organisch bedingt sei, und versucht daran, die psychophysiologischen Zusammenhänge zu erläutern. Der Klient kann dann entscheiden, ob er eine Psychotherapie beginnen und an seinem existenziellen Problem arbeiten möchte. Sonst wären weitere psychotherapeutische Sitzungen zu diesem Zeitpunkt nicht indiziert.

II Kasuistik: Praktisches Vorgehen bei der Therapie von existenziellen Problemen

In diesem zweiten praxisorientierten Teil beschäftigen wir uns in Form dreier beispielhafter Fallbeschreibungen mit der Therapie existenzieller Probleme.

Das allgemeine Vorgehen bei einer ambulanten IKVT wird in Kapitel 8 übersichtsartig wiedergeben, da es ausführlich an anderer Stelle bereits mehrfach beschrieben wurde. Wer sich hierzu vertiefend einlesen möchte, sei z. B. auf Stavemann (2023a) verwiesen.

Alle Fallbeispiele werden in sämtlichen acht Phasen einer IKVT dargestellt. Dabei liegt der Fokus jedoch auf den speziellen Vorgehensweisen und Strategien bei existenziellen Problemen. Um die einzelnen Varianten besser differenzieren zu können, werden sie plakativ benannt:

- Frau Safety in Kapitel 9 gibt ein Beispiel für Sicherheitsdenken, das sich symptomatisch in Hypochondrie, Agoraphobie mit Panikstörung und Klaustrophobie zeigt.
- Herrn Kardios existenzielles Problem ist gekennzeichnet durch eine somatoforme autonome Funktionsstörung des Herz-Kreislauf-Systems, einer „Herzneurose“ (Kapitel 10).
- Frau Santo beschreibt in Kapitel 11 ein metaphysisches existenzielles Problem, das zu Angstreaktionen und Depressionen führt.

8 Die acht Phasen einer ambulanten IKVT bei existenziellen Problemen

Übersicht

Phase 1: Der Erstkontakt/Die Sprechstunde(n)
Phase 2: Exploration, Anamnese, Diagnose und Therapieplan
Phase 3: Lebensziele analysieren und planen
Phase 4: Problemeinsicht, Veränderungsmotivation und reflexive Persönlichkeit aufbauen
Phase 5: Das kognitive Modell zur Emotionsentstehung und -steuerung vermitteln
Phase 6: Dysfunktionale Konzepte und Denkstile identifizieren
Phase 7: Identifizierte Konzepte und Denkstile auf Angemessenheit prüfen und neue, funktionale Konzepte erstellen
Phase 8: Die neuen Konzepte trainieren und bahnen

8.1 Phase 1: Der Erstkontakt/Die Sprechstunde(n)

Wann kommt jemand mit einem existenziellen Problem in die Psychotherapie? Meist haben die Betroffenen schon Monate oder Jahre mit ärztlichen Untersuchungen hinter sich, bis erkannt wird, dass es sich um eine Angsterkrankung oder eine depressive Reaktion handelt. Andere kommen wegen ihrer psychosomatischen Symptome (oftmals durch Zuweisen eines Arztes), ohne selbst den psychogenen Charakter ihres Problems zu erkennen. Manche derjenigen mit psychosomatischen Reaktionen kommen nicht wegen der meist als unangenehm empfundenen somatischen Symptome, da sie diese inzwischen erfolgreich zu vermeiden gelernt haben, sondern aufgrund der Einschränkungen, die das Vermeidungs- und Kontrollverhalten nach sich ziehen.

Für alle, die eine Therapie im Rahmen der kassenärztlichen Versorgung anstreben, ist die Teilnahme an einer Sprechstunde im Umfang von mindestens 50 Minuten

Pflicht. In der Regel wird die Sprechstunde telefonisch vereinbart und die Therapierenden haben kein Vorwissen über die Betroffenen.

Inhalt und Ablauf des Erstkontakts/der Sprechstunde(n)

Es besteht die Möglichkeit, bis zu sechs Sprechstunden im Umfang von jeweils 25 Minuten durchzuführen. Ich empfehle, diese zu Sitzungen à 50 Minuten zu bündeln. Die erste Sprechstunde dient dem Klären, ob eine krankheitswertige psychische Störung vorliegt, ob ein psychotherapeutischer Behandlungsbedarf besteht und/oder ob weitere fachspezifische Hilfe notwendig erscheint (s. § 11 der Psychotherapie-Richtlinie vom 1.11.2024 [G-BA, 2024]).

Bei Verdacht auf eine seelische Erkrankung kann ein konkreteres diagnostisches und ggf. auch differenzialdiagnostisches Abklären in weiteren Sprechstunden erfolgen. Dazu können neben standardisierten diagnostischen Instrumenten auch psychometrische Verfahren, wie z. B. Diagnosechecklisten, strukturierte klinische Interviews oder Teile von Diagnosesystemen (z. B. Arbeitskreis OPD II, 2006) eingesetzt werden. (In diesem Buch wird die Kenntnis vorausgesetzt, wie man psychische Krankheiten diagnostiziert und ggf. welche standardisierten Messinstrumente und Fragebögen dafür eingesetzt werden können.) Das Ergebnis der Diagnostik wird dann mit den Betroffenen besprochen.

Liegt eine Indikation für eine ambulante Psychotherapie vor, wird über unterschiedliche Psychotherapieverfahren (VT/PA/TP/SystT) und Anwendungsformen (Einzel/Gruppe) aufgeklärt. Zudem wird die Motivation, die Kooperations- und Beziehungsfähigkeit der Betroffenen sowie die persönliche Passung und Angemessenheit für das jeweilige Therapieverfahren geklärt (s. KBV, 2024).

Zum Ende der Sprechstunde(n) werden die KBV-Formulare PTV 10 und PTV 11 ausgehändigt (s. KBV, 2020).

Die Sprechstunde kann entfallen, wenn jemand zuvor aufgrund einer psychischen Erkrankung in einer rehabilitativen oder stationären Krankenhausbehandlung war. Je nachdem, ob diese Ausnahme greift, spricht man von Sprechstunde oder Erstgespräch.

Praktisches Vorgehen

Nachfolgend wird eine Vorgehensweise beschrieben, die dabei hilft, die Symptome der Betroffenen mit einem existenziellen Problem konkreter zu erfassen. Im Bedarfsfall kann man dieses Vorgehen auch auf zwei bis maximal drei Sitzungen ausweiten.

AB 1

Um alle relevanten Inhalte zu erfassen, werden die Sprechstunde(n) bzw. das Erstgespräch (s. AB 1 *Leitfaden für ein IKVT-Erstgespräch*) klar strukturiert. Das hier gewählte Vorgehen für die nachfolgenden Beispiele durchläuft dazu chronologisch folgende Punkte (vgl. Stavemann, 2023a):

(1) Den Inhalt und die Ziele der Sprechstunde bzw. des Erstgesprächs erläutern. Dieser Punkt ist nicht spezifisch für die Klientel mit existenziellen Problemen, sondern verläuft auf die allgemein übliche Weise und wurde bereits mehrfach beschrieben (s. z. B. Stavemann, 2023a). Für diejenigen, die hierfür noch kein Konzept besitzen, kann nachfolgende Kurzfassung hilfreich sein: Nach einer kurzen Begrüßung und dem Einlesen der Chipkarte wird zunächst erläutert, wie viel Zeit zur Verfügung steht, was das Ziel der Sprechstunde ist und wie die Struktur der Sitzung aussieht. Man beschreibt dazu, was auf die Betroffenen zukommt und was in dieser Sitzung nicht möglich ist.

(2) Anlass für den Therapiewunsch klären. Es wird geklärt, weshalb/wozu jemand gerade jetzt kommt und worin die beklagten Symptome bestehen.

(3) Vorhandene(s) psychische Problem(e) und daraus resultierende emotionale, soziale, somatische und Verhaltenssymptome sowie kurze Problemgenese erheben. Um herauszufinden, ob ein psychisches Problem vorliegt, werden die vorhandene(n) psychische(n) Problem(e) und die daraus resultierenden emotionalen, sozialen, somatischen und Verhaltenssymptome erhoben sowie eine kurze Problemgenese erstellt (seit wann bestehen die Symptome und welche Angaben zu deren Schwere und Verlauf sind verfügbar?).

(4) Relevante kognitive Muster feststellen. Typische und trennscharfe Konzepte des jeweiligen Problembereichs werden identifiziert. (In den anschließend beschriebenen Fällen stehen hier die Konzepte von existenziellen Problemen.) Dazu wird ein typisches Problembeispiel auf der Mikroebene mit dessen kurz- und langfristigen Konsequenzen erfragt. (Vertiefend zum Vorgehen beim impliziten Erheben eines exemplarischen SKRZ-Modells s. z. B. Stavemann, 2023a, oder das AB 4 *Leitfaden zum Erheben des psychischen Problems anhand eines impliziten SKRZ-Modells.*) AB 4

(5) Auf weitere Probleme prüfen. Schildert jemand anschließend weitere Symptome, wird geprüft, ob ein weiteres Problem vorliegt oder ob diese zum bereits diagnostizierten gehören. Werden mehrere Probleme gefunden, wird mit einer vertikalen und horizontalen Problemanalyse geprüft, wie diese zueinanderstehen und wie der zeitliche Verlauf jedes einzelnen Problems ist. Dieser Punkt kann ggf. auch in der zweiten Sprechstunde oder der Probatorik bearbeitet werden.

(6) Einen ersten Eindruck von der Persönlichkeit der Betroffenen gewinnen. Es wird geprüft, ob die Therapieprämissen (Krankheitseinsicht, Veränderungsmotivation,

AB 3

konkrete Ziele, Selbstreflexionsfähigkeit, reflexive Persönlichkeit) erfüllt sind oder später noch – falls möglich – erarbeitet werden müssen. Der erste Eindruck lässt sich z. B. durch die *Eigenschaftsbeurteilungsliste* (s. AB 3) gewinnen.

(7) Die vorläufige Diagnose fällen und erläutern. Aufgrund der gesetzlichen Richtlinien ist es erforderlich, eine Diagnose nach der aktuellen ICD zu stellen. Die PKP-Diagnose kann jedoch einbezogen werden, um die Ursache der diagnostizierten Symptomatik mitanzugeben. Hierzu wird der Problembereich den ICD-Ziffern vorangestellt.

Nach dem diagnostischen Einordnen wird die Diagnose erläutert und dabei auch der Terminus „existenzielles Problem" eingeführt. Um die Problemeinsicht der Betroffenen zu stärken, wird erklärt, wie existenzielle Probleme entstehen und aufrechterhalten werden.

(8) Somatische Ursachen für die Beschwerden ausschließen. Hierzu wird geklärt, ob die Betroffenen unter körperlichen Erkrankungen leiden und, wenn ja, unter welchen, um zu prüfen, ob die Symptome organisch bedingt sind oder ob eine organische Ursache an den psychischen Problemen beteiligt sein könnte. So kann man z. B. erfragen, wann zuletzt eine Blut- oder eine Schilddrüsenuntersuchung vorgenommen wurde. Ggf. wird ein medizinischer Check-up empfohlen. Auch der aktuelle Medikamentenkonsum wird erfasst. Psychologisch Therapierende lassen somatische Ursachen für die beklagten Symptome im Rahmen des ärztlichen Konsiliars ausschließen.

(9) Vorhandene Bewältigungsstrategien und Therapieerfahrungen erheben. Um Ressourcen zu erkennen und Therapiehindernisse zu erfahren, werden bisherige Coping-Strategien erfragt. Wer schon länger unter einem Problem leidet, hat oftmals versucht, eigene Bewältigungsstrategien anzuwenden, manche auch mit therapeutischer Hilfe. Diese bisherigen Coping-Versuche und Vorbehandlungen sollten die Therapierenden kennen (bei Therapien: Welche Methode? Bei wem? Wie lange? Erfolg aus Sicht der Betroffenen?).

Bei existenziellen Problemen sind unterschiedliche Strategien zu erwarten: häufige Arztkontakte, Untersuchungen, Einbinden von Bezugspersonen, Kontrollverhalten oder andere Versuche, um vermeintlich Kontrolle und Sicherheit zu erlangen. Die meisten sind dabei nur kurzfristig wirksam. Es kann aber auch Betroffene geben, die sich den Situationen noch aussetzen, vor denen sie sich fürchten, aber um den Preis einer hohen emotionalen Belastung.

(10) Erwartungen und Therapieziele erheben. Die Ziele der Betroffenen werden erhoben und daraufhin geprüft, ob sie mit einer Psychotherapie erreichbar sind. Gegebenenfalls wird ein erreichbares Therapieziel herausgearbeitet. Sollte beides nicht möglich sein, wird über andere Behandlungs- oder Unterstützungsmöglichkeiten informiert und dorthin verwiesen.

Betroffene mit existenziellen Problemen besitzen sehr unterschiedliche Erwartungen an eine Psychotherapie. Diejenigen, die noch einem medizinischen Krankheitsmodell anhängen, erwarten häufig, dass ihre Symptome allein durch die „Behandlung" verschwinden, zu der sie aber – außer ihrer regelmäßigen Anwesenheit – selbst nichts beitragen müssen. Andere erwarten Unterstützung dabei, wie sie ihre Ängste loswerden, ohne aber dafür ihre bisherigen Strategien aufgeben zu wollen. Wieder andere verfügen bereits über ein psychosomatisches Krankheitsmodell und erwarten von der Therapie Lösungen, wie sie ihre Ängste abbauen können, und sind auch bereit, das dafür Notwendige zu tun.

(11) Therapeutische Prinzipien besprechen und Motivation stärken. Der mögliche Therapieablauf wird erläutert, sowohl im Allgemeinen als auch das spezielle Vorgehen beim vorliegenden Problem. Dann wird geprüft, ob die Betroffenen das Vorgehen verstehen, damit sie am Ende des Gesprächs eine Wissensgrundlage besitzen, um sich für oder gegen weitere Termine zu entscheiden. Sie sollen hierdurch eine andere Möglichkeit zur Problembewältigung kennenlernen, um so Hoffnung auf Besserung zu fördern und die Veränderungsmotivation zu stärken. Dazu wird auch erläutert, weshalb Therapieerfolge Zeit und Anstrengung erfordern, um enttäuschten unrealistischen Erwartungen und einem Therapieabbruch entgegenzuwirken.

Wurde das therapeutische Vorgehen verstanden und diesem zugestimmt, können neue Termine vereinbart werden. (Andernfalls kann auch hierfür noch eine weitere Sprechstunde genutzt werden.) Dazu werden die Formulare PTV 10 und 11 (KBV, 2020) und ggf. weitere Fragebögen zur vertieften Diagnostik und Anamnese ausgehändigt.

(12) Therapieziel(e) festlegen, Therapiekontrakt schließen.

(13) Organisatorisches für die Abläufe in dieser Praxis besprechen (Kostenträger, Termine etc.).

Typische Reaktionsmuster in der Sprechstunde

Zusätzliche Indizien für die Diagnose eines existenziellen Problems erhält man im Erstkontakt auch durch die Wünsche oder das Verhalten der Betroffenen:

- Manche erwarten, möglichst umgehend die unerwünschten Symptome loszuwerden und die Sicherheit zu erhalten, (jetzt) nicht sterben zu müssen.
- Andere sind noch in einem somatischen Krankheitsmodell verhaftet und können sich nicht vorstellen, dass ihre Symptome psychosomatischer Natur sind. Sie reagieren eher skeptisch und zurückhaltend.
- Wieder andere zeigen auch im Erstgespräch ihr Sicherheits- und Kontrollverhalten oder zwanghaftes Verhalten, z. B.:
  - Sie kommen nur mit/auf bestimmten Verkehrsmitteln oder Wegen zur Therapie.
  - Sie werden zur Therapie begleitet.
  - Sie setzen sich nahe zur Tür (aber nicht mit dem Rücken zur Tür).
  - Sie fassen den Türgriff nicht an oder putzen den Stuhl, bevor sie sich setzen.
  - Sie fragen, ob sie das Fenster öffnen dürfen.

Zweite und ggf. dritte Sprechstunde

Je nach Komplexität der Symptomatik und Beeinträchtigung können möglicherweise nicht alle oben genannten Punkte in der ersten Sprechstunde erarbeitet werden. Dies kann dann auch in weiteren Sprechstunden erfolgen:

- Erarbeiten der noch offenen Punkte aus der ersten Sprechstunde
- Differenzialdiagnostik: Sollte jemand unter mehreren psychischen Problemen leiden, können diese in weiteren Sprechstunden differenzialdiagnostisch unter Einsatz standardisierter und psychometrischer Verfahren abgeklärt werden (s. Punkte 3–7 im vorherigen Abschnitt). Die Ergebnisse des Auswertens ggf. besprechen.
- Einen möglichen Therapieablauf in dieser Praxis aufzeigen:
  - wie sind die organisatorischen Rahmenbedingungen und Voraussetzungen für die Therapieaufnahme in dieser Praxis
  - wie sollte die Mitarbeit der Betroffenen aussehen und
  - welche Rolle nehmen sie im Therapieprozess ein.

Wird den Bedingungen zugestimmt, erfolgen die probatorische Phase mit der vertieften Problemanalyse und lebensgeschichtlichen Entwicklung sowie die Antragstellung. Es ist hilfreich, den Betroffenen die Rahmenbedingungen und Therapieabläufe in Form eines Therapiekontraktes mitzugeben und schriftlich zu fixieren.

8.2 Phase 2: Exploration, Anamnese, Diagnose und Therapieplan

Allgemeines Vorgehen

Um die Genese und Funktionalität der Symptome zu erfassen, wird in dieser Phase die Lebensgeschichte erhoben und eine PKP durchgeführt. Dies soll zu einem vertieften Verständnis der Betroffenen und ihrer Probleme führen, um daraus geeignete Therapiepläne zu erstellen, die zum Erreichen der Therapieziele führen.

Am Ende der Probatorik soll ein plausibles, stringentes Behandlungskonzept erarbeitet und vermittelt werden, um die Motivation der Betroffenen zu fördern und um eine realistische Erfolgsprognose abgeben zu können. Dazu stehen bis zu vier probatorische Sitzungen zur Verfügung, die man inhaltlich wie folgt strukturieren kann:

Übersicht

Struktur der Phase 2

- Konsiliarbericht anfordern (möglichst zu Beginn der Probatorik, da dieser zeitintensiv sein kann)
- ggf. Vorbefunde der letzten fünf Jahre anfordern
- Therapie beantragen
- ggf. *Bericht an die Gutachterin oder den Gutachter* erstellen (die Ergebnisse aus der Diagnostik und Problemanalyse werden im Bericht ebenso dargestellt wie die daraus abgeleiteten und mit den Betroffenen festgelegten Behandlungsziele sowie deren individuelle Behandlungspläne).

Da in dieser Phase entschieden wird, ob eine Kurz- oder eine Langzeittherapie indiziert und dementsprechend ein *Bericht an die Gutachterin oder den Gutachter* notwendig ist, beschreibe ich hier die Angaben des PTV 3 (KBV, 2020) für einen Antrag auf Langzeittherapie nach Vorgaben der Psychotherapie-Richtlinie (KBV, 2024). Auf zuvor schon erläuterte Punkte verweise ich und beschreibe nur die in dieser Phase ergänzend zu erhebenden und zu analysierenden Informationen.

Übersicht

Leitfaden zum Erstellen des *Berichts an die Gutachterin oder den Gutachter*

1 Relevante soziodemografische Daten

Bei Erwachsenen: aktuell ausgeübter Beruf, Familienstand, Zahl der Kinder

2 Symptomatik und psychischer Befund

Symptomatik. Beschreiben der aktuell geschilderten Symptomatik mit Angaben zu Schwere und Verlauf (Erheben der Daten s. Sprechstunde).

Auffälligkeiten in der Kontaktaufnahme. Hier werden die unter Punkt 11 der Sprechstunde eingeschätzten und im Erscheinungsbild, im Gespräch sowie in der Kontaktaufnahme wahrgenommene Auffälligkeiten möglichst objektiv beschrieben.

Psychischen Befund erstellen. Der psychopathologische Befund enthält u. a. Bewusstseinslage, Orientierung, Denkstörungen, Stimmung, Affektivität, Psychomotorik, Aufmerksamkeit, Gedächtnis, Konzentration, Suizidalität.

Krankheitsverständnis der Betroffenen beschreiben (falls relevant). Bei Betroffenen mit einem existenziellen Problem ist zu prüfen, ob ein psychogenes Krankheitsverständnis vorliegt. Falls nicht, sollte dieses Erarbeiten mit in den Behandlungsplan aufgenommen werden. (Ich beschreibe hierzu ein Vorgehen in Phase 3.) Die Aussagen der Therapierenden werden im Indikativ verfasst.

Ergebnisse psychodiagnostischer Testverfahren angeben. Wurden psychodiagnostische Testverfahren verwendet, werden hier ihre Auswertungen angeführt.

3 Vorbehandlungen/somatischer Befund/Konsiliarbericht

Der Konsiliarbericht und, wenn vorhanden, somatische Befunde sowie Vorbehandlungen werden hier ggf. vertieft betrachtet. Falls nicht bereits in der Sprechstunde geschehen, werden die psychischen oder psychosomatischen Vorbehandlungen daraufhin geprüft, ob sie mit dem aktuell geschilderten Problem zusammenhängen oder sich auf andere, aktuell nicht relevante Probleme beziehen. Sind sie relevant, wird der Zeitraum der Behandlung(en) angegeben sowie das, was die Betroffenen darüber erfahren haben, an welchen Maßnahmen sie teilnahmen und wie sie heute das Ergebnis der Maßnahmen bewerten.

Bei Vordiagnosen wird geschaut, ob möglicherweise eine Symptomverschiebung vorliegt, d. h., ob eine andere Symptomatik desselben Problems vorkommt. Aus der Schilderung der Betroffenen lassen sich Hinweise darauf erhalten, ob funktionale und motivationale Veränderungshindernisse vorhanden sind. Es könnte auch sein, dass sie diese Symptome früher bereits hatten, ohne sie zu thematisieren, und dass sie deswegen bis jetzt unbehandelt blieben. Abzuklären ist, ob Suchtmittelmissbrauch oder Abhängigkeiten vorliegen. Ggf. Angabe der aktuellen psychopharmakologischen Medikation.

(Die Punkte 1–3 sind in der Regel bereits in der Sprechstunde abgearbeitet.)

4 Behandlungsrelevante Angaben zur Lebensgeschichte, zur Krankheitsanamnese und zum funktionalen Bedingungsmodell

Zum Erstellen eines funktionalen Bedingungsmodells wird eine vertiefte Problemanalyse durchgeführt.

Prüfen, ob hierarchische Probleme vorliegen. Häufig entwickelt jemand wegen der physiologischen Symptome eines älteren Problems ein hierarchisches existenzielles Problem, weil diese als Gefahrensignale fehlinterpretiert werden. Deshalb wird geprüft, ob ggf. ein derartiges hierarchisches existenzielles Problem vorliegt. Falls ja, kann es die Therapie des primären Problems behindern und sollte dementsprechend zuerst behandelt werden. Betroffene mit einem primären existenziellen Problem bilden häufig zusätzlich ein hierarchisches existenzielles Problem aus.

Vertieftes Explorieren und die lerngeschichtliche Entwicklung erheben. Mittels eines *Fragebogens zur Lebensgeschichte und Problematik* (s. z. B. Stavemann, 2023a; AB 2) wird die aktuelle Problematik vertieft erarbeitet. Man konzentriert sich dabei nur auf die Daten, die relevant für das Entstehen und Aufrechterhalten der Problematik sind, und exploriert die Konzepte, die für das zugrunde liegende Problem typisch sind. AB 2

Problemanalyse nach PKP erstellen, die Funktionalität darlegen, Verhaltensanalysen zum Problembereich vornehmen und den Betroffenen vermitteln. In der Problemanalyse wird beschrieben, wie die Betroffenen ihr existenzielles Problem (und ggf. andere Probleme) lerngeschichtlich erworben haben und wie/weshalb sie es aufrechterhalten. Die Funktionalität des existenziellen Problems wird durch dessen Symptomgewinne beschrieben, die durch die Konzepte und Verhaltensweisen kurzfristig erreicht werden können. Vermeidungs-, Kontroll- und Sicherheitsverhalten dienen dazu, die Angst vor dem Sterben zu reduzieren oder gar nicht erst zu erleben.

Formalia. Angaben der Betroffenen werden im Bericht im Konjunktiv geschrieben, wenn es sich um ungeprüfte Aussagen handelt, Sichtweisen und Erläuterungen der Therapierenden im Indikativ. Die Ausführungen können auch stichwortartig erfolgen, werden in diesem Buch jedoch untergliedert und zur besseren Lesbarkeit in Sätzen dargestellt. Werden Aussagen im Indikativ geschrieben, bedeutet dies, dass sie auf ihren Realitätsgehalt überprüft wurden. Beim Erstellen der Biografie werden nur die zum Verständnis des Problems und der Symptome relevanten Aspekte dargestellt.

5 Diagnose zum Zeitpunkt des Antragstellens
ICD-Diagnose mit Angabe der Diagnosesicherheit und der Problemursache (s. Sprechstunde, Punkt 7). Ggf. sind differenzialdiagnostische Angaben erforderlich. Falls in aktuellen Vorbefunden oder im Konsiliarbericht Diagnosen gestellt werden, die die Therapierenden nicht feststellen, sollte dies begründet werden.

6 Behandlungsplan und Prognose
Therapieziel(e). Die bisher in der Sprechstunde erarbeiteten Therapieziele werden dargestellt und ggf. nochmals geprüft, denn möglicherweise sind durch die vertiefte Exploration und Problemanalyse neue Informationen hinzugekommen, die ein Überarbeiten bzw. Ergänzen der Therapieziele erfordern.
Behandlungsplan auf Basis der PKP erstellen und Prognose abgeben. Aus den Ergebnissen der PKP wird der individuelle Behandlungsplan zum Bearbeiten der Problematik erstellt. Die Behandlungsbausteine dienen dazu, die Konzepte des existenziellen Problems zu modifizieren. Sie bauen aufeinander auf und werden vor Therapiebeginn mit den Betroffenen besprochen. Stimmen diese dem darin beschriebenen Vorgehen zu, wird mit der Therapie begonnen.
Begründen des Settings, der Sitzungszahl und Behandlungsfrequenz. Hier wird angegeben, ob eine Einzel-, Gruppen- oder Kombinationstherapie durchgeführt werden soll. Das Gruppenkonzept ist kurz darzustellen, bei einer Kombinationsbehandlung ist zusätzlich eine kurze Abstimmung mit dem Gesamtbehandlungsplan erforderlich.
Erfolgsprognose. Auf Basis der Problemanalyse, der bisherigen Bewältigungsmuster und Therapieerfahrungen wird die Prognose für den Therapieerfolg unter Berücksichtigen der zur Verfügung stehenden Zeit erstellt. Bei existenziellen Problemen besteht prinzipiell eine günstige Prognose, wenn die Therapievoraussetzungen erfüllt sind und nicht immense Symptomgewinne einem Veränderungsprozess entgegenstehen (wie z. B. ein Rentenbegehren). Ggf. wird hier auch beschrieben, ob eine Kooperation mit anderen Berufsgruppen besteht oder angestrebt ist.

Vor dem Therapieantrag wird nochmals geprüft, ob die Betroffenen ihre Problematik verstanden haben. Die Ergebnisse der Diagnostik und der Problemanalyse werden zusammengefasst, falls nötig ergänzt und dann den Betroffenen ebenso erläutert wie die acht Behandlungsschritte für das diagnostizierte Problem. Bestehen hierarchische Probleme, wird erklärt, weshalb zunächst mit dem übergeordneten Problem begonnen wird (s. Stavemann & Hülsner, 2022, Abschn. 3.4.4ff.).

Bevor die dargelegte Psychotherapie beantragt wird, sollen die Betroffenen diesem Vorgehen dezidiert zustimmen. Die Kurzzeittherapie (Schritt 1: bis zu 12 Stunden, Schritt 2: bis zu 12 Stunden) ist antragspflichtig bei gesetzlichen Krankenkassen. Ein Gutachterantrag muss nur noch erstellt werden, wenn innerhalb der letzten zwei Jahre eine Psychotherapie durchgeführt wurde, oder im Fall eines Langzeittherapie-Erstantrags oder eines Umwandlungsantrags (Antrags- und Gutachtenerstellung s. Psychotherapie-Richtlinie: G-BA, 2024, und KBV, 2024).

8.3 Phase 3: Lebensziele analysieren und planen

Allgemeines Vorgehen

Wozu Lebensziele bei existenziellen Problemen analysieren? In diesem Kapitel betrachten wir die Notwendigkeit und Funktionalität von Lebenszielanalysen bei Personen mit existenziellen Problemen, denn gerade bei ihnen sind diese häufig indiziert. Manche machen sich existenzielle Sorgen, wenn sie Ziele verfolgen. Andere befürchten, zu früh zu sterben, ohne ausgiebig und erschöpfend gelebt und genossen zu haben.

Bei der Zielanalyse folgen wir der nachstehend aufgeführten Systematik (vgl. Stavemann, 2017, 2018).

Übersicht

Struktur der Phase 3

(1) Glaubensgrundsätze und Werte erheben und reflektieren
(2) Lebensziele analysieren: Momentan verfolgte Ziele erheben
(3) Art, Ursache und Konsequenzen der Zielproblematik diagnostizieren
(4) Lebensziele planen: Den Soll-Zustand erarbeiten

(1) Glaubensgrundsätze und Werte erheben und reflektieren

Gerade bei jemandem mit einem existenziellen Problem ist dies häufig ein wichtiger Punkt. In den Glaubensgrundsätzen können sich Konzepte zeigen, die ein existenzielles Problem (mit)bedingen. Menschen mit bestimmten Glaubensgrundsätzen könnten sich z. B. davor fürchten, für Fehlverhalten verdammt zu werden, sodass dass ihnen ein gutes Jenseits versagt bleibt. Zunächst gilt es, das Glaubenssystem der Betroffenen zu verstehen, u. a. welche Bedingungen sie erfüllen müssen, um z. B. nicht in die ewige Verdammnis zu geraten. Vorsätze und Ziele werden aus der Perspektive *ihres* Weltbilds heraus daraufhin geprüft, ob sie rational und funktional sind.

Bei Glaubens- und Werteanalysen werden metaphysische Themen reflektiert wie:

- „Wodurch und wozu bin ich?"
- „Was kann ich nur glauben, was weiß ich?"
- „Was kommt nach dem Tod?"
- „Was ist gut/richtig/wahr und was ist schlecht/falsch?"
- „Was halte ich für ein erfülltes Leben?"
- „Nach welchen Werten will ich leben?"

AB 8+9

Neben Glaubensfragen werden die wesentlichen moralischen, politischen, kulturellen und sozialen Überzeugungen mithilfe von Fragebögen erhoben (s. z. B. Stavemann, 2017; AB 8, 9), damit die Therapierenden nicht ungewollt mit ihren Behandlungsplänen dagegen verstoßen und so nicht unnötig neue emotionale Turbulenzen bei den Betroffenen erzeugen.

Beim gemeinsamen Reflektieren wird darauf geachtet, die langfristigen Konsequenzen der Glaubens- und Wertekonzepte herauszuarbeiten. Die Betroffenen entscheiden dann eigenverantwortlich, ob sie diese beibehalten möchten und die damit verbundenen Konsequenzen in Kauf nehmen oder ob sie lieber ein anderes Modell mit den daran gebundenen Auswirkungen wählen.

(2) Lebensziele analysieren: Momentan verfolgte Ziele erheben

AB 10

Die Betroffenen beschreiben zunächst, welche Ziele sie aktuell verfolgen und wie viel Zeit und Energie sie dafür aufwenden. Dazu können Selbstbeobachtungsbögen verwendet werden (s. z. B. Stavemann, 2017; AB 10). Danach beschreiben sie ihre langfristigen Ziele und die jeweiligen Etappenziele. Anschließend wird geprüft,

- ob der Zeit- und Energieaufwand für alle zurzeit verfolgten Ziele annähernd dem 100%-Kriterium entspricht (man hat etwa 100 Stunden frei verfügbare Zeit pro Woche, wenn für Schlaf, Körperpflege und Essensaufnahme täglich ca. 9–10 Stunden abgezogen werden)
- ob die Ziele widerspruchsfrei, aus eigener Kraft erreichbar und rational sind
- ob eine Zielhierarchie vorhanden ist und
- ob die Betroffenen bereits selbst Probleme oder Veränderungsbedarf bei ihrem Zieleverfolgen erkennen.

(3) Art, Ursache und Konsequenzen der Zielproblematik diagnostizieren

Alle angeführten Lebensziele werden daraufhin untersucht, ob eines der folgenden Zielprobleme vorliegt:

- irrationale, unerreichbare Ziele
- widersprüchliche Ziele
- zu viele Ziele
- zu wenig Ziele.

(4) Lebensziele planen: Den Soll-Zustand erarbeiten

Zunächst wird darüber reflektiert und begründet, weshalb langfristiges Zielplanen sinnvoll ist: um die beklagten langfristigen Symptomkosten zu vermeiden. Danach überarbeiten die Betroffenen ihre Lebensziele so, dass sie – aus heutiger Sicht – später sagen können: Das war ein „gutes, erfülltes" oder „erfolgreiches" Leben.

Je nachdem, welches Zielproblem nach dem Erheben des Ist-Zustandes diagnostiziert wurde, unterscheidet sich das therapeutische Vorgehen in dieser Phase voneinander (s. Stavemann, 2017).

Vorgehen bei fehlenden Zielen. Hier handelt es sich z. B. um diejenigen, die sich keine Ziele setzen, weil sie doch ohnehin sterben müssen, oder um die, die „vorsichtshalber nichts tun, solange es nicht das garantiert Richtige/Gottgefällige ist". Hier erhebt man zunächst die Symptomgewinne und Symptomkosten dieser Haltung und lässt sie dann gegeneinander abwägen. Anschließend wird darüber reflektiert, weshalb ohne Ziele kein Erfolg, keine Zufriedenheit, keine Selbsteffizienzerwartung und kein Selbstvertrauen möglich sind. So wird versucht, die Betroffenen dazu zu motivieren, sich einen Zielhorizont zu schaffen und anschließend hierzu kleinschrittige Etappenziele zu formulieren.

Um neue Ziele aufstellen zu lassen, kann das Informationsblatt 1 *Fehlende Lebensziele erstellen* verwendet und ein explikativer Sokratischer Dialog zum Thema: „Was ist das: ein gutes/sinnvolles Leben?" genutzt werden (Beispieldialog s. Stavemann, 2024). Die Betroffenen legen für unterschiedliche Zielbereiche fest, welche Vorhaben sie darin aktuell verfolgen, ob sie diese ausbauen, aufgeben oder mit neuen ergänzen möchten, und sie prüfen, in welchen Bereichen sie Änderungen wünschen. INFO 1

Vorgehen bei zu vielen Zielen. Manche mit einem existenziellen Problem wollen möglichst viel mitnehmen, bevor sie sterben. Auch hier werden die Symptomkosten von zu vielen Zielen erarbeitet und den flüchtigen Symptomgewinnen gegenübergestellt, um die Betroffenen zu realistischen Zielplänen zu bewegen. Zum Vermitteln des Vorgehens kann das Informationsblatt 17 *Ziele reduzieren* verwendet werden. Um Ziele sinnvoll zu reduzieren, wird zunächst eine Zielhierarchie erstellt (INFO 18). Anschließend bestimmen die Betroffenen, wie viel Zeit und Energie sie für die einzelnen Ziele INFO 17+18 aufwenden möchten. Dies sollte dann mit der tatsächlich zur Verfügung stehenden Zeit abgeglichen und Zeitpuffer für Unvorhergesehenes eingeplant werden.

Vorgehen bei irrationalen und bei widersprüchlichen Zielen. Gerade bei existenziellen Problemen finden wir häufig irrationale und/oder widersprüchliche Ziele, die durch metaphysische Ziele und Glaubensgrundsätze bedingt sind. Sie können sowohl emotionale Symptome wie z. B. Angst vor Verdammnis oder Depression wegen Fehlverhaltens bewirken, als auch zu Verhaltensauffälligkeiten wie z. B. Entscheidungsverweigern oder exzessivem Handeln führen, um einer vermeintlich drohenden Strafe zu entgehen.

Irrationale Ziele werden entweder so umformuliert, dass sie zumindest potenziell aus eigener Kraft zu erreichen sind, oder gestrichen. Bei widersprüchlichen Zielen wird das weniger bedeutsame Ziel aufgegeben. Zum Vermitteln des Vorgehens können die Informationsblätter *Ziele erreichbar machen* und *Ziele widerspruchsfrei planen* verwendet werden (Info 19, 20).

INFO 19+20

Für alle beschriebenen Varianten von Zielproblemen gilt, dass die Betroffenen selbst entscheiden, ob sie an ihren Vorhaben etwas verändern möchten. Wollen sie dies nicht, wird die Therapie wegen mangelnder Veränderungsmotivation nicht aufgenommen bzw. abgebrochen, denn solche Ziele sind auch nicht mit therapeutischer Hilfe zu erreichen.

Typische Lebenszielthemen bei existenziellen Problemen

„Ich darf nicht sterben, ich habe meine Ziele noch nicht erreicht". Hier können unterschiedliche Gründe vorliegen. Manche haben aus Bequemlichkeit noch nicht begonnen, sich Ziele zu setzen, die sie erreichen können. Nun werden sie durch ein Ereignis, wie z. B. einen Todesfall in der Familie, mit der Endlichkeit des Lebens konfrontiert und sie beginnen, sich davor zu fürchten.

Andere haben noch nicht begonnen, eigene Ziele zu verfolgen, z. B. wegen eines anderen psychischen Problems oder weil sie „noch so jung" sind. Wieder andere verfolgen zu viele Ziele, weil sie möglichst viel Materielles oder Genussvolles anstreben und nun, nachdem ihnen die eigene Endlichkeit bewusst wird, befürchten, dies nicht mehr erschöpfend erleben zu dürfen.

„Ich darf noch nicht sterben, ich habe ja noch nicht richtig gelebt." Diese Betroffenen haben bisher zwar Ziele aufgestellt, jedoch nur wenige davon verfolgt, z. B. weil sie sich bisher auf berufliche Ziele oder wegen eines Selbstwertproblems auf das Erfüllen von Erwartungen anderer konzentriert haben. Eigene Lebens- und Genussziele haben sie deswegen nicht hinreichend berücksichtigt. Durch das Bewusstwerden der eigenen Endlichkeit befürchten sie nun, diese Ziele nicht mehr zu erreichen.

„Wozu Ziele setzen, wenn ich doch eh sterben muss.“ Wer so denkt, hat sich bisher keine Ziele gesetzt, weil dies angeblich keinen Sinn hat, da man nicht weiß, was passieren wird und wann das Leben vorbei ist.

„Ich mache nur das, von dem ich sicher bin, dass es richtig/gottgefällig ist.“ Wir sind bereits an anderer Stelle auf diesen Einwand gestoßen, der von denen erhoben wird, die aus Angst vor göttlicher Strafe nicht über Ziele entscheiden mögen.
Den Umgang mit diesen Widerständen betrachten wir im Kapitel 12.

8.4 Phase 4: Problemeinsicht, Veränderungsmotivation und reflexive Persönlichkeit aufbauen

Allgemeines Vorgehen

Stellt man in den ersten Diagnostik- und Anamnesesitzungen fest, dass jemand den psychogenen Charakter der beklagten physiologischen oder Verhaltenssymptome nicht verstanden hat, kann diese optionale Therapiephase dazu genutzt werden, die psychogene Problemeinsicht und damit die Veränderungsmotivation aufzubauen oder zu fördern. Manche Betroffene haben bereits eine jahrelange Odyssee an medizinischen Untersuchungen hinter sich, bevor ihre Symptome als psychosomatisch diagnostiziert werden. Sie selbst wissen oft nicht, was das bedeutet, und benötigen Psychoedukation. Andere kommen in Therapie und wollen nicht glauben, dass ihre Beschwerden psychosomatischer Natur sind. Hier ist es zunächst erforderlich zu prüfen, ob sie psychosomatisches Wissen besitzen, ob möglicherweise ihr Fordern nach Sicherheit einem Verändern im Weg steht oder ob psychosomatische Zusammenhänge vermittelt werden müssen. Hierfür kann das Informationsblatt *Körperliche Erkrankungen und psychische Probleme* (INFO 21) verwendet werden. INFO 21

Bei Verhaltensauffälligkeiten und ihren Erscheinungsbildern (wie z. B. Medikamenten- oder Drogenmissbrauch, sozial auffälligem Verhalten, Sucht- und Zwangsverhalten) wird geprüft, ob die Betroffenen versuchen, damit negative Gefühlsreaktionen oder andere negative Konsequenzen eines existenziellen Problems zu regulieren. Zum Vermitteln dieser Inhalte kann das Informationsblatt *Verhaltensauffälligkeiten und psychische Probleme* (INFO 22) eingesetzt werden. INFO 22

8.5 Phase 5: Das kognitive Modell zur Emotionsentstehung und -steuerung vermitteln

Allgemeines Vorgehen

Diese Therapiephase enthält keine Besonderheiten für existenzielle Probleme. Sind alle Therapievoraussetzungen erfüllt, werden die Betroffenen in das Emotionsmodell eingeführt. Zu diesem Zeitpunkt wissen die Therapierenden bereits, nach welchen Glaubensgrundsätzen ihre Klientel lebt und welche Ziele sie kurz- und langfristig verfolgt. Damit ist ein wichtiger Bezugsrahmen geklärt.

Das Erarbeiten des kognitiven Modells zur Emotionsentstehung und -steuerung ist eine wichtige Voraussetzung für die später folgenden Schritte, die die Betroffenen sonst nicht nachvollziehen könnten. Sie werden dadurch über psychophysiologische Zusammenhänge informiert und Veränderungsmöglichkeiten, die in ihrer Macht stehen, werden herausgearbeitet. Dadurch kommt es auch zu einer gemeinsamen Sprache und einem gemeinsamen Begriffsverständnis.

Übersicht

Struktur Phase 5

(1) Was sind Emotionen?
(2) Wie entstehen Emotionen?
(3) Wie lassen sich unangemessene oder unangemessen starke Emotionen verändern?
(4) Einführen in das SKR-Modell

(1) Was sind Emotionen?

Die Betroffenen bekommen die Hausaufgabe aufzuschreiben, welche Gefühle sie kennen und wie bzw. wodurch sie entstehen. In der nächsten Sitzung werden die gefundenen Begriffe in den „Gefühlsstern" einsortiert. Dabei wird zwischen Emotionen, Kognitionen, physiologischen Begleitsymptomen, Körpergefühlen und Verhalten differenziert. Fehlende Gefühlsdimensionen werden anhand von Beispielen erarbeitet, die Bedeutung des Erregungsniveaus erläutert und anschließend geschaut, weshalb es nicht sinnvoll ist, sich unnötig in hohe Erregungsniveaus zu versetzen. Dazu wird der Begriff „emotionaler Stress" eingeführt und in seinen Konsequenzen betrachtet. Anschließend wird der zeitliche Bezug von Emotionen beleuchtet (s. hierzu AB 12). Dies dient dazu, dass man Widersprüche in der Bewertung-Gefühls-Logik sowie unlogi-

AB 12

sches Zuordnen von Inhalten und Fehler im Zeitbezug leichter erkennt. Das genaue sprachliche Unterscheiden von Gefühlen, Körperreaktionen, Verhalten und Körpergefühlen hilft, später eigene Denkmuster herauszuarbeiten.

(2) Wie entstehen Emotionen?

Dieser Inhalt wird nicht sophistisch vermittelt, sondern anhand des „Gefühlssterns" auf sokratische Weise erarbeitet (s. hierzu AB 11). Mithilfe eines explikativen Sokratischen Dialogs lässt man die Betroffenen ihr neues Konzept selbst finden. Dadurch ist es für sie überzeugender und veränderungsresistenter (Beispieldialog hierzu s. Stavemann, 2024).

AB 11

Vorgehen. Zunächst lässt man sich das Emotionsmodell der Betroffenen erklären und prüft es dann gemeinsam mit ihnen mithilfe der fünf Prüftechniken (diese werden in Phase 7 aufgeführt). Anschließend sollen sie konkrete Alltagsbeispiele für das Modell suchen und formulieren. Können sie das nicht, geben die Therapierenden Beispiele, die *nicht* aus dem Problembereich der Betroffenen stammen.

Sind im vorgestellten Modell Unklarheiten enthalten, werden diese durch Nachfragen aufgedeckt und die Betroffenen werden ermuntert, diese – falls möglich – auszuräumen. Dazu nimmt man die sokratische Haltung ein und formuliert Verständnisschwierigkeiten als Fragen, wie z. B.: „Das verstehe ich noch nicht. Wie kommen Sie darauf, dass ..., wenn Sie gleichzeitig sagen, dass ...?". Oder man fokussiert auf Widersprüchlichkeiten, indem man fragt: „Das bekomme ich nicht unter einen Hut. Sie sagten vorhin ..., und jetzt ... Wie passt das zusammen?" Die eineindeutigen Zusammenhänge in der Bewertung-Gefühls-Logik werden erarbeitet und festgehalten. Sie beschreibt ein wesentliches Axiom der IKVT: Gefühle werden in der Regel nicht durch Personen, Dinge oder Situationen ausgelöst, sondern durch das Bewerten derselben.

Das Vorgehen zum Einführen in das kognitive Modell wird in den Informationsblättern *Leitfaden für das implizite Erarbeiten des kognitiven Modells zum Entstehen und Steuern von Emotionen* sowie *Leitfaden für das sokratische Erarbeiten des kognitiven Modells zum Entstehen und Steuern von Emotionen* (INFO 7, 23) beschrieben.

INFO 7+23

(3) Wie lassen sich unangemessene oder unangemessen starke Emotionen verändern?

Die Betroffenen fassen nun ihre bisher gewonnenen Erkenntnisse zusammen. Anschließend wird die Frage bearbeitet: „Was bedeuten Ihre Erkenntnisse für jemanden, der unter einem bestimmten Gefühl leidet und dies verändern möchte? Wo könnte man ansetzen, um zu helfen?" Schlussfolgert jemand, dass es durch ein Verändern der Bewertung möglich ist, wird gefragt, ob das auch für einen selbst gelte.

Wird dem zugestimmt, sollen dafür zu Hause drei Alltagbeispiele aufgeschrieben werden. Es sollen auch Beispiele gesucht werden, für die das gefundene Modell nicht gilt. Diese werden dann besprochen, ggf. bestehende Widerstände abgebaut und das Verständnis für das Modell weiter gefördert.

(4) Einführen in das SKR-Modell

Im nächsten Schritt werden alle Bestandteile des SKR-Modells beschrieben (s. Stavemann, 2023a). Dabei werden die drei Teile des Bewertungssystems anhand von Beispielen erläutert, die unabhängig vom Problem der Betroffenen sein sollen, um nicht unnötigen Widerstand zu evozieren (s. INFO 24).

INFO 24

Haben die Betroffenen das Modell verstanden, erarbeiten sie ein SKR-Modell zu einem Problembeispiel. Sie sollen dann künftig weitere eigene SKR-Modelle zu Hause erstellen und üben, eigene Konzepte herauszuarbeiten. In den folgenden Sitzungen werden diese dann auf Vollständigkeit geprüft und ggf. korrigiert. Hierzu werden entsprechende Arbeitsblätter ausgegeben (INFO 8 u. AB 5).

INFO 8

AB 5

	Was steht hier?	Mit welchen Hilfsfragen finde ich das heraus?
Situation **S**	Möglichst sachliches Beschreiben der Situation	„Was geschieht gerade zu dem Zeitpunkt, als ich diesen Gedanken bzw. dieses Gefühl habe? Was kann jeder Mensch ohne Vorwissen in dieser Situation wahrnehmen und beschreiben?“
Kognitionen **K**	Alle bewussten und unbewussten Gedanken zum Zeitpunkt S	$K_{Perspektive}$: „Was sehe ich persönlich in der Situation mit meinem Vorwissen, Normen und Zielen?“ $K_{Schlüsse}$: „Was schließe ich daraus, welche persönlichen Konsequenzen vermute ich?“ $K_{Bewerten}$: „Wie finde (bzw. fände) ich das?“ $K_{Strategie}$: „Wie will ich mit dieser Situation umgehen?“
Reaktionen **R**	Gefühlsreaktion Körperreaktion Verhaltensreaktion	$R_{Emotion}$: „Welches Gefühl habe ich nach dem Bewerten?“ $R_{Physiologie}$: „Spüre ich körperliche Begleitsymptome?“ $R_{Verhalten}$: „Was genau tue ich daraufhin?“

Abbildung 8.1: *Inhalte des SKR-Modells*

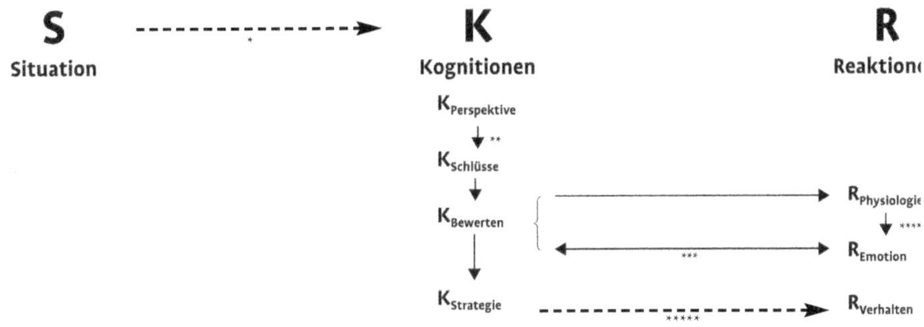

Zur Bedeutung der Pfeile:

* K bezieht sich auf den Zeitpunkt S. K kann sich inhaltlich auf S beziehen, muss es aber nicht.

** Die kognitiven Prozesse verlaufen zeitlich aufeinanderfolgend.

*** Die Bewertung-Gefühls-Logik ermöglicht ein Rekonstruieren des K-Prozesses „von unten".

**** Die Arousal-Höhe beeinflusst die Intensität der wahrgenommenen Emotion.

***** Das Verhalten kann durch die Strategie bedingt sein, muss es jedoch nicht.

Abbildung 8.2: *Zeitlicher Ablauf des SKR-Modells*

8.6 Phase 6: Dysfunktionale Konzepte und Denkstile identifizieren

Allgemeines Vorgehen

In dieser Therapiephase werden die häufig bereits gut gebahnten, unbewussten Konzepte und Denkstile bei existenziellen Problemen herausgearbeitet. Um sie wiederzuerkennen, nutzt man das SKR-Modell. Die Therapierenden vermitteln, wie man damit problemrelevante Konzepte rekonstruieren kann. Sie zeigen auf, welche Konzepte für existenzielle Probleme typisch sind und welche Inhalte im Bewertungssystem bei bestimmten Emotionen zu erwarten sind (hierzu kann das Informationsblatt 25 *Emotionen und zu erwartende Inhalte im Bewertungssystem* verwendet werden). Nach dem Modelleinführen erarbeiten sie mit den Betroffenen zunächst einige SKR-Beispiele gemeinsam, bevor Letztere eigene SKR-Modelle zu ihrem existenziellen Problem allein aufstellen.

INFO 25

Übersicht

Struktur Phase 6

(1) Typische Denkstile und Konzepte von existenziellen Problemen kennenlernen

(2) Eigene Denkstile und Konzepte mithilfe des SKR-Modells rekonstruieren

(1) Typische Denkstile und Konzepte von existenziellen Problemen kennenlernen

Da man (auch bei sich selbst) nur das wiedererkennen kann, was man bereits kennt, werden zunächst die für existenzielle Probleme typischen Konzepte und Denkstile erarbeitet. Diese sind im Kapitel 2.1 beschrieben.

(2) Eigene Denkstile und Konzepte mithilfe des SKR-Modells rekonstruieren

Zum Aufstellen bewusster und zum Rekonstruieren unbewusster Denkmuster wird in der IKVT das SKR-Modell genutzt (s. Abschn. 8.5 [4]). Hierzu wird zunächst das SKR-Modell vermittelt und dann das kognitive System (K) in seinen vier nacheinander ablaufenden kognitiven Prozessen betrachtet:

Inhalte des kognitiven Systems

$K_{Perspektive}$:	Wahrnehmen, Wahrnehmungsspeichern und Erinnern
$K_{Schlüsse}$:	Schlussfolgerndes Denken/Interpretieren
$K_{Bewerten}$:	Bewerten
$K_{Strategie}$:	Spontaner Handlungsimpuls

$K_{Perspektive}$ enthält neben persönlichen Wahrnehmungen, überdauernden moralischen, sozialen und religiösen Konzepten, Zielen, Motiven und Vorwissen auch die typischen existenziellen Konzepte, wie sie im Abschnitt 2.1 aufgeführt sind.

$K_{Schlüsse}$ beschreibt die Schlussfolgerungen und vermuteten persönlichen Konsequenzen, die jemand in der Situation S aus seiner persönlichen Perspektive ableitet, wie z. B.: „Ich darf jetzt nicht sterben, weil ich noch so viel vorhabe!“ oder „Ich brauche Sicherheit, damit mir nichts passiert!“

$K_{Bewerten}$ zeigt, wie die in $K_{Schlüsse}$ abgeleiteten vermuteten persönlichen Konsequenzen unter Berücksichtigen der eigenen Normen, Wertvorstellungen und Lebensziele bewertet werden. Zwischen $K_{Bewerten}$ und der daraus resultierenden emotionalen Reaktion gibt es eine eineindeutige logische Beziehung. Diese ist für die einzelnen Emotionen im Informationsblatt *Eineindeutige Bewertung-Gefühls-Logik* (INFO 26) wiedergegeben.

INFO 26

$K_{Strategie}$ benennt den spontanen Handlungsimpuls in der Situation – selbst wenn dieser nicht umgesetzt wird.

SKR-Modelle erstellen. Für die nächsten Sitzungen werden als Hausaufgabe SKR-Modelle zu Situationen erstellt, in denen das existenzielle Problem auftritt. In den Sitzungen wird geprüft, ob diese vollständig und inhaltlich logisch aufgebaut sind. Die Therapierenden unterstützen darin, eigene Denkmuster aufzuspüren, und benennen ggf. die Punkte im SKR, in denen noch Unstimmigkeiten bestehen oder Informationen fehlen, und explorieren diese.

Zum Erstellen von SKR-Modellen gibt es unterschiedliche Vorgehensweisen:

- **Erinnerndes Erstellen „von oben“.** Hier wird vom $K_{Perspektive}$ ausgehend das $K_{Schlüsse}$ und anschließend das $K_{Bewerten}$ erarbeitet. Dies ist möglich, wenn sich die Betroffenen ihrer Konzepte noch bewusst sind.

Mit folgendem Vorgehen lassen sich auch unbewusste Konzepte eines existenziellen Problems rekonstruieren:

- **Dialogisches Rekonstruieren „von unten“.** Hier wird, ausgehend vom $K_{Bewerten}$, das $K_{Schlüsse}$ erarbeitet. In $K_{Schlüsse}$ steht dann z. B. die Befürchtung des Betroffenen: Woran glaubt er, jetzt sterben zu können? Davon ausgehend wird das $K_{Perspektive}$ erarbeitet, das auch das Konzept des existenziellen Problems enthält.
  Diese Rekonstruktionsart eignet sich, wenn jemand noch ungeübt im Herausarbeiten eigener Denkmuster ist oder wenn es um bereits unbewusst ablaufende Konzepte geht. Als unterstützende Lektüre kann das Arbeitsblatt 13 *Bewertungssysteme „von unten“ rekonstruieren* verwendet werden. AB 13
- **Rekonstruieren mithilfe von Imaginationsübungen.** Dieses Vorgehen empfiehlt sich, wenn sich jemand nicht an die eigenen Denkmuster erinnern kann. Die Betroffenen werden gebeten, sich mit geschlossenen Augen in eine problemtypische Situation zu versetzen, und werden dann schrittweise in der Vorstellung durch diese geleitet. Sie sollen beschreiben, was sie in diesem Moment empfinden und denken. Das Durchführen von Imaginationsübungen wird im Informationsblatt 13 *Vorstellungsübungen durchführen* beschrieben. INFO 13
- **Rekonstruieren in vivo.** Bleibt eine Rekonstruktion der problemtypischen Konzepte in sensu erfolglos, kann man versuchen, sie in vivo zu erarbeiten. Dazu suchen die Betroffenen die problemtypische Situation auf bzw. nähern sich ihr an, achten dabei auf ihr Gefühl und ihre Gedanken und notieren sie dann unmittelbar.

INFO 15

Das Vorgehen erfolgt analog zu dem im Informationsblatt 15 *Neue Erkenntnisse im Alltag trainieren* Beschriebenen.

- **Rekonstruktion in Tiefenentspannung und Hypnose.** Hier wird mittels Tiefenentspannung und Hypnose versucht, die problemrelevanten Denkmuster herauszuarbeiten. Dieses Vorgehen empfiehlt sich, wenn jemand sich aufgrund von starkem Arousal weder in sensu noch in vivo in die problemtypische Situation versetzen kann bzw. will, z. B. weil er dabei mit starken Körpersymptomen reagiert (zum Vorgehen s. z. B. Kossak, 2014, 2024).

SKR-Modelle auf Vollständigkeit und innere Logik prüfen

INFO 25

Vor dem Prüfen eines SKR-Modells vergegenwärtigen sich die Therapierenden, welche Inhalte darin zu erwartenden sind, damit die problemrelevanten Konzepte der Betroffenen auch tatsächlich aufgeführt sind. Dabei orientieren sie sich am Informationsblatt *Emotionen und zu erwartende Inhalte im Bewertungssystem* (INFO 25) Beschriebenen.

AB 13

Anschließend wird gemeinsam geprüft, ob das SKR-Modell vollständig und das kognitive System inhaltlich logisch nachvollziehbar aufgestellt ist. (Merke: Was hier nicht steht, entgeht auch dem anschließenden Prüfen!) Fehlende Punkte werden ergänzt, nicht dazu gehörige gestrichen. Beim Prüfen eines SKR-Modells auf Vollständigkeit und innere Logik kann man sich an folgender Struktur orientieren (s. Leitfaden zur SKR-Rekonstruktion „von unten“, AB 13):

1. **SKR vorlesen lassen.** Um das Problem zu aktualisieren, lesen die Betroffenen ihr SKR-Modell vor. Die Therapierenden achten dabei auf deren Betonung und non-verbale Reaktionen.
2. **Problembereich prüfen.** Ist dies ein typisches Beispiel für das diagnostizierte existenzielle Problem?
3. **Hierarchisches Problem?** Prüfen, ob ein behandlungsbedürftiges hierarchisches Problem vorliegt: Hierzu fragen: „Wie finden Sie es, wie Sie in dieser Situation reagiert haben?“
4. **Zeitanker prüfen.** Wird in der Situation (S) ein Zeitpunkt „objektiv“ beschrieben? (Fotokontrolle: Wann bin ich wo? Was geschieht gerade?)
5. **Emotion prüfen.** Ist ein Gefühl ($R_{Emotion}$) genannt und bezieht es sich auf die Situation S? Welche Intensität hat es? Sind mehrere Gefühle genannt, wird die problemtypische Emotion ausgewählt und ggf. die Situation S konkretisiert.
6. **Physiologie prüfen.** Welche körperlichen Begleitreaktionen treten auf ($K_{Physiologie}$)? Passt die Arousalhöhe zur Gefühlsintensität?

7. **Verhalten prüfen.** Ist eine konkret beobachtbare Verhaltenskonsequenz ($R_{Verhalten}$) direkt auf die Situation S beschrieben? Zur Kontrolle kann man fragen: „Machen Sie mal vor, was Sie in dem Moment getan haben."
8. **Kognitives System prüfen.** Sind alle Teile von K vollständig? Stimmt die Bewertung-Gefühls-Logik? Sind bei $K_{Schlüsse}$ die zu erwartenden Inhalte bei dieser Emotion genannt? Ist der Problembezug zum existenziellen Problem in $K_{Schlüsse}$ und $K_{Perspektive}$ erkennbar? Steht in $K_{Perspektive}$ das für diese Person typische existenzielle Konzept? Unvollständige und fehlende Gedanken ergänzen, nicht zu dieser Situation gehörige Gedanken streichen.

Abschließend lässt man das korrigierte SKR-Modell vorlesen. Es dient dann als Grundlage für das anschließende Prüfen des Konzepts auf Angemessenheit (s. folgenden Abschn. 8.7).

8.7 Phase 7: Identifizierte Konzepte und Denkstile auf Angemessenheit prüfen und neue, funktionale Konzepte erstellen

Zu diesem Zeitpunkt haben die Betroffenen gelernt, wie sie ihre Konzepte herausarbeiten können, wie diese ihre emotionalen Turbulenzen bedingen und wie sie ihre Symptome steuern. Im folgenden Schritt lernen sie, wie man verinnerlichte Konzepte auf Angemessenheit prüft. Dazu werden sie in die Disputtechniken eingeführt, um künftig in der Lage zu sein, Denkmuster eigenständig zu prüfen.

Hält jemand ein Konzept nach dem Prüfen für unangemessen, erfolgt im nächsten Schritt das Erarbeiten einer funktionalen Alternative (K^{neu}).

Bevor diese Schritte erfolgen können, wird das SKR-Modell um das Zielgefühl ($Z_{Emotion}$) und das Zielverhalten ($Z_{Verhalten}$) zum SKRZ-Modell erweitert (s. AB 17 *SKRZ-Modell [Aufgabenblatt]*). Erst wenn diese Ziele festgelegt und auf Funktionalität geprüft sind, sollte mit dem Veränderungsprozess begonnen werden. AB 17

Übersicht

Struktur der Phase 7

(1) Ziele festlegen lassen und auf Funktionalität prüfen
(2) Prüftechniken für Denk- und Bewertungsmuster vermitteln
(3) Das kognitive System mit Disputtechniken und Sokratischen Dialogen auf Angemessenheit prüfen

(4) Die Prüfergebnisse zusammenfassen und daraus das funktionale alternative Konzept K^{neu} erstellen
(5) Das Modell zur Selbstanalyse von Emotionen (SAE) einführen

(1) Ziele festlegen lassen und auf Funktionalität prüfen

Situationsbezogene Ziele festlegen. Um neben den in Phase 1 erhobenen Therapiezielen und den in Phase 3 erhobenen Lebenszielen auch situationsbezogene Ziele festzulegen, wird das SKR-Modell um das Zielgefühl und Zielverhalten erweitert. $Z_{Emotion}$ beschreibt, welches Gefühl man in der Situation S unter Berücksichtigen der eigenen Normen und Oberziele für angemessen hält. $Z_{Verhalten}$ gibt die Verhaltensreaktion an, die man in der Situation S unter Berücksichtigen der eigenen Normen und Oberziele sinnvoll findet.

Situationsbezogene Ziele prüfen. Personen mit einem existenziellen Problem können aufgrund ihres Wunschdenkens und Forderns nach Sicherheit und Kontrolle dazu neigen, sich dysfunktionale Ziele zu setzen. Die Therapierenden prüfen daher zunächst $Z_{Emotion}$ und $Z_{Verhalten}$ mittels der Disputtechniken auf Angemessenheit.

Unangemessene emotionale und Verhaltensziele erkennt man daran, dass sie irrational, widersprüchlich oder nicht aus eigener Kraft erreichbar sind. Manche Betroffene finden es z. B. angemessen, sich weiterhin zu ängstigen, oder sie streben Gelassenheit auch dann an, wenn die Situation tatsächlich bedrohlich für ihre Ziele oder ihre physische Existenz ist.

Unangemessene Verhaltensziele sind häufig von Wunschdenken geprägt („Ich will gesund bleiben und alt werden", „Ich will unfallfrei Auto fahren") oder beschreiben „Könnerziele" („Ich fahre das nächste Mal ohne Angst U-Bahn – aber ohne dafür zu üben"). Andere formulieren keine Verhaltensänderungsziele („Da ich eh sterben muss, brauche ich doch gar nicht erst aktiv werden"). Manche setzen sich auch Ziele, die sie nicht aus eigener Kraft erreichen können: „Ich will Kontrolle über meinen Körper" oder „Ich will sicher sein, dass ich in den Himmel komme, wenn ich ein gottgefälliges Leben führe".

Weiterhin wird geprüft, ob überhaupt ein emotionales Veränderungsziel besteht ($R_{Emotion} \neq Z_{Emotion}$). Besteht hier kein Veränderungswunsch ($R_{Emotion} = Z_{Emotion}$), wird zunächst geklärt, wozu dieses Beispiel besprochen werden sollte. Manche wollen lediglich ihr Verhalten ändern. Dann ist zu prüfen, weshalb sie sich nicht bereits so verhalten. Möglichweise wird dies durch ein emotionales Problem verhindert, das jedoch nicht in diesem SKR beschrieben wird. Handelt es sich um ein Fertigkeitsdefizit, benötigt man keine Psychotherapie, sondern kann mit einem entsprechenden Training das gewünschte Verhalten üben. Zum Verdeutlichen kann das Arbeitsblatt 14 *Soll-Ist-Analyse von Konsequenzen und Zielen* herangezogen werden. AB 14

! Um nicht ebenfalls an irrationalen oder dysfunktionalen Zielen zu scheitern, wird vor dem Untersuchen des kognitiven Systems geprüft, ob die situationsbezogenen Ziele rational und funktional sind, d. h. sich in die Lebenszielhierarchie einfügen, widerspruchsfrei und aus eigener Kraft erreichbar sind. Ggf. lässt man irrationale Ziele zunächst in erreichbare umformulieren, in solche, die nicht widersprüchlich zu anderen Zielen sind und die zu den Oberzielen passen.

(2) Prüftechniken für Denk- und Bewertungsmuster vermitteln

Damit die Betroffenen lernen, die eigenen Konzepte und Denkmuster auf Angemessenheit zu prüfen, dysfunktionale Sichtweisen und Denkmuster zu entlarven und unangemessene durch funktionale Alternativen zu ersetzen, werden sie in die Disputtechniken eingeführt. Hierzu kann INFO 29 übergeben werden: *Der Gedanken-TÜV: Denkmuster auf dem Prüfstand*. Neben dem Erläutern der unterschiedlichen Varianten werden sie ausgiebig im Umgang damit trainiert. Die so selbst erarbeiteten Erkenntnisse sind wirkungsvoller und änderungsresistenter als psychoedukativ vermittelte. INFO 29

Empirische Dispute kommen bei existenziellen Denkmustern zum Prüfen und Korrigieren verzerrter Eintrittswahrscheinlichkeiten sowie des empirischen Wahrheitsgehalts oder zum Relativieren negativer Prognosen zum Einsatz. Typische Fragen bei empirischen Disputen bei existenziellen Problemen sind:

„Ist es immer/bei jedem so? Gibt es so etwas?“
„Kennen Sie jemanden, der zu 100 % sicher lebt?“
„Können Sie jemals sicher sein, dass Sie nicht doch ein Risiko übersehen haben?“
„Kennen Sie jemanden, der weiß, was die Zukunft bringt?“
„Was meinen Ihre Ärzte/die Statistik: Wie wahrscheinlich ist es, dass ...?“
„Hat das, was Sie tun, bei anderen etwas genützt?“
„Muss das so kommen oder was könnte noch geschehen?“
„Wenn Sie dieses eine Risiko nicht eingehen, haben Sie dann damit auch alle anderen Risiken vermieden oder bestehen dann sogar neue?“
„Steht es in Ihrer Macht, über alles Kontrolle zu haben?“

Auch bei Betroffenen mit depressiver Symptomatik kann die negative Sicht ihres Katastrophendenkens mit empirischen Disputen geprüft werden, z. B. die Einstellung: „Es ist alles sinnlos, da ich sowieso sterben werde." Hier kann man fragen: „Aus Ihrer jetzigen Situation heraus betrachtet: Wie wahrscheinlich ist es, dass Sie jetzt oder demnächst sterben?" Die Idee „Ich sollte nichts tun, da ich nichts unter Kontrolle habe" kann hinterfragt werden durch: „Haben andere Menschen über alles in ihrem Leben Kontrolle?" und „Tun die auch alle nichts? Wohin führt das?"

Logische Dispute nutzt man, um Ableitungen und Schlussfolgerungen in existenziellen Konzepten auf Zwangsläufigkeit und Logik zu prüfen und logische Widersprüche zu reflektieren, z. B.

„Wie kommen Sie darauf, dass es gefährlich ist, wenn Ihr Herz schlägt?" oder
„Könnte es auch andere Erklärungen geben?"

Normative Dispute kommen bei existenziellen Problemen nur selten zum Einsatz, wie z. B.:

„Ist Erregungsanstieg gut oder schlecht, wenn Sie gerade innerlich ‚Alarm' gerufen haben?"

Funktionale Dispute setzt man bei existenziellen Problemen ein, um zu prüfen, ob Handlungen und Einstellungen zielführend sind. Um die Einsicht zu fördern, dass langfristige Ziele nicht garantiert erreichbar sind, kann man fragen:

„Gibt es eine Garantie für das Erreichen von Zielen? Falls nicht: Sollten Sie es deswegen nicht probieren?"

Andere funktionale Dispute sind:

„Was sollten Sie jetzt tun, wenn Sie nicht irgendwann bereuen wollen, dass Sie es nicht versucht haben?"
„Kann man ohne Ziele erfolgreich sein?"
„Landen Sie dort, wo Sie möchten, wenn Sie so weitermachen?"
„Erreichen Sie so jemals Ihre wichtigen Ziele?"
„Wozu ist es gut, dass Sie dies nicht akzeptieren wollen?"
„Was haben Sie davon, wenn Sie sich so sorgen?"
„Kann man auch etwas tun, obwohl es riskant ist? Falls ja: Wann ist das sinnvoll?"
„Wozu ist es hilfreich, sich immer wieder mit einer Gefahr auseinanderzusetzen, die Sie selbst für so unwahrscheinlich halten?"
„Welche Alternative hilft Ihnen dabei, Ihr Ziel zu erreichen?"

Mit einem funktionalen Disput kann man auch die bei existenziellen Problemen verbreitete Idee, dass Angst vor Gefahren schützt, prüfen und widerlegen (s. Kap. 7).

Hedonistische Dispute werden bei existenziellen Problemen verwendet, um die Einschränkungen in der Lebensqualität herausarbeiten und um die Diskrepanz zwischen kurzfristiger Erleichterung (Angstreduktion, Anstrengungsvermeidung) und den langfristigen negativen Konsequenzen aufzudecken. Hierzu kann man fragen:

„Angenommen Sie leben etwas länger, weil Sie aufgrund Ihrer Befürchtungen viele Tätigkeiten und Unternehmungen vermieden haben. Macht das aus Ihrer Sicht Ihr Leben wertvoller und lebenswerter?"

„Dieser Zugewinn an momentaner Sicherheit, was bringt Ihnen der an langfristiger Lebensqualität?"

„Was kostet Sie die kurzfristige Erleichterung langfristig?"

„Welche Konsequenzen hat Ihre Sichtweise langfristig?"

„Steigert das Vermeidungs-/Kontroll-/Sicherheitsverhalten Ihre kurzfristige oder langfristige Lebenszufriedenheit?"

„Und den Preis für das Vermeiden/Kontrollieren möchten Sie weiterhin zahlen?"

Beispiele für Dispute

Bei den folgenden Denkmustern lassen sich unterschiedliche Dispute nutzen. Hier sind einige exemplarisch dargestellt, die jedoch beim Prüfen an den jeweiligen Hintergrund der Betroffenen angepasst werden müssen. Die verwendeten Dispute werden abgekürzt mit (E) für empirisch, (L) für logisch, (N) für normativ, (F) für funktional und (H) für hedonistisch.

„Aufregung ist gefährlich, daran kann man sterben."

E: „Wie oft haben Sie sich schon aufgeregt? Und was ist dann passiert?"

L: „Wie kommen Sie darauf, dass Aufregung gefährlich ist?"

N: „Kann Aufregung auch gut für Sie sein?"

H: Wie geht es Ihnen mit dieser Befürchtung? Was ‚kostet' Sie diese?"

„Der Flieger stürzt bestimmt ab."

E: „Was sagt die Statistik: Wie wahrscheinlich ist es, dass Sie abstürzen?"

H: „Welche Konsequenzen erleben Sie durch Ihre Befürchtung?"

„Herzrasen kann zum Herzkollaps führen."

E: „Wie oft hatten Sie schon Herzrasen? Wie oft sind Sie dann kollabiert?"

F: „Wobei hilft es Ihnen, sich immer wieder darüber in Angst zu versetzen?", „Wovor schützt Sie das?"

H: „Welche Konsequenzen hat es langfristig, wenn Sie sich immer wieder so in Angst versetzen?"

„Wenn nicht alles gründlich sauber ist, kann ich mich mit tödlichen Bakterien infizieren."

E: „Wie wahrscheinlich ist das, wenn Sie nicht täglich alles desinfizieren?"

E: „Wenn Sie alles desinfiziert haben, kann Ihnen garantiert nichts passieren?"

L: „Weshalb leben auch die noch, die das nicht machen?"

F: „Wobei hilft es Ihnen, sich immer wieder darüber in Angst zu versetzen?"

F: „Wovor schützt Sie das?"

H: „Welche Konsequenzen hat es für Ihre Lebensqualität, wenn Sie immer so ausgiebig putzen?"

„Weil ich immer so schwitze und unruhig bin und mein Herz rast, erleide ich bestimmt einen Schlaganfall!"

E: „Was sagen Ihre Ärzte dazu: Wie wahrscheinlich ist das?"

L: „Gibt es auch andere Erklärungen für diese Symptome?"

F: „Wobei hilft es Ihnen, sich immer wieder darüber in Angst zu versetzen?", „Wovor schützt Sie das?"

H: „Welche Konsequenzen hat es langfristig für Sie, wenn Sie sich deswegen immer wieder so ängstigen?"

„Alle Hunde sind gefährlich."

E: „Alle?", „Wie viele kennen Sie, die von Hunden getötet wurden?"

L: „Wenn Sie sich vor Hunden fürchten, tun Sie das auch vor Autos oder vor Strom? Ist das nicht auch gefährlich?"

H: „Wozu nützt das, sich immer wieder mit einer Gefahr auseinanderzusetzen, die Sie selbst für so unwahrscheinlich halten?"

„Wenn ich weit weg von zu Hause bin, kann mir niemand helfen, wenn es mir schlecht geht, und ich könnte dann sterben."

E: „Wirklich niemand kann Ihnen dann helfen?"

- „Könnten Sie selbst etwas tun?"
- „Könnte Ihnen zu Hause nichts passieren?"
- „Kennen Sie jemanden, der sicher lebt?"

H: „Welche Einschränkungen erleben Sie dadurch? Wozu führt das langfristig?"

F: „Wovor schützt Sie das?"

„Ich habe einen Hirntumor."

E: „Ganz sicher?", „Wie wahrscheinlich ist das?"

- „Wer kann Ihnen Sicherheit geben, dass Sie keinen Tumor bekommen können?"

L: „Wie kommen Sie darauf?", „Kann es auch andere Erklärungen für Ihre Beschwerden geben?"
F: „Wenn Sie für die häufigen Arztkontakte und Untersuchungen so viel Zeit verwenden, erreichen Sie dann noch Ihre Lebensziele?"
- „Wenn Sie weiterhin viele Ärzte konsultieren, kann Sie das garantiert davor schützen, an Krebs zu sterben?"
- „Sind Ihre Reaktionen dieser Wahrscheinlichkeit angemessen?"
- „Landen Sie dort, wo Sie möchten, wenn Sie so weitermachen?"
- „Erreichen Sie so jemals Ihre wichtigen Ziele?"

„Der Fahrstuhl könnte stecken bleiben und ich ersticke dann."
E: „Wie viele Menschen sind schon in einem Fahrstuhl erstickt?"

„Dunkelheit ist gefährlich."
E: „Immer? Was genau ist an Dunkelheit gefährlich?"
F: „Wovor schützt es, sich mit dieser Gefährdung auseinanderzusetzen?"
L: „Wie kommen Sie darauf?"

„Nicht zum Arzt zu gehen ist gefährlich."
E: „Kann zum Arzt zu gehen auch gefährlich sein?", „Was ist sicher?"
F: „Wovor schützt Sie das?"
H: „Was bringt Ihnen dieser kurzfristige Zugewinn an momentaner ‚Sicherheit' an langfristiger Lebensqualität?"

„Wenn ich sterbe, komme ich in die Hölle."
L: „Wie kommen Sie darauf?"
E: „Haben Sie Einfluss darauf? Wenn ja, was müssten Sie dafür tun?"
- „Wenn nein, weshalb muss es dann so negativ kommen?"
  „Könnte es auch anders kommen und für wie wahrscheinlich halten Sie das?"

„Ich muss sicher sein, dass etwas Gutes nach dem Tod kommt."
E: „Kennen Sie jemanden, der diese Sicherheit besitzt?"
F: „Wobei nützt Ihnen/wovor schützt Sie diese Haltung?"

Zum Vermitteln der Prüftechniken kann das Informationsblatt 29 *Der Gedanken-TÜV: Denkmuster auf dem Prüfstand* eingesetzt werden. INFO 29

(3) Das kognitive System mit Disputtechniken und Sokratischen Dialogen auf Angemessenheit prüfen

Auswahl der Disputstrategie. Um den Einsatz der Prüftechniken Schritt für Schritt zu erlernen, empfiehlt es sich, mit der nach Ellis und Hoellen (2004) „uneleganten" Disputstrategie zu beginnen. Dazu wird jeder Satz des kognitiven Systems auf Realitätsbezug, Logik, Normverträglichkeit, Ziel- und Hedonismusorientierung geprüft. Welche Prüftechnik dabei im Einzelnen zum Einsatz kommt, ist abhängig vom Inhalt der jeweiligen Aussage. Eine Übersicht der Disputtechniken liefert INFO 10.

INFO 10

Zur „eleganten" Disputstrategie wird übergegangen, wenn die Betroffenen den Gebrauch der Prüftechniken erlernt haben und im kognitiven System keine neuen Aspekte mehr geschildert werden. Bei diesem Vorgehen wird lediglich die Hauptirrationalität bzw. das typische existenzielle Konzept auf Angemessenheit geprüft.

Sokratischer Dialog. Sokratische Dialoge sind besonders geeignet zum Klären von Begriffen, (wie z. B. „Was ist das: Sicherheit?"), zum Prüfen metaphysischer Themen, (wie z. B. „Wer kein gottgefälliges Leben führt, den erwartet die ewige Verdammnis"), übergeordneter Lebensphilosophien (wie z. B. „Lieber auf Nummer sicher gehen") sowie von Normen, Forderungen und Moralvorstellungen. Die hiermit erarbeiteten Erkenntnisse sind besonders wirksam und änderungsresistent (s. Rosen & Wyer, 1972).

Themen explikativer Sokratischer Dialoge bei existenziellen Problemen sind z. B.: „Was ist das: Sicherheit?" oder „Was ist das: Kontrolle?" Bei denen, die mit der Begrenztheit ihres Daseins nicht zurechtkommen, wird z. B. reflektiert: „Was ist das: ein glückliches/sinnvolles Leben?" oder „Was ist das: ewiges Leben? Will ich das?" (vertiefend s. INFO 4 *Struktur des explikativen Sokratischen Dialogs*).

INFO 4

Normative Sokratische Dialoge nutzt man, wenn sich jemand in einem moralischen Dilemma befindet, weil bei Nichteinhalten der Glaubensregeln womöglich ewige Verdammnis droht (vertiefend s. INFO 5 *Struktur des normativen Sokratischen Dialogs*).

INFO 5

Der funktionale Sokratische Dialog bietet sich bei metaphysischen Konzepten an, um zu prüfen, ob jemand die Kosten seines Glaubenssystems zu tragen bereit ist (vertiefend s. INFO 6 *Struktur des funktionalen Sokratischen Dialogs*).

INFO 6

(4) Die Prüfergebnisse zusammenfassen und daraus das funktionale alternative Konzept K^{neu} erstellen

Für diesen Punkt gibt es kein spezifisches Vorgehen bei existenziellen Problemen.

Durch das Prüfen ihrer Denkmuster erkennen die Betroffenen zwar, wie sie sich durch ihre verinnerlichten Konzepte daran hindern, sich so zu fühlen und zu verhalten, wie sie es selbst angemessen finden. Damit besitzen sie jedoch noch keine funktionale

Alternative. Diese soll nun erarbeitet werden. Sie wird aus den Erkenntnissen abgeleitet, die durch das Prüfen des kognitiven Systems gewonnen wurden. Die so herausgearbeiteten funktionalen Denkweisen werden zu prägnanten, leicht zu behaltenden neuen Konzepten (K^{neu}) zusammengefasst. Dies geschieht deswegen, weil man im Alltag selten die Möglichkeit hat, alle Denkmuster ausführlich zu prüfen, wenn man erneut in eine problemtypische Situation gerät. Dieses neue Konzept soll zu den Zielen $R_{Emotion}$ und $Z_{Emotion}$ führen.

Um die Voraussetzung für das Bahnen neuer Konzepte in der letzten Therapiephase zu schaffen, werden die K^{neu} auswendig gelernt, bis sie ebenso geläufig sind wie die alten Konzepte.

(5) Das Modell zur Selbstanalyse von Emotionen (SAE) einführen

Auch für diesen Punkt gibt es kein spezifisches Vorgehen bei existenziellen Problemen. Alle bisher vermittelten Bausteine werden in das Modell zur Selbstanalyse von Emotionen (SAE-Modell) zusammengeführt. Man beginnt mit dem Beschreiben der Ausgangssituation sowie dem Denken, Fühlen und Verhalten in dieser Situation. Danach werden die Gefühls- und Verhaltensziele für diese Situation formuliert und auf Angemessenheit geprüft. Anschließend wird das kognitive System mithilfe der gelernten Disputtechniken auf Funktionalität getestet und aus den neu erarbeiteten Erkenntnissen ein K^{neu} formuliert, das zu den emotionalen und Verhaltenszielen führt. AB 15

Zum Verdeutlichen des Vorgehens kann das Arbeitsblatt 15 *Modell zur Selbstanalyse von Emotionen (SAE) – Inhalt und Struktur* und das Arbeitsblatt 6 *Modell zur Selbstanalyse von Emotionen(SAE) (Aufgabenblatt)* genutzt werden. AB 6

Mithilfe des SAE-Modells üben die Betroffenen in Zukunft alle bisher gelernten Werkzeuge selbst und arbeiten somit weiter eigenständig an ihren Problemen. Das Vorgehen beim Prüfen der SKR- oder SAE-Modelle wird in INFO 9 beschrieben. INFO 9

8.8 Phase 8: Die neuen Konzepte trainieren und bahnen

Übersicht

Struktur der Phase 8

(1) Inhaltlich-logisches Training. Zu den problemtypischen Situationen wird ein neues Konzept (K^{neu}) durch SAE-Modelle erarbeitet.
(2) Training in sensu. Das neue Konzept wird durch Imaginationsübungen geübt.
(3) Training in vivo. Das neue Konzept wird in realen Situationen trainiert.

Allgemeines Vorgehen

INFO 30

Ziel in dieser Phase ist das Bahnen neuer Konzepte. Die Betroffenen sollen nun die zuvor erarbeiteten neuen Konzepte verinnerlichen und glauben lernen. Um das zu initiieren, geht man in obigen drei Schritten vor. Zum Verdeutlichen dieses Therapieschritts kann INFO 30 *Neu erarbeitete Erkenntnisse glauben lernen* verwendet werden.

Bei existenziellen Problemen steigt die Wahrscheinlichkeit eines Therapieabbruchs in dieser Therapiephase erheblich. Man soll nun Selbstüberwindung aufbringen und das tun, was man bisher erfolgreich vermieden hat, und damit auf die bisherigen kurzfristigen Symptomgewinne verzichten. Es ist an dieser Stelle wichtig, die Betroffenen nochmals ausführlich über das Vorgehen, die Ziele und den Zweck der Übungen aufzuklären. Sie sollen verstehen, wozu diese für sie zielführend sind. Hat man die einzelnen Schritte erläutert, werden die Voraussetzungen für ein Neu- oder Umlernen von Konzepten erklärt: Ziele, Commitment und konsequentes Training.

Eine Analogie kann hilfreich sein, um zu erläutern, wie neuronales Bahnen von neuen Konzepten funktioniert.

Beispiel

Analogie zum Bahnen neuer Konzepte

„Wenn Sie zehn Jahre dasselbe Auto gefahren sind, wissen Sie fast ohne hinzusehen, wo die jeweiligen Bedienknöpfe sind und können das Auto steuern, ohne viel zu überlegen. Kaufen Sie nun ein Auto einer anderen Marke, benötigen Sie erst einmal Aufmerksamkeit und Übung, um sich mit dem Bedienfeld und seinem Steuern zurechtzufinden. Womöglich benutzen Sie zunächst automatisch alte Griffe und machen damit etwas falsch. Aber je öfter Sie mit dem neuen Auto fahren und üben, umso eher bedienen Sie auch dort dann alles ‚automatisch' richtig. Im Gehirn haben sich in dieser Zeit neue Nervenzellen miteinander verschaltet. Die alten Verbindungen schwächen sich ab, da sie nicht mehr gebraucht werden, und die neuen werden durch das tägliche Training immer stärker." (Weitere Analogien zur Relevanz des Bahnens s. Stavemann, 2023a, 2023b; INFO 14 und 30).

INFO 14+30

Bevor mit dem Üben begonnen werden kann, muss zunächst geklärt werden, welche neuen Konzepte geübt werden sollen und wodurch sinnvolle Übungen gekennzeichnet sind.

Anforderungen an funktionale Übungen

INFO 11

Folgende Kriterien sollten für sinnvolles Üben zum Bahnen neuer Konzepte erfüllt sein (siehe hierzu auch INFO 11 *Sinnvolle Übungsaufgaben suchen*):

- **Die Übungen sind willkürlich auslösbar und steuerbar.**
  Möchte man neue Konzepte bahnen, ist es erforderlich, Übungen zu finden, in denen die alten Konzepte getriggert werden. Hinweise auf solche Übungen findet man z. B. in den bisher bearbeiteten SKRs und SAEs. Die Übungen sollen so gestaltet sein, dass man sie willkürlich auslösen und steuern kann, d. h. unabhängig von der Reaktion anderer. Dies ist wichtig, weil dadurch die Wahrscheinlichkeit steigt, dass man das neue Konzept auch parat hat. Bei Übungen, die unvorbereitet und plötzlich auftreten, ist dies wenig wahrscheinlich.
- **Die Übungen sind nicht gefährlicher als das normale Alltagsleben.**
  Sie schädigen weder die Übenden noch andere (meist unfreiwillig) Beteiligte.
- **Die Übungen sind konkret beschrieben.**
  Um einen möglichst gleichmäßig ansteigenden Schwierigkeitsgrad zu erreichen, ist es wichtig, die Übungen so konkret wie irgend möglich zu beschreiben: „Wann will ich wo was üben? Was genau sage ich auf welche Art und wie verhalte ich mich? Wie lange?" etc. Kleine Änderungen, wie z. B. von Orten (Kaufhaus mit vielen oder wenigen Kunden), Höhen, Raumgröße oder der Zeitdauer, können den Schwierigkeitsgrad deutlich verändern. Um die Wahrscheinlichkeit zu senken, dass man ungewollt in das alte Konzept zurückfällt, sollte die Schwierigkeitsstufe (und damit das Arousal) nicht zu hoch liegen. Um die Selbstwirksamkeitserwartung und Motivation zu fördern und dem Fähigkeitsstand entsprechend zu üben, wird deswegen mit sukzessiv steigenden Schwierigkeitsgraden geübt.

Typische Übungen bei existenziellen Problemen

Sinnvollerweise werden, je nach Problemlage, unterschiedliche konzeptspezifische Übungssituationen zusammengestellt. (Hinweis: Die hier angeführten Übungsbeispiele sind der Übersichtlichkeit halber allgemein gehalten. Da die Schwierigkeitsstufen nur subjektiv bestimmt werden können, müssen sie für den Einbau in eine Übungsleiter noch konkretisiert werden, um die jeweilige Schwierigkeitsstufe individuell bestimmen lassen zu können.)

Das Hauptkonzept ist in der Regel bei allen Betroffenen gleich: „Ich will (jetzt) nicht sterben." Aber auf der kognitiven und Verhaltensebene finden wir Unterschiede darin, wie sie versuchen, Sicherheit und Kontrolle über ihr Dasein zu erlangen oder mit der Begrenzung ihres Daseins umzugehen.

Das Lernziel bei existenziellen Problemen ist es (s. Kap. 6), Akzeptanz für partielles Ausgeliefertsein und für die Begrenztheit des eigenen Daseins zu erlernen. Aber jede(r) bestimmt selbst, wie weit man diesem Ziel näherkommen möchte. So entscheidet z. B. ein Klient mit agoraphobischen Ängsten, ob er mit öffentlichen Verkehrsmitteln oder selbst mit dem Auto angstfrei fahren lernen möchte, bzw. eine Klientin mit Flugangst, ob sie überhaupt lernen will, angstfrei zu fliegen, und, wenn ja, wohin bzw. wie weit.

Weiterhin ist die Vielfalt der Situationen oder Objekte zu berücksichtigen, auf die sich die Ängste beziehen. Sollte es sich nur um ein Objekt handeln, wie z. B. Hunde, enthält die Übungsleiter gestufte Übungen dazu. Handelt es sich um diverse Situationen und Objekte, stehen dementsprechend unterschiedliche Übungen auf der Übungsleiter, ggf. sind auch mehrere zu erstellen. Entscheidend ist, dass die Betroffenen selbst bestimmen, wie weit sie gehen möchten und wie viele Einschränkungen für sie bestehen bleiben dürfen.

Betrachten wir hierzu einige Beispiele für unterschiedliche ICD-10-Kategorien.

Beispiel

Beispiele für mögliche Übungen bei existenziellen Problemen

Klaustrophobie. Hierzu können folgende Übungen abgestuft genutzt werden:

- Ich fahre durch enge Tunnel.
- Ich lege mich in ein Solarium und mache den Deckel zu.
- Ich gehe in enge Räume, in denen viele Menschen sind.

Agoraphobie. Diese Übungen eignen sich in abgestuften Schwierigkeitsgraden:

- Ich gehe allein im Park spazieren.
- Ich fahre allein in den nächsten Ort.
- Ich fahre allein mit der Straßenbahn.

Hypochondrie. Hier können die Übungen unterschiedlich sein, je nachdem, ob sich jemand bei bestimmten Körperreaktionen ängstigt oder Orte vermeidet, die mit Krankheit und Tod assoziiert sind oder wo man sich anstecken könnte:

- bei Angst vor Atemnot: durch einen Strohhalm atmen
- bei Angst vor Schwindel: auf einem Drehstuhl schnell drehen
- Konfrontation mit krankheitsbezogenen Informationen
- Fotos von kranken Menschen ansehen
- in ein Krankenhaus gehen
- sich auf den Fußboden legen.

GAS. Bei generalisierter Angststörung können zunächst Konfrontationsübungen auf der imaginativen Ebene mit Situationen, in denen man sterben kann, zum Training des neuen Konzepts hilfreich sein:

- imaginative Konfrontation mit einer Situation, in der man sterben kann
- Konfrontation mit Informationen aus Zeitungen und anderen Medien.

Panikstörungen. Hier können Übungen, die Körpersensationen produzieren, die alten Konzepte triggern:

- schnell Treppen steigen
- so lange wie es geht, die Luft anhalten
- Hyperventilieren durch schnelles Atmen.

Zwangsstörungen. Je nach Art der Zwangsstörung sind hier unterschiedliche, individuell herausgearbeitete Übungen sinnvoll:

- abgestufte Putzpläne
- Türgriff ohne Handschuhe anfassen und danach Hände nicht waschen
- nur einmal täglich duschen.

PTBS. Auch hier hängt es von der jeweiligen Situation/dem jeweiligen Reiz ab, auf die/den jemand mit Todesangst reagiert. Zum Beispiel möchte eine Klientin nach einem Banküberfall wieder lernen, die Bank zu betreten, ohne sich in Todesangst zu versetzen:

- Ich gehe den Weg bis 20 Meter vor die Bank.
- Ich gehe bis zur Eingangstür.
- Ich gehe in die Bank.

Somatisierungsstörungen. Betroffene können hier Folgendes üben:

- Arztkontakte reduzieren
- Körperreaktionen produzieren (wie bei Hypochondrie und Panikstörung)
- Konfrontation mit Informationen aus Büchern, Zeitungen.

Somatoforme autonome Funktionsstörungen/Herzphobie. Hier bieten sich – in abgestuftem Schwierigkeitsgrad – folgende Übungen an:

- schnell Treppen steigen
- Sport treiben
- Kreislaufmessen einschränken.

Abgabe von Kontrolle. Betroffene mit Angst vor Kontrollverlust können z. B. Folgendes üben:

- Karussell fahren
- sich „blind" über einige Straßen führen lassen.

Konfrontation mit dem Tod. Wer Angst vor dem „Tot-Sein" hat, übt:

- Aufsuchen von Friedhöfen
- Teilnahme an Beerdigungen
- Schreiben eines eigenen Nachrufs
- Sammeln von Informationen: Wann und wie wird der Tod festgestellt?

Probleme mit metaphysischen Konzepten. Aufgaben, die Entscheidungen herbeiführen (z. B. nötige Informationen bei X bis zum Zeitpunkt Y einholen und sich bis zum Tag darauf für eine Variante entscheiden. Dazu die Konsequenzen für erfolgreiches Umsetzen und Vermeiden festlegen.):

- sich auf ein Glaubenskonzept festlegen
- eigene moralische Wertvorstellungen festlegen
- Lebensziele, langfristige Ziele und deren Etappenziele festlegen
- Unterziele (Jahres-/Monats-/Wochen-/Tagesplänen) erstellen und die Konsequenzen für erfolgreiches Umsetzen und Vermeiden festlegen
- jeden Abend den Tagesplan für den nächsten Tag als Stundenplan aktualisieren und die Konsequenzen für erfolgreiches Umsetzen und Vermeiden festlegen.

Übungsleitern erstellen

AB 16

Hat man eine Reihe von Übungen erstellt, werden diese mithilfe der Methode des Paarvergleichs in eine Schwierigkeits-Rangreihe von 1–10 gebracht. Wenn Übungen den gleichen Schwierigkeitsgrad haben, können auf einer Übungsstufe auch zwei oder drei Übungen vorkommen. Fehlende Übungen auf anderen Stufen werden ergänzt. Zum Vermitteln des Vorgehens beim Erstellen von Übungsleitern kann das Arbeitsblatt 16 *Übungsleitern erstellen* (s. Stavemann, 2023a) verwendet werden.

Motivationsstrategien einführen

Auch bei existenziellen Problemen kann man Motivationsstrategien als förderlichen Faktor einbeziehen. Je komplexer und stärker das Vermeidungs- und Kontrollverhalten ist und je deutlicher in der Anamnese wird, dass jemand bisher wenig motiviert bei den bisherigen Bewältigungsversuchen war, desto wichtiger ist es, Motivationsstrategien zu nutzen.

Zunächst wird geklärt, wie sich die Betroffenen bisher zu etwas motiviert haben. Setzen sie hierzu bereits Belohnungen und Sanktionen ein? Falls ja: wie, welche und mit welchem Erfolg? Auch Gründe für den bisher erfolglosen Einsatz von Motivationsstrategien werden beleuchtet. Anschließend wird geklärt, welche extrinsischen Faktoren (z. B. kürzere Wege, weniger Arztbesuche) und welche intrinsischen (z. B. mehr Wohlbefinden, weniger Anspannung, Ehrgeiz) sie dazu motivieren, sich den Übungssituationen zu stellen. Dann wird entschieden, welche Form der Belohnung für welche erreichten Übungsschritte eingeplant wird. Man kann sich zunächst kontinuierlich belohnen, danach ausschleichend, um den Übungsfortschritt voranzubringen.

Ob jemand Sanktionen für Vermeidungsverhalten einplanen möchte, wird individuell geklärt. Stellt man fest, dass Sanktionen motivierend wirken und die Selbstverpflichtung zum regelmäßigen Üben fördern, wird überlegt, welche Sanktionen hierzu förderlich wären.

Die Therapierenden prüfen, ob die Belohnungen und Sanktionen angemessen und zielführend geplant sind.

Bahnen des neuen Konzepts

Die anschließenden drei Schritte zum Bahnen des K^{neu} und damit zum Abbau der alten Konzepte erfordern wenig spezifisches Vorgehen für existenzielle Probleme. Hier werden daher nur die Aspekte erläutert, die hierfür spezifisch sind (für eine ausführliche Beschreibung des allgemeinen Vorgehens s. z. B. Stavemann, 2023a, 2023b).

1. Neue Konzepte inhaltlich logisch trainieren. Die Betroffenen erstellen SAE-Modelle und setzen sich auf der inhaltlich-logischen Ebene mit ihrem dysfunktionalen Konzept auseinander.

2. Neue Konzepte in sensu trainieren. Bevor man In-vivo-Übung durchführt, trainiert man sie zunächst in sensu. Für das Durchführen von Vorstellungsübungen ist es erforderlich, die Übung zunächst in einem Drehbuch ausführlich zu beschreiben. Zum Vermitteln des Vorgehens kann das Informationsblatt 12 *Drehbücher erstellen* genutzt werden. INFO 12

Als wichtiges therapeutisches Tool zum Unterbrechen von Gedankenkreisen wird die Gedankenstopptechnik (Stavemann, 2023b; Hautzinger, 2022) eingeführt.

Die Relevanz von Imaginationsübungen für das Bahnen neuer Konzepte ist vielfach untersucht und beschrieben worden (z. B. Hackmann, Bennett-Levy & Holmes, 2012; Maultsby, 1971). Zum Vermitteln des Vorgehens bei Imaginationsübungen kann das Informationsblatt 13 *Vorstellungsübungen durchführen* genutzt werden. Vorstellungsübungen sollten Betroffene erst dann alleine durchführen, wenn sie INFO 13

- ein K^{neu} erarbeitet haben und von diesem überzeugt sind
- das K^{neu} auswendig gelernt haben
- das Vorgehen für das Drehbucherstellen verstanden haben
- ein funktionales Drehbuch besitzen
- das Vorgehen beim Durchführen der Imaginationsübung verstanden und es in der Therapiestunde erfolgreich durchgeführt haben.

3. Neue Konzepte in vivo trainieren. Hat man das neue Konzept auf der theoretischen und imaginativen Ebene zu bahnen begonnen, geht es nun um das vertiefte

INFO 15

Bahnen in realen Situationen. Das Vorgehen ist im Informationsblatt 15 *Neue Erkenntnisse im Alltag trainieren* beschrieben.

Selbstverstärken. Bisher haben Betroffene mit existenziellen Problemen über kurzfristige Gewinne ein Verstärken ihrer Denk- und Verhaltensmuster erfahren. Im Verlauf der Therapie, vor allem in der Übungsphase, haben sie sich kurzfristig Situationen gestellt, die für sie sehr unangenehm waren, um ihre neuen Konzepte zu bahnen. Entscheidend ist, sich dafür zu loben. Das Selbstverstärken sollte auf den aktuell geleisteten Einsatz zum Aufbau der neuen Konzepte bezogen sein und unmittelbar nach dem Üben erfolgen.

Nachbesprechen. In der Nachbesprechung beschreiben die Betroffenen die Übungsdurchführung. Dabei wird geprüft, ob sie sich an ihr Drehbuch gehalten und sich nach der Übung gelobt haben. Gegebenenfalls müssen Modifikationen im Drehbuch für Erlebnisse besprochen werden, die vorher nicht berücksichtigt wurden.

Fallbeispiele

Die nachfolgenden Fallberichte in den Kapiteln 9 bis 11 orientieren sich inhaltlich und strukturell an den hier beschriebenen acht Phasen einer ambulanten IKVT und an den Vorgaben der KBV gemäß dem *Leitfaden zum Erstellen des Berichts an die Gutachterin oder den Gutachter zum Entscheid über die Kostenübernahme für Verhaltenstherapie* (KBV, 2020: PTV 3).

Dabei gelten für alle Fallberichte die nachstehenden Hinweise:

- Die teilweise noch unvollständigen Inhalte aus dem *Bericht an die Gutachterin oder den Gutachter* sind jeweils grau unterlegt.
- Die im Text stehenden Ziffern verweisen auf Kommentare und auf noch zu explorierende Informationen, die zum besseren Problemverständnis bei Therapierenden und Betroffenen führen sollen.
- Im Anschluss an die jeweilige Passage wird in Beispieldialogen aufgezeigt, wie man diese fehlenden Informationen erheben kann. Sie können dann im *Bericht an die Gutachterin oder den Gutachter* ergänzt werden.
- In den Beispieldialogen steht K für Klient(in) und T für Therapeut(in). Rechts befindet sich eine Kommentarspalte, in der die Interventionen der Therapierenden begründet werden.

9 Fallbeispiel: Frau Safety

9.1 Phase 1: Der Erstkontakt/Die Sprechstunde(n)

(1) Den Inhalt und die Ziele der Sprechstunde bzw. des Erstkontakts erläutern

Das allgemeine Vorgehen hierbei ist bereits im Abschnitt 8.1 beschrieben. Es bedarf keiner individuellen Anpassung.

(2) Anlass für die Inanspruchnahme des Erstkontakts/der Sprechstunde(n) klären

Relevante soziodemografische Daten. 21-jährige Klientin, Studentin der Sozialarbeit, ledig, alleinlebend, keine Kinder

Symptomatik. Die Klientin kommt auf Anraten ihrer Psychiaterin in Begleitung der Mutter zur Sprechstunde [1]. Sie leide verstärkt unter Ängsten, ihr Nervenkostüm läge blank [2]. Sie zittere, schwitze bei kleinsten Aktivitäten, sei innerlich ständig unruhig, könne nicht abschalten [3]. Seit einem Jahr schlafe sie schlecht [3]. Sie fahre nicht allein mit Bussen, Zügen, gehe nicht allein in Kaufhäuser, Kinos, Theater [4]. Wenn sie mit ihrer Mutter über den Flohmarkt oder durch die Stadt gehe, laufe sie neben ihr her und könne gar nichts richtig wahrnehmen, die Umgebung sei irreal [5]. Sie könne weder Nachrichtensendungen schauen noch Zeitung lesen, ohne danach aufgewühlt und ängstlich zu sein [4]. Um ihren Gesundheitszustand mache sie sich ständig Sorgen [2]. Sie gehe häufig zu Ärzten, aber nur in Begleitung der Mutter [6]. Seit ihrem Zusammenbruch im Urlaub im Juni könne sie kaum noch das Haus verlassen [4].

Anmerkungen

[1] Hier ist noch die Problemeinsicht und Veränderungsmotivation zu klären (s. Dialog 1). Hinweis auf ein existenzielles Problem

[2] Die Klientin benennt Ängste ohne klare Problemursache, daher muss noch der Inhalt der Befürchtungen geklärt werden (s. Dialog 2 unter Punkt 3).
[3] Körpersymptome mit noch unklarer Ursache (s. Dialoge 3+4 unter Punkt 3)
[4] Hinweis auf Vermeidungsverhalten und Ängste mit noch unklarer Problemursache (s. Dialoge 5+8 unter Punkt 3)
[5] Derealisationserleben mit noch unklarer Ursache (s. Dialog 6 unter Punkt 3)
[6] Hinweis auf Sicherheitsverhalten mit noch unklarer Funktionalität (s. Dialog 7 unter Punkt 3)

Dialogbeispiel 1: Problemeinsicht klären

	Dialog	Kommentar
T:	*Frau Safety, Sie sagten, Ihre Psychiaterin habe Sie an mich verwiesen?*	
K:	*Ja, genau. Sie meinte, dass meine Ängste und die Körpersymptome psychosomatisch sind.*	
T:	*Wissen Sie, was sie damit meint?*	T prüft, ob K weiß, was psychosomatische Erkrankungen sind.
K:	*Ja, sie meint, dass meine Probleme psychischer Natur sind.*	
T:	*Und wie denken Sie darüber?*	T fragt nach dem Erklärungsmodell der K für die beklagten Symptome.
K:	*Ja, da kann schon was dran sein. Aber vielleicht ist da auch noch was körperlich nicht in Ordnung.*	
T:	*Bei welcher Ihrer Beschwerden denken Sie, dass sie psychisch bedingt ist?*	Explorationsfrage
K:	*Na ja, dass ich vor Angst nicht aus dem Haus gehe. Auch meine Angst in engen Räumen hat was mit mir zu tun.*	
T:	*Und wo denken Sie, es könnte eine körperliche Ursache für Ihre Beschwerden geben?*	Explorationsfrage
K:	*Na, bei meinem Zusammenbruch. Da könnte ja doch was organisch nicht in Ordnung sein.*	
T:	*Was genau könnte denn Ihrer Meinung nach organisch nicht in Ordnung sein?*	T prüft, ob K eine konkrete organische Ursache für ihre Beschwerden annimmt.

K:	*Das könnten verschiedene Sachen sein. Vielleicht ist mein Herz nicht in Ordnung. Oder ich habe einen Tumor oder was anderes im Kopf.*	
T:	*Wurden Sie denn schon untersucht?*	Explorationsfrage
K:	*Ja, mehrfach.*	
T:	*Wie waren die Ergebnisse der Untersuchungen?*	Explorationsfrage
K:	*Es gab keinen organischen Befund.*	
T:	*Wie kommen Sie darauf, dass da dennoch etwas organisch nicht in Ordnung ist?*	T möchte das Problemverständnis der K klären.
K:	*Na, wer weiß, ob die nicht was übersehen haben?*	
T:	*Wenn Sie das befürchten, weshalb sind Sie dann zu mir, einem Psychotherapeuten, gekommen?*	Wie zuvor
K:	*Ich wollte halt schauen, was Sie dazu meinen. Und meine Mutter macht sich auch Sorgen, weil ich nichts mehr allein unternehmen kann.*	K benennt soziale und Verhaltenssymptome als Folge ihrer Ängste.
T:	*Ob bei Ihnen organisch alles in Ordnung ist, kann ich nicht beurteilen. Aber wenn Sie möchten, können wir schauen, ob es psychische Ursachen für Ihre Beschwerden gibt. Falls wir welche finden, könnten wir prüfen, wie ich Ihnen helfen kann, Ihre Ängste abzubauen und wieder mehr zu unternehmen. Möchten Sie das?*	T erläutert prinzipielle, hier zu verfolgende Ziele.
K:	*Ja.*	
T:	*Okay, dann kläre ich in den nächsten Sitzungen mit Ihnen noch einige Fragen, um mir ein Bild von Ihrer Problematik zu machen.*	

Der Therapeut hat bisher herausgefunden,

- dass die Klientin unter Ängsten und Körpersymptomen leidet und teilweise organische Ursachen vermutet
- dass solche bisher nicht diagnostiziert wurden und die Psychiaterin deshalb eine Psychotherapie empfohlen hat
- dass die Klientin einer Psychotherapie teilweise noch ambivalent gegenübersteht und
- dass die Klientin möglicherweise unter einem existenziellen Problem leidet, da sie diesbezügliche Ängste benennt und entweder gar nicht oder nur selten in Begleitung ihrer Mutter das Haus verlassen will.

Im nächsten Schritt wird versucht zu erarbeiten, welche Problemursache für die emotionalen Symptome verantwortlich ist.

(3) Vorhandene(s) psychische Problem(e) und daraus resultierende emotionale, soziale, somatische und Verhaltenssymptome sowie kurze Problemgenese erheben

Dialogbeispiel 2: Klären, wovor sich die Klientin fürchtet

	Dialog	Kommentar
T:	*Frau Safety, Sie sagten, dass Sie unter Ängsten leiden. Wovor fürchten Sie sich?*	Explorationsfrage
K:	*Vor engen Räumen, vor Krankheiten, davor, dass mir etwas zustoßen kann.*	
T:	*Wann haben Sie denn angefangen, sich darüber zu sorgen?*	Explorationsfrage
K:	*Angst vor engen Räumen habe ich seit der Kindheit.*	
T:	*Was befürchten Sie in engen Räumen?*	T erfragt $K_{\text{Schlüsse}}$.
K:	*Dass ich ersticken könnte.*	Das existenzielle Problem wird bestätigt.
T:	*Wie sind Sie bisher mit dieser Angst umgegangen?*	T erfragt Bewältigungsstrategien.
K:	*Ich vermeide enge Räume. Wenn es mal in einem Raum zu eng wird, weil plötzlich viele Menschen da sind, flüchte ich schnell.*	
T:	*Ist es dadurch besser geworden?*	T erfragt den Erfolg der Bewältigungsstrategie.
K:	*Nein, aber ich bin damit klargekommen. Ich hatte dadurch nicht so viele Einschränkungen.*	K berichtet zwar von existenzieller Angst, erlebte aber wegen der Bewältigungsstrategien keine Beeinträchtigungen, die zu Leidensdruck und einem Behandlungswunsch führten.
T:	*Seit wann erleben Sie Ihre Angst als so beeinträchtigend, dass Sie nun etwas tun wollen?*	T exploriert den Zeitpunkt, seit dem K Leidensdruck erlebt.

K:	*Seit ein paar Jahren. Ich werde älter und habe immer mehr körperliche Probleme und höre ständig von irgendwelchen Menschen, die plötzlich gestorben sind.*	
T:	*Wovor sorgen Sie sich dann?*	T erfragt $K_{\text{Schlüsse}}$.
K:	*Na, ich denke dann, auch krank zu sein, wenn ich körperliche Anzeichen spüre.*	
T:	*Was befürchten Sie dann genau?*	T erfragt $K_{\text{Schlüsse}}$.
K:	*Dass ich auch plötzlich sterben könnte.*	Bestätigung des existenziellen Problems aufgrund hypochondrischer Befürchtungen
T:	*Befürchten Sie das ständig oder gibt es dafür bestimmte Situationen?*	T erfragt die Auftretensfrequenz und Ausnahmen.
K:	*Besorgt bin ich seit Jahren irgendwie ständig. Aber wenn ich bestimmte Körpersymptome spüre, steigert sich das in richtige Panikattacken.*	
T:	*Was befürchten Sie dann?*	T erfragt $K_{\text{Schlüsse}}$.
K:	*Dass ich kollabiere und sterbe.*	Erneute Bestätigung des existenziellen Problems

Dialogbeispiel 3: Die Ursache für die körperlichen Probleme klären

	Dialog	**Kommentar**
T:	*Sie sagten, dass Sie bei kleinsten Aktivitäten zittern, schwitzen, innerlich unruhig sind und nicht abschalten können.*	
K:	*Ja, genau.*	
T:	*Bei welchen Aktivitäten ist das so?*	Explorationsfrage
K:	*Beim Verlassen des Hauses, wenn ich allein bin, beim Autofahren. Und innerlich unruhig fühle ich mich permanent.*	
T:	*Was ist für Sie daran problematisch?*	Explorationsfrage
K:	*Na, das ist halt unangenehm und ich frage mich dann, ob was mit mir nicht stimmt.*	
T:	*Was könnte mit Ihnen nicht stimmen?*	Explorationsfrage
K:	*So zu reagieren, ist ja nicht normal. Vielleicht habe ich irgendwas Unentdecktes und deswegen Kreislaufprobleme.*	

T:	*Was könnte das sein?*	Explorationsfrage
K:	*Keine Ahnung. Das weiß ich ja eben nicht.*	
T:	*Sie haben sich doch deswegen schon ärztlich untersuchen lassen. Wie kommen Sie darauf, dass es dennoch ein Zeichen für eine unentdeckte, womöglich tödliche Krankheit ist?*	T erfragt $K_{Perspektive}$.
K:	*Die könnten ja was übersehen haben.*	
T:	*Woraus schließen Sie das?*	T erfragt $K_{Perspektive}$.
K:	*Tja, weiß ich auch nicht. Ich kann nicht sicher sein, dass ich gesund bin, könnte plötzlich zusammenbrechen, keiner findet mich oder kann mir helfen und ich bin tot. Das wäre schrecklich. Das will ich nicht.*	Bestätigung des existenziellen Problems aufgrund hypochondrischer Befürchtungen
T:	*Was wäre das Schlimmste daran?*	T erfragt das Konzept des existenziellen Problems.
K:	*Na, ich habe doch noch gar nicht richtig gelebt!*	

Dialogbeispiel 4: Die Ursache für die Schlafprobleme klären

	Dialog	Kommentar
T:	*Sie sagten, dass Sie seit einem Jahr schlecht schlafen. Meinen Sie damit schlecht einschlafen oder wachen Sie nachts immer wieder auf und können nicht durchschlafen?*	Explorationsfrage bzgl. Ein- und/oder Durchschlafstörungen
K:	*Ich kann schlecht einschlafen und werde auch immer wieder mal nachts wach.*	
T:	*Wann gehen Sie ins Bett und wann schlafen Sie ein?*	Explorationsfrage
K:	*Ich gehe um zwölf Uhr ins Bett und liege bis drei Uhr morgens wach. Mal schlafe ich etwas früher ein, dann so um zwei Uhr.*	
T:	*Und wann stehen Sie auf?*	Explorationsfrage
K:	*In der Woche muss ich um 7 Uhr aufstehen und am Wochenende liege ich ab 7 Uhr auch wach im Bett. Dann stehe ich nicht gleich auf, aber ich schlafe auch nicht mehr.*	
T:	*Wie oft werden Sie nachts wach?*	Explorationsfrage
K:	*Manchmal nur einmal. Dann schlafe ich erst lange nicht ein. Manchmal wache ich zweimal auf.*	

T:	*Was glauben Sie, weshalb schlafen Sie schwer ein?*	T erfragt das Erklärungsmodell der K.
K:	*Weil ich so unruhig bin. Ich wälze mich hin und her.*	
T:	*Wodurch sind Sie denn so unruhig?*	Explorationsfrage
K:	*Ich denke dann über alles Mögliche nach: meine Gesundheit, das aktuelle Weltgeschehen oder über Ereignisse, die ich gehört habe, und Erledigungen, die noch anstehen.*	
T:	*Womit beunruhigen Sie sich dabei?*	Explorationsfrage
K:	*Ich bin dann so besorgt, wo das noch alles hinführt, ob ich noch lange genug lebe, um all meine Vorhaben umzusetzen.*	Hinweis auf das existenzielle Problem
T:	*Wie haben Sie bisher versucht, Ihr Schlafproblem zu bewältigen?*	T erfragt Bewältigungsstrategien.
K:	*Ich nehme Schlaftabletten, die mir die Ärztin verschrieben hat.*	

Dialogbeispiel 5: Klären der Ursache für das Vermeidungsverhalten

	Dialog	Kommentar
T:	*Dann möchte ich noch gern den nächsten Punkt klären. Sie sprachen davon, dass Sie nicht allein mit Bussen und Zügen fahren, nicht allein in Kaufhäuser, Kinos oder Theater gehen. Wie lange machen Sie das denn nicht mehr?*	T leitet zum nächsten benannten Symptom über und klärt den Beginn des Vermeidungsverhaltens.
K:	*Das hat sich auch seit einem Jahr so schleichend entwickelt.*	
T:	*Wie erklären Sie sich das?*	T erfragt das Erklärungsmodell der K.
K:	*Ich habe mich immer unwohler gefühlt, erst in Menschenmengen, dann auch, wenn ich überhaupt aus dem Haus gehen wollte.*	
T:	*Womit genau haben Sie sich in Menschenmengen unwohl gefühlt?*	Konkretisierung
K:	*Wenn wir über einen vollen Markt gegangen sind, habe ich schlecht Luft bekommen und mir wurde etwas schwindelig.*	

T:	*Und was haben Sie in dem Moment gedacht?*	T erfragt K.
K:	*Ich muss hier schnell weg, sonst könnte ich umkippen.*	
T:	*Und was haben Sie befürchtet, wenn Sie umkippen?*	T erfragt $K_{Schlüsse}$.
K:	*Dass nicht schnell genug Hilfe bei mir ist und ich sterben muss.*	Agoraphobisches Vermeidungsverhalten wegen eines existenziellen Problems
T:	*Denken Sie das in vollen Kinos und Kaufhäusern auch?*	Explorationsfrage
K:	*Ja.*	K bestätigt agoraphobisches Vermeidungsverhalten wegen eines existenziellen Problems.

Dialogbeispiel 6: Klären der Ursache für das Derealisationserleben

	Dialog	Kommentar
T:	*Sie sagten, dass Sie Ihre Umgebung als irreal wahrgenommen haben, wenn Sie mit Ihrer Mutter durch die Stadt oder über den Flohmarkt gegangen sind. Woher, glauben Sie, kommt das?*	T prüft, ob K ein eigenes Erklärungsmodell besitzt.
K:	*Das kann ich auch nicht sagen, aber irgendwie bin ich dann total gestresst.*	
T:	*Womit stressen Sie sich dann?*	Explorationsfrage
K:	*Es ist dann alles so voll, eng und wuselig.*	
T:	*Und wie finden Sie das?*	T erfragt $K_{Bewerten}$.
K:	*Beängstigend.*	
T:	*Was befürchten Sie?*	
K:	*Dass es mir gleich wieder schlecht geht und ich hier nicht schnell genug rauskomme und kollabiere.*	
T:	*Was würde dann passieren?*	T erfragt $K_{Schlüsse}$.
K:	*Dann könnte nicht schnell genug Hilfe kommen und ich müsste womöglich sterben.*	Bestätigung des existenziellen Problems auch für diese Situationen

Dialogbeispiel 7: Klären, weshalb K nur mit der Mutter zu Ärzten geht

	Dialog	Kommentar
T:	*Sie sagten, dass Sie nur noch in Begleitung Ihrer Mutter zum Arzt gehen?*	
K:	*Ja. Ich bin davor schon mit den Nerven am Ende.*	
T:	*Können Sie mir sagen, wie Sie sich dann fühlen?*	T erfragt $R_{Emotion}$.
K:	*Ich habe Angst.*	
T:	*Was genau befürchten Sie?*	T erfragt $K_{Schlüsse}$, um herauszufinden, ob K hier ein existenzielles Problem oder ein Selbstwertproblem hat.
K:	*Ich könnte etwas überhören oder nicht verstehen.*	
T:	*Und was würde das bedeuten?*	T erfragt $K_{Schlüsse}$.
K:	*Ich könnte was falsch machen oder der Arzt untersucht mich nicht genau genug.*	
T:	*Was befürchten Sie dann?*	T erfragt $K_{Schlüsse}$.
K:	*Dass was übersehen wird und sich meine Probleme verschlimmern.*	
T:	*Was genau befürchten Sie dann?*	T erfragt $K_{Schlüsse}$.
K:	*Dass ich deswegen sterben könnte.*	Bestätigung des existenziellen Problems auch für diese Situationen

Dialogbeispiel 8: Ursache für die Angst klären, das Haus zu verlassen

	Dialog	Kommentar
T:	*Sie sagten, dass Sie seit dem Zusammenbruch kaum noch das Haus verlassen. Was ist da genau passiert beim Zusammenbruch?*	Explorationsfrage
K:	*Wir waren in der Stadt unterwegs und mir wurde auf einmal ganz komisch, schwindlig, schwach und ich war ganz zittrig. Da bin ich zusammengesunken und Mutter hat den Notarzt gerufen.*	
T:	*Waren Sie ohnmächtig?*	Explorationsfrage

K:	*Nein, aber ich war wie benommen und stand neben mir. Ich hatte schreckliche Angst.*	
T:	*Wovor?*	T erfragt $K_{\text{Schlüsse}}$.
K:	*Dass der Arzt nicht rechtzeitig kommt, um mir zu helfen.*	
T:	*Was könnte passieren, wenn der Arzt nicht rechtzeitig kommt?*	T erfragt $K_{\text{Schlüsse}}$.
K:	*Ich hätte vielleicht das Bewusstsein verloren und hätte nicht mehr gerettet werden können.*	Bestätigung eines existenziellen Problems
T:	*Und seit diesem Vorfall trauen Sie sich nicht mehr, allein das Haus zu verlassen, sondern nur noch in Begleitung Ihrer Mutter?*	T erfragt die Coping-Strategie der K.
K:	*Ja, genau. Ich bin wieder bei meiner Mutter eingezogen.*	
T:	*Weshalb?*	Wie zuvor
K:	*Ich befürchte, dass mir das wieder passieren könnte.*	
T:	*Und wenn Ihre Mutter dabei ist?*	Wie zuvor
K:	*Dann kann sie ja schnell Hilfe rufen.*	

Der Therapeut hat bisher herausgefunden,

- dass ein psychisches Problem vorliegt, dessen emotionales Symptom Angst ist
- dass die Klientin ihre Befürchtungen seit Jahren ausweitet
- dass sie unter den Folgen ihrer emotionalen Reaktionen leidet, deren Ursache ein existenzielles Problem ist
- dass sie seit der Kindheit unter existenziellen Befürchtungen (Angst in engen Räumen) leidet
- dass sie sich aufgrund von Körperreaktionen sorgt, krank zu sein und sterben zu müssen, und
- dass sie Vermeidungs-, Flucht- und Kontrollverhalten zeigt, um ihre Angst vor dem Sterben zu bewältigen, was aber nur kurzfristig wirksam ist.

Im nächsten Schritt geht es darum herauszufinden, wie sich das Problem in konkreten Situationen darstellt.

(4) Relevante kognitive Muster feststellen

Dialogbeispiel 9: Welche kognitiven Muster sind erkennbar?

	Dialog	Kommentar
T:	*Frau Safety, beschreiben Sie doch bitte eine typische Situation, in der Sie sich vor dem Sterben fürchten.*	T erfragt ein konkretes S.
K:	*Ich stehe im Bad und taste meinen Hals ab.*	
T:	*Wozu tun Sie das?*	T klärt die Funktionalität des Verhaltens.
K:	*Ich will schauen, ob da was Auffälliges tastbar ist.*	
T:	*Was könnte das sein?*	Explorationsfrage
K:	*Knötchen.*	
T:	*Und wenn Sie ein Knötchen ertasteten?*	T erfragt $K_{\text{Schlüsse}}$.
K:	*Das könnte Krebs sein.*	
T:	*Was befürchten Sie dann?*	Wie zuvor
K:	*Daran könnte ich sterben.*	Bestätigung des existenziellen Problems
T:	*Und was tun Sie dann?*	T erfragt $R_{\text{Verhalten}}$.
K:	*Ich gehe zu meiner Mutter und lasse sie das abtasten. Oder ich fahre zum Arzt und lasse mich untersuchen.*	K nennt ihre Coping-Strategien.

(5) Auf weitere Probleme prüfen

Dialogbeispiel 10: Auf weitere Probleme prüfen

	Dialog	Kommentar
T:	*Machen Ihnen ausschließlich die eben beschriebenen Ängste und die damit verbundenen körperlichen und sozialen Begleitsymptome zu schaffen, oder gibt es noch etwas anderes?*	T prüft auf weitere Problembereiche.
K:	*Nein. Sonst habe ich keine Probleme.*	

(6) Ersten Eindruck von der Klientinnenpersönlichkeit gewinnen

Die Klientin zeigt sich vom ersten Eindruck her stark belastet, unsicher, freundlich, redet viel und springt zwischen den Themen. Psychosomatische Zusammenhänge kann sie teilweise erkennen und beschreiben. Die Reflexion von Eigenanteilen an ihrem Problem ist zum Teil eingeschränkt und meist erst durch Nachfragen möglich.

Zum jetzigen Zeitpunkt ist noch unklar, ob die Klientin mangelnde Introspektionsfähigkeit besitzt oder ob dies auf mangelndes Wissen um psychosomatische Zusammenhänge und/oder Widerstand gegen eine Eigenbeteiligung zurückzuführen ist. Der bisherige Eindruck lässt mangelndes Wissen vermuten.

(7) Vorläufige Diagnose fällen und erläutern

Dialogbeispiel 11: Vorläufige Diagnose fällen und erläutern

T: *Ich möchte zusammenfassen, was ich bisher verstanden habe. Bitte prüfen Sie, ob ich Ihr Problem so richtig erfasst habe. Was Sie für falsch halten, korrigieren Sie bitte gleich.*
Ich kann aufgrund der bisherigen Informationen sagen, dass ein psychisches Problem für Ihre Beschwerden verantwortlich ist. Insofern sind Sie bei einem Psychotherapeuten richtig. Sie sorgen sich davor zu sterben, wenn Sie allein oder auch in Begleitung das Haus verlassen, wenn Sie bestimmte Körpersymptome wahrnehmen oder wenn Sie sich in engen Räumen oder an Orten befinden, wo es sehr voll ist. Sie gehen seit Jahren deswegen nicht mehr in Supermärkte, Kinos etc. Mittlerweile können Sie kaum noch abschalten, Sie lesen keine Zeitung und schauen keine Nachrichten mehr, um sich nicht daran zu erinnern, jederzeit sterben zu können. Die bisherigen medizinischen Untersuchungen waren ohne Befund. Sie beklagen inzwischen auch Beeinträchtigungen im zwischenmenschlichen Bereich und mangelnde Lebensfreude.
Bisher haben Sie versucht, Ihre Angst durch häufige Untersuchungen, Medikamente und Vermeidungsverhalten zu reduzieren. Kurzfristig führte dies zum Rückgang Ihrer Symptome, langfristig werden die körperlichen und emotionalen Reaktionen jedoch aufrechterhalten und verstärkten sich zunehmend.
Habe ich Ihr Problem so richtig verstanden und beschrieben? (Klientin bejaht.)

T: *Ihre unterschiedlichen Ängste diagnostiziere ich auch unterschiedlich.*
Ihr Vermeidungsverhalten, nicht mehr allein das Haus zu verlassen und Kinos etc. zu vermeiden, nenne ich Agoraphobie. Ihre Angst an einer unentdeckten Krankheit zu sterben, nenne ich Hypochondrie. Und Ihre Angst, in engen Räumen zu ersticken, nenne ich Klaustrophobie.
Das klingt jetzt vielleicht erst einmal nach vielen Problemen. Aber wir haben für alle

diese unterschiedlichen Ängste nur eine einzige Ursache, und die nenne ich ein „existenzielles Problem". Damit ist gemeint, dass sich jemand unnötig häufig in psychischen Stress versetzt, weil er befürchtet, gleich oder in naher Zukunft sterben zu müssen. Der emotionale Stress wird in Ihrem Fall hauptsächlich durch Ihre Angst bestimmt.
Solche existenziellen Probleme sind nicht selten, circa 15 Prozent meiner Klientel leiden darunter. Sie entstehen, weil man etwas Ungünstiges gelernt oder etwas Angemessenes nicht erlernt hat oder weil ehemals günstige Strategien inzwischen nicht mehr angemessen sind. Für dieses Problem gibt es sehr effiziente, nachgewiesenermaßen erfolgreiche Veränderungsmöglichkeiten.
Ist diese Diagnose für Sie verständlich und stimmen Sie ihr zu?

(8) Somatische Ursachen für die Beschwerden ausschließen

Da die Klientin auf Anraten ihrer Psychiaterin erscheint und diverse somatische Untersuchungen keine körperliche Ursache ergaben, kann hier auf ein weiteres körperliches Abklären verzichtet werden (s. Dialogbeispiel 1).

(9) Vorhandene Bewältigungsstrategien und Therapieerfahrungen erheben

Dialogbeispiel 12: Vorhandene Bewältigungsstrategien und Therapieerfahrungen erfragen

	Dialog	Kommentar
T:	*Sie sagten, dass Sie schon seit einiger Zeit befürchten, ernsthaft krank zu sein und sterben zu können?*	
K:	*Ja, genau.*	
T:	*Was haben Sie bisher unternommen, um Ihr Problem zu bewältigen?*	T erfragt vorhandene Bewältigungsstrategien.
K:	*Ich habe mich regelmäßig untersuchen lassen, habe mich nicht mehr so stark körperlich belastet und es zunehmend vermieden, allein weiter weg von zu Hause zu sein.*	
T:	*Hat Ihnen das geholfen?*	T prüft die Funktionalität der eingesetzten Bewältigungsstrategien.
K:	*Ja, bis zu meinem Zusammenbruch schon.*	
T:	*Weshalb funktioniert das seitdem nicht mehr?*	T fragt nach einem Erklärungsmodell der K.

K:	*Ich bin jetzt so verunsichert, da ich trotz der ganzen Untersuchungen kollabiert bin und nicht sicher sein kann, dass mir nicht doch plötzlich was Schlimmes zustößt.*	
T:	*Sie sagten, dass Sie sich oft untersuchen ließen. Wie lange waren Sie danach beruhigt und haben sich nicht geängstigt?*	T prüft die Funktionalität der eingesetzten Bewältigungsstrategien.
K:	*Das war unterschiedlich, aber nie länger als acht Wochen, dann habe ich mir wieder Sorgen gemacht.*	
T:	*Dann hat das bisher immer nur kurzfristig geholfen?*	T stellt die nur kurzzeitige Symptomerleichterung fest.
K:	*Ja.*	
T:	*Sich körperlich nicht mehr so zu belasten, hat das geholfen?*	
K:	*Ja, irgendwie schon. Aber dann wurde ich immer unfitter, weil ich immer weniger gemacht habe, und das war dann natürlich auch wieder beunruhigend.*	
T:	*Also hat auch das nicht langfristig geholfen?*	T stellt die nur kurzzeitige Symptomerleichterung fest.
K:	*Nein.*	
T:	*Haben Sie schon einmal therapeutische Hilfe in Anspruch genommen?*	
K:	*Nein.*	

(10) Erwartungen und Therapieziele erheben

Dialogbeispiel 13: Erwartungen und Therapieziele klären

	Dialog	**Kommentar**
T:	*Was möchten Sie durch eine Psychotherapie erreichen?*	T erfragt die Ziele der K.
K:	*Ich will weniger Angst haben.*	K benennt ein unkonkretes Ziel.
T:	*Wovor genau und was müssten Sie dafür ändern?*	T erfragt konkrete Änderungsziele.
K:	*Tja, das weiß ich auch nicht. Ich dachte, Sie können mir das sagen.*	

T:	*Wovor wollen Sie sich denn weniger fürchten?*	Konkretisierung
K:	*Davor, dass mir was passiert.*	
T:	*Was könnte Ihnen passieren?*	Konkretisierung
K:	*Dass ich plötzlich krank werde und sterbe zum Beispiel.*	K benennt eine Befürchtung.
T:	*Wie kann Ihnen da eine Psychotherapie helfen?*	T prüft auf unrealistische Erwartungen der K.
K:	*Das weiß ich auch nicht.*	
T:	*Glauben Sie, dass eine Psychotherapie davor schützen kann, krank zu werden und zu sterben?*	Empirischer Disput
K:	*Nein. Das sicherlich nicht. Aber dass ich mich davor so sehr fürchte, könnte ich vielleicht mit einer Psychotherapie abbauen.*	
T:	*Okay, das könnten wir als Ziel festhalten.*	T bestätigt ein realistisches Therapieziel.
K:	*Ich möchte auch besser abschalten und schlafen können.*	
T:	*Was müssten Sie denn dafür ändern lernen?*	Explorationsfrage
K:	*Mich nicht mit allem so verrückt zu machen.*	
T:	*Was genau meinen Sie damit?*	Konkretisierung
K:	*Na, dass ich mich ständig sorge.*	
T:	*Wie kann Ihnen eine Psychotherapie Ihrer Meinung nach dabei helfen?*	T prüft auf unrealistische Erwartungen der K.
K:	*Sie könnten mir ja sagen, was ich da anders machen kann, um weniger Angst zu haben.*	
T:	*Wovor wollen Sie sich weniger sorgen?*	Konkretisierung
K:	*Ich mache mich ja vor fast allem verrückt und traue mich allein kaum noch irgendwohin.*	
T:	*Was befürchten Sie denn?*	K erfragt $K_{Schlüsse}$.
K:	*Na, dass mir da was passieren kann und ich womöglich sterbe.*	K benennt das existenzielle Problem.
T:	*Wenn ich Sie richtig verstehe, wollen Sie die Angst vor dem Sterben abbauen, um besser abschalten und schlafen zu können?*	Konkretisierung
K:	*Ja. Und ich möchte gern wieder mehr unternehmen, auch allein.*	

T:	*Und was müssten Sie tun, um dieses Ziel zu erreichen?*	Wie zuvor
K:	*Ich müsste auch da meine Angst vor dem Sterben abbauen. Also das ist mein Hauptziel, und ich hoffe, dann auch wieder meine anderen Ziele verfolgen zu können, wie alleine Unternehmungen zu machen, besser zu schlafen und Nachrichten zu schauen.*	K benennt konkrete Therapieziele.
T:	*Gut, dann halten wir das so fest.*	

(11) Therapeutische Prinzipien besprechen und Motivation stärken

Dialogbeispiel 14: Therapeutische Prinzipien besprechen und Motivation stärken

T: *Da Sie noch keine Therapieerfahrung haben, möchte ich Ihnen erklären, was auf Sie zukommt und was Sie erwarten können. Danach können wir auch noch Ihre Fragen klären. Sie können sich dann überlegen, ob Sie den vorgeschlagenen Weg ausprobieren möchten. Einverstanden?*

K: *Ja, okay.*

T: *Ich sagte vorhin, dass ich mehrere Angststörungen diagnostiziert habe. Diesen Angststörungen liegt ein existenzielles Problem zugrunde. Existenzielle Probleme sind die Ursache für diverse Symptome. Sie haben die Möglichkeit, dieses Problem mit unterschiedlichen Psychotherapieformen behandeln zu lassen.* (T erläutert hier die unterschiedlichen Behandlungsmöglichkeiten.)

INFO 3

Wenn Sie in dieser Praxis Psychotherapie machen möchten, erkläre ich Ihnen noch etwas zu meiner Methode und Behandlungsweise und gebe Ihnen auch ein Informationsblatt dazu mit (INFO 3 *Psychotherapie und Kognitive Verhaltenstherapie*). *Sie können sich das dann in Ruhe zu Hause anschauen. Ihnen stehen nach dieser Sprechstunde noch vier weitere Sitzungen für eine verfahrensspezifische, vertiefende Diagnostik und zum Aufbau eines auf Sie zugeschnittenen Therapieplans zur Verfügung. Danach können Sie eine Therapie bei Ihrer Krankenkasse beantragen. Ob wir zunächst eine Kurzzeittherapie im Umfang von zwölf Sitzungen oder eine Langzeittherapie im Umfang von 60 Sitzungen beantragen, besprechen wir, wenn ich meine Diagnostik abgeschlossen und Ihnen meinen Behandlungsplan vorgestellt habe und wenn Sie diesem zustimmen.*

Heute habe ich nur einen kleinen Teil von Ihnen und Ihrem Problem erfahren und kann zum jetzigen Zeitpunkt eine grobe Richtung des Therapieplans beschreiben. Damit ich einen auf Sie zugeschnittenen Therapieplan erstellen kann, machen wir in den nächsten

Sitzungen eine vertiefte Problemanalyse. Dazu gebe ich Ihnen einen Fragebogen zur Lebensgeschichte und Problematik mit (AB 2), den Sie zu Hause in Ruhe ausfüllen und auch durch Informationen zum heutigen Gespräch ergänzen können. AB 2

Um Ihre Ängste besser zu verstehen, schauen wir uns an, wie Gefühle entstehen. Sie erfahren dadurch auch einen Weg, wie Sie Ihre Ängste abbauen können. Wir untersuchen, mit welchen Konzepten und Denkmustern Sie sich belasten und wie Sie solche ungünstigen Konzepte und Denkmuster verändern können. Bevor wir das tun, betrachten wir, welche Veränderungsziele und übergeordneten Lebensziele Sie haben, an denen ich mich dann orientieren kann.

Wenn Sie das gelernt haben, trainieren Sie, wie Sie all dies im Alltag anwenden können. Dazu probieren Sie Ihre neuen Denkweisen in kleinen Übungssituationen aus und trainieren sie so lange, bis sie wirken. Haben Sie dazu eine Frage?

K: *Nein, momentan nicht.*

T: *Ich möchte jetzt noch mit Ihnen besprechen, was notwendig ist, damit Sie in dieser Therapie Ihre Ziele erreichen. Wir haben in der Regel eine Sitzung pro Woche und arbeiten Ihren Behandlungsplan ab. Sie müssen dazu kontinuierlich mitarbeiten und zu den Sitzungen Hausaufgaben vorbereiten. Wir können dann in den uns zur Verfügung stehenden 50 Minuten gezielt an Ihrem Problem arbeiten. Ich nenne Ihnen auch Therapiebegleitlektüre, in der Sie parallel zur Therapie wichtige Inhalte nachlesen und mit der Sie vertiefend an Ihrem Problem arbeiten können.*

Damit Sie die besprochenen Therapieinhalte nicht vergessen, führen Sie ein Therapieprotokoll. Damit haben Sie Unterlagen, die Sie nutzen können, wenn die Therapie vorbei ist. Die Erfahrung zeigt, dass man das, was man nur einmal hört, selten behält. Vielleicht kennen Sie das auch aus eigener Erfahrung. Im Therapieprotokoll soll all das stehen, was Sie in der Therapie erarbeitet haben, jede wichtige Erkenntnis, die Sie nicht vergessen wollen. Sie können darin auch offene Fragen notieren und mit mir in der nächsten Sitzung klären. Sie leiden ja schon länger an Ihrem Problem und daher ist davon auszugehen, dass wir für Veränderungen auch entsprechend viel Zeit benötigen.

Haben Sie dazu eine Frage?

K: *Nein, aber ob ich das schaffen kann?*

T: *Wir werden so vorgehen, dass Sie eine Möglichkeit haben, in Ihrem eigenen Lerntempo voranzukommen. Wenn Sie bereit sind, sich für Ihre Ziele einzusetzen und Zeit zu investieren, dann bin ich zuversichtlich, dass Sie Ihre Veränderungsziele erreichen. So, wie Sie andere Ziele in Ihrem Leben auch durch eigenes Engagement erreicht haben.*

K: *Ja, verstehe.*

T: *Ich schlage vor, dass Sie den Fragenbogen so genau wie möglich ausfüllen und ihn zur nächsten Stunde mitbringen. Einverstanden?*
K: *Ja.*

AB 3

In den nächsten Sitzungen werden die Informationen aus dem Fragebogen (s. AB 3) besprochen und die Punkte 12 und 13 erarbeitet:

(12) Therapieziel(e) festlegen, Therapiekontrakt schließen

(13) Organisatorisches für die Abläufe in dieser Praxis besprechen (Kostenträger, Termine etc.)

Diese Punkte werden auf dem allgemein üblichen Wege erarbeitet und enthalten keine Besonderheiten bei existenziellen Problemen. Sie sind bereits mehrfach beschrieben (s. z. B. Stavemann, 2023a) und werden hier nicht erneut abgehandelt.

9.2 Phase 2: Exploration, Anamnese, Diagnose und Therapieplan

(1) Auf weitere Probleme und auf ggf. hierarchische Probleme prüfen

Dialogbeispiel: Klären, ob ein hierarchisches Problem vorliegt

	Dialog	Kommentar
T:	*Frau Safety, Sie haben mir in der letzten Stunde beschrieben, unter welchen Symptomen Sie leiden und wie Sie versuchen, diese zu bewältigen. Ich habe Ihnen erläutert, dass ich ein existenzielles Problem als ursächlich für Ihre Symptome ansehe. Nun möchte ich wissen, wie Sie es finden, wenn Sie so reagieren?*	T fasst zusammen und prüft, ob ein hierarchisches Problem vorliegt.
K:	*Das finde ich unbefriedigend.*	
T:	*Was meinen Sie damit?*	Konkretisierung
K:	*Na, damit geht es mir schlecht und ich habe keine Lebensqualität mehr. Deshalb will ich das ja ändern.*	K benennt die Folgen ihrer Symptomatik und zeigt Veränderungsmotivation. Ein störendes hierarchisches Problem ist nicht erkennbar.

T:	*Okay. Dann möchte ich nun als Nächstes schauen, seit wann Ihr Problem besteht und wie es sich im Laufe der Zeit entwickelt hat. Einverstanden?*	T beginnt mit dem Einstieg in die Exploration.
K:	*Ja, einverstanden.*	

(2) Vertieftes Explorieren der Problematik und die lerngeschichtliche Entwicklung erheben

Familiäre Entwicklung. Die Mutter (49 J., Verkäuferin) sei früher sehr ruhig, immer für sie und die Schwester (–2 J.) dagewesen. Sie habe alles geregelt, sei aber in der Erziehung nicht sehr konsequent gewesen. Sie habe meist auf 400 € Basis gearbeitet und eine eigene Immobilie verwaltet. Der Vater habe in der Landwirtschaft gearbeitet, sei ein großer, kräftiger Mann gewesen, der sehr fleißig und kaum zu Hause gewesen sei. Er sei konsequenter gewesen und habe sie bei Vergehen mit Ignoranz bestraft. Sie habe sich seine Zuneigung dann wieder durch Entschuldigen und Anpassen erarbeitet. Sie sei zusammen mit ihrer Schwester in einem sehr behüteten und engen Familienumfeld aufgewachsen [1]. Sie hätten zusammen mit einem Onkel und der Tante bei der Oma (väterlicherseits) gelebt und hätten als einzige Kinder stets im Mittelpunkt gestanden. Sie sei ein Papakind gewesen und gern mit ihm zur Arbeit gefahren, um Kontakt zu ihm zu haben. Er sei nach monatelanger Krankheitsphase und ständig verschlechterter körperlichen Verfassung an ALS verstorben [2]. Begonnen habe es mit dem Verlust seiner Stimme. Sie sei dann 12 Jahre alt gewesen und erinnere sich noch, dass sie es eher distanziert hingenommen und wenig negative Gefühle erlebt habe [3]. Die Verluste seien schwierig für sie gewesen: erst die Oma, ein halbes Jahr später der Vater, dann ein sehr guter Freund und jemand aus der Nachbarschaft. Sie wisse nun, wie schnell man sterben kann, und sorge sich deswegen, selbst die Nächste zu sein [4].
Auszug zu Studienbeginn. Wiedereinzug bei der Mutter nach verstärktem Angstempfinden, um im Falle gesundheitlicher Probleme rechtzeitig Hilfe zu bekommen und nicht sterben zu müssen [5].

Schulische und berufliche Entwicklung. Nach der Realschule Abitur an der Berufsfachschule. Sie studiere nun Sozialarbeit, könne jedoch aktuell aufgrund ihrer Ängste keine Vorlesungen besuchen.

Sexuelle Entwicklung. Unauffällig.

Körperliche Entwicklung. Unauffällig. Während des Studiums zeitweise Rückenschmerzen, Spannungskopfschmerzen. [6]

Soziale Entwicklung/Partnerschaften. Sie habe zwei sehr gute, enge Freundinnen, die sie häufig anrufe, wenn es ihr schlecht geht. Auch wenn sie allein im Auto unterwegs oder abends allein ist und sich ängstigt, könne sie mit ihnen telefonieren, um sich zu beruhigen [7]. Sie brauche jemanden, auf den sie sich 100-prozentig verlassen kann, um sicher zu sein und sich wohlzufühlen. Sie sorge sich vor der Zukunft und davor, dass keiner da ist [8], wenn etwas Schlimmes passiert und sie allein dasteht, wenn sie Hilfe braucht. Ihren besten Freund kenne sie seit dem 11. Lebensjahr. Aktuell seien sie wegen ihrer Ängste oft zusammen, er übernachte bei ihr, damit sie nicht allein sei. Sie sorge sich dann weniger, dass sie plötzlich sterben könnte [5].

Krankheitsanamnese. Mit fünf Jahren sei sie mit der Mutter im Fahrstuhl stecken geblieben und danach ca. zehn Jahre lang nicht Fahrstuhl gefahren, da sie befürchtet habe, erneut stecken zu bleiben und dabei umzukommen [5]. Auch heute noch fahre sie nur ungern Fahrstuhl, da sie diese für unsicher halte [5].
Mit acht Jahren sei sie fast ertrunken, als sie mit ihren Haaren in eine Wasserschleuse geraten sei [9]. Ihr Cousin habe sie gerettet. Seit der Kindheit ängstige sie sich davor, allein zu schlafen. Bis zum 19. Lebensjahr habe sie deswegen im Bett der Mutter geschlafen, vor dem Tod des Vaters auch ein paar Jahre mit der Schwester zusammen in einem Zimmer [7]. Keine Vorbehandlungen.

Anmerkungen

[1] Möglicherweise überprotektives Verhalten in der Familie als prädisponierende Bedingung
[2] Prädisponierende Bedingung für den Erwerb eines existenziellen Problems
[3] Hinweise auf das Verdrängen negativer Gefühle
[4] Bestätigung eines existenziellen Problems
[5] Hinweis auf Vermeidungsverhalten, Problemursache noch unklar
[6] Körpersymptome, Ursache noch unklar
[7] Hinweis auf Angstbewältigungsstrategie
[8] Hinweis auf Sicherheitsdenken, Problemursache noch unklar

Der Therapeut hat bisher herausgefunden,

- dass das existenzielle Problem seit der Kindheit besteht und vermutlich dadurch begünstigt wurde, dass die Klientin schon früh mit dem Verlust naher Angehöriger konfrontiert war und
- dass das existenzielle Problem durch negative Verstärkung aufrechterhalten wird, weil die Klientin durch Vermeidungsverhalten und Unterstützung des sozialen Umfeldes erfolgreich ihre Angst mindern kann.

(3) Problemanalyse nach PKP erstellen, die Funktionalität darlegen und Mikroanalyse vornehmen

Makroanalyse. Die Klientin wächst in einem Elternhaus auf, in dem die Eltern eher überbehütend agieren, wodurch autonome Schritte wenig gefördert werden. Zudem erlebt sie früh Verluste naher Bezugspersonen und wird so mit der Endlichkeit des Lebens konfrontiert, worüber sie sich zunehmend zu sorgen beginnt. Durch das Unterstützen des Vermeidungsverhaltens seitens der Bezugspersonen wird dies aufrechterhalten. Ausgelöst durch den Zusammenbruch werden existenzielle Ängste erneut verstärkt. Das Vermeidungs-, Kontroll- und Sicherheitsverhalten führt kurzfristig zu einer Angstreduktion ($\not{C}^{-}$) und langfristig zum Aufrechterhalten und sukzessiven Verstärken der Symptomatik.

Mikroanalyse. Ein typisches Beispiel für das existenzielle Problem in Form eines SORKC-Modells (vgl. Kanfer & Saslow, 1974):

S:	Ich spüre ein leicht schmerzhaftes Ziehen im Fuß.
O:	–
$R^{kognitiv}$:	$K_{Perspektive}$: Ich muss sicher sein, dass ich keine schlimme Krankheit habe und sterbe. Das Ziehen kann bedeuten, dass ich einen Tumor im Körper habe. Daran kann man sterben. Ich will noch nicht sterben, ich habe doch noch nicht richtig gelebt.
$K_{Schlüsse}$:	Ich könnte einen Tumor im Körper haben und daran sterben.
$K_{Bewerten}$:	Das wäre furchtbar.
$R^{emotional}$:	Angst (Stärke 6/10)
$R^{physiologisch}$:	Herzklopfen, innere Anspannung, Unruhe, Unwohlsein, Kribbeln
$R^{motorisch}$:	Ich reibe meinen Fuß.

K:	Intermittierend, da nicht jede Reaktion kurzfristig zur Angstreduktion führt
$C^{kurzfristig}$:	Abbau der Angst (negative Verstärkung)
$C^{langfristig}$:	Die Symptomatik wird aufrechterhalten und sukzessive verstärkt, da das existenzielle Problem bestehen bleibt (die Klientin fordert weiterhin Sicherheit davor, jetzt nicht sterben zu müssen).

(4) Den psychischen Befund erstellen

Orientierung, Gedächtnis, Merkfähigkeit, Bewusstsein und Konzentration sind nicht gestört. Es bestehen keine formalen oder inhaltlichen Denkstörungen, Wahrnehmungsstörungen, Hinweise für Substanzmittelmissbrauch oder -abhängigkeit oder auf aktuelle Suizidalität. Die Stimmung ist überwiegend ängstlich. Der Antrieb ist eingeschränkt durch das Vermeidungsverhalten. Im Kontakt wirkt die sorgfältig gekleidete Klientin angespannt, belastet und unruhig. In ihren Schilderungen erlebt sie sich der Angst hilflos ausgeliefert. Leidensdruck wird im Gespräch deutlich spürbar.

(5) Diagnose stellen

Existenzielles Problem mit F45.2 (Hypochondrie), F40.01 (Agoraphobie mit Panikstörung) und F40.2 (Klaustrophobie)

(6) Therapieziele festlegen

1. Erarbeiten eines psychosomatischen Krankheitsverständnisses
2. Abbau des existenziellen Problems und damit Reduktion der beklagten Symptome
3. Bestimmen der Lebensziele
4. Aufbau von Akzeptanz hinsichtlich Unsicherheit, Kontrollunfähigkeit und partiellem Ausgeliefertsein

Punkt (4) beschreibt typische Inhalte beim Bearbeiten existenzieller Probleme. Hierzu gehören folgende Lernziele:

„So was kommt von so was." Die Klientin soll sich damit auseinandersetzen, dass nicht das Schicksal, sondern sie selbst durch ihr Zutun zu ihren Beschwerden beigetragen hat, indem sie sich häufig in Angst versetzt. Für diesen Teil muss sie Verantwortung übernehmen und ihre Strategie verändern lernen, wenn es ihr besser gehen soll.

„So ist es." Zudem sollte sie durch das Bearbeiten ihrer Denkmuster akzeptieren lernen, dass sie keine Sicherheit bekommt und – wie alle anderen – lebenslang mit partiellem Ausgeliefertsein leben muss.

„Von nix kommt nix." Anschließend sollte sie schauen, welche Lebensziele sie wie ab sofort verfolgen will – und zwar unter der Bedingung, das dafür notwendige Commitment aufzubringen, ohne sicher zu sein, ihre Ziele jemals zu erreichen.

(7) Behandlungsplan und Prognose

Behandlungsplan. Es wird Langzeittherapie beantragt, da davon auszugehen ist, dass diese Zeit benötigt wird, um die gut gebahnten existenziellen Konzepte abzubauen. Dazu dient folgender Behandlungsplan:

1. **In das kognitive Modell der Emotionsentstehung und -steuerung einführen.** Damit die Klientin versteht, weshalb sie unter Ängsten leidet, und lernt, eigene Freiheitsgrade zu erkennen, wird über einen explikativen Sokratischen Dialog erarbeitet, was Gefühle sind, wie sie entstehen und wie sie zu verändern sind (s. INFO 7). INFO 7
2. **Lebensziele analysieren und planen.** Da die Klientin befürchtet zu sterben, bevor sie „richtig" gelebt hat, wird in der Lebenszielanalyse geschaut, welche Ziele sie langfristig verfolgen will und wie sie dies aktuell in ihren kurzfristigen Aktivitäten und Vorhaben umsetzt. Geprüft wird, ob sie die in ihrer Macht stehenden Ziele adäquat verfolgt oder ob sie das aufgrund ihrer Ängste vermeidet. Das könnte wiederum dazu führen, dass sie sich verstärkt fürchtet, „zu früh" zu sterben.
3. **Eigene Konzepte erarbeiten.** Mittels des SKR-Modells (s. INFO 8 u. AB 5) werden die dysfunktionalen Konzepte herausgearbeitet, die in starke Angstreaktionen münden, wie z. B. „Ich brauche Sicherheit, dass ich jetzt nicht sterbe." INFO 8 AB 5
4. **Eigene Konzepte prüfen.** Das Katastrophen- und Versicherungsdenken sowie verzerrte Eintrittswahrscheinlichkeiten und unlogische Schlussfolgerungen werden mithilfe sämtlicher Disputtechniken auf Angemessenheit geprüft (s. INFO 9, 10). INFO 9+10
5. **Konzeptspezifische Hauptirrationalitäten prüfen.** Da die Klientin ein Sicherheits- und Kontrollkonzept verfolgt, wird dieses mit einem explikativen Sokratischen Dialog zum Thema „Was ist das: Sicherheit?" bzw. „Was ist das: Kontrolle?" auf Angemessenheit geprüft.

6. **Reattribuieren der Bedeutung von physiologischer Erregung.** Da die Klientin beschreibt, dass sie sich häufig aufgrund wahrgenommener Körperreaktionen ängstigt, wird mit ihr erarbeitet, künftig Erregung als erwünschte Anpassungsleistung des Organismus statt als Gefahrensignal zu sehen.

INFO 11

7. **Trainieren und Bahnen des neu erarbeiteten Konzepts.** Nach dem Erstellen einer Übungsleiter mit problemtypischen Übungsaufgaben (s. INFO 11) wird das neue Konzept auf der theoretischen Ebene erarbeitet und anschließend mit sukzessiv steigendem Schwierigkeitsgrad auf der imaginativen und dann auf der In-vivo-Ebene trainiert. Vorgehen:

AB 6

INFO 12–14

INFO 15

- Die Klientin erstellt SAE-Modelle zu den jeweiligen Übungen (s. AB 6).
- Die Klientin schreibt zu den jeweiligen Übungen Drehbücher (s. INFO 12) und übt diese in Vorstellungsübungen (s. INFO 13), um das neue Konzept in sensu zu bahnen (s. INFO 14).
- Nach erfolgreichem Umsetzen des neuen Konzepts in sensu werden dieselben Übungen in vivo trainiert (INFO 15).

Prognose. Die Prognose ist aufgrund des hohen Leidensdrucks, der Veränderungsmotivation und ausreichender Introspektionsfähigkeit günstig. Aufgrund der lang bestehenden und komplexen Symptomatik ist Langzeittherapie indiziert.

(8) Somatischen Befund erheben bzw. mit Konsiliarbericht anfordern

Wenn dies nicht bereits in der Sprechstunde/im Erstkontakt erfolgte, wird nun der somatische Befund erhoben bzw. der Konsiliarbericht angefordert.

(9) Therapie beantragen, ggf. *Bericht an die Gutachterin oder den Gutachter* erstellen

Dies erfolgt auf die übliche Weise ohne Besonderheiten bei existenziellen Problemen (s. hierzu z. B. KBV, 2020: PTV 3; Stavemann, 2023a).

9.3 Phase 3: Lebensziele analysieren und planen

AB 7

Die Glaubens-, Werte- und Zielanalyse ergibt: Die Klientin glaubt nicht an einen Schöpfer und an ein Leben nach dem Tod. Sie geht davon aus, dass mit dem Tod alles zu Ende ist. Sie wurde gebeten, mithilfe des Arbeitsblatts 7 *Vorhandene Handlungsziele bestimmen* ihre lang-, mittel- und kurzfristigen Lebensziele zu beschreiben. Diese hat sie in nachstehender Tabelle 9.1 aufgelistet.

Tabelle 9.1: *Handlungsziele von Frau Safety*

Zielbereich	Ist-Zustand	30 Jahre	10 Jahre	1 Jahr	Soll-Zustand ab jetzt
Partnerschaft/Familie/Sozialkontakte					
Mutter	21 Std.				21 Std.
Partnerschaft	–	Reden, spazieren gehen, Feierabende, Ausflüge, Sport treiben, Kino, kochen 55 Std.	Reden, spazieren gehen, Feierabende, Ausflüge, Sport treiben, Kino, kochen 55 Std.	–	–
Freund Max	Telefonate, reden, fernsehen 12 Std.	Telefonate, Mailkontakt, Kino 2 Std.	Telefonate, Mailkontakt, Kino 2 Std.	Telefonate, Mailkontakt, Kino 2 Std.	Telefonate, reden, fernsehen 12 Std.
Freundinnen Ira, Leni, Karla, Jeannette	Telefonate mit Freundinnen 14 Std.	Telefonate, Treffen, Kino, Essen, shoppen 10 Std.	Telefonate, Treffen, Kino, Essen, shoppen 10 Std.	Telefonate, Treffen, Kino, Essen, shoppen 10 Std.	Telefonate mit Freundinnen 14 Std.
Arbeit/Karriere/verfügbare Geldmittel					
Arbeit	Studium 4 Std.	Soz. Päd. in der Kinder- und Jugendhilfe 38 Std.	Soz. Päd. in der Kinder- und Jugendhilfe 38 Std.	Studium 35 Std.	Studium 4 Std.
Einkommen	Bafög	ca. 3.200 €	ca. 2.900 €	Bafög	Bafög
Freizeit					
Fernsehen	20 Std.	8 Std.	10 Std.	10 Std.	20 Std.
PC-Surfen, Nachrichten etc.	20 Std.	25 Std.	10 Std.	10 Std.	20 Std.
Bücher/Zeitung lesen	–	5 Std.	10 Std.	8 Std.	–

Einkauf, Kochen, Garten	2 Std.	20 Std.	15 Std.	10 Std.	2 Std.
Sport im Fitnessstudio	–	3 Std.	4 Std.	–	–
Ausflüge	–	4 Std.	–	–	–
Sonstiges					
Arztbesuche	6 Std.	6 Std.	6 Std.	6 Std.	6 Std.
Gesamtstunden	**99 Std.**	**176 Std.**	**160 Std.**	**91 Std.**	**99 Std.**

Zielproblematik bei Frau Safety: Beim Ist-Zustand fällt auf, dass die Klientin in einigen Lebenszielbereichen gar nicht aktiv ist, obwohl sie ihr offensichtlich wichtig sind. Auch der berufliche Bereich ist nur mit wenigen Stunden angegeben. Beides wird mit Vermeidungsverhalten wegen des existenziellen Problems begründet.

Während der momentane Zeitaufwand realistisch beschrieben ist, besteht eine z. T. erhebliche Differenz zwischen der verplanten Zeit und der tatsächlich zur Verfügung stehenden bei den mittel- und langfristigen Zielen. Die Ziele für ein Jahr sind noch wenig detailliert. Die meisten mittel- und langfristigen privaten Ziele wurden zwar konkret formuliert, dabei jedoch unrealistisch viel von der verfügbaren Zeit verplant. Beim „Soll-Zustand ab jetzt" beschreibt die Klientin keinen Veränderungswunsch im Vergleich zum Ist-Zustand (s. Dialog). Auch beim „Checking-Verhalten" (Arztbesuche) besteht keine Veränderungsmotivation.

Therapeutisches Vorgehen. Zunächst werden die Ursachen für fehlende Aktivitäten erarbeitet und geklärt, weshalb die Klientin

- keine kurzfristigen Veränderungsziele beschreibt
- den Partnerschaftswunsch erst in zehn Jahren verfolgen will (Gibt es dafür andere Ursachen als das für das existenzielle Problem spezifische Sicherheitsverhalten, z. B. ein Selbstwertproblem [Angst vor Ablehnung] oder ein Frustrationsintoleranzproblem vom Vermeider-Typus [Vermeiden von Aufwand bei der Partnersuche und Beziehungspflege]?)
- erwünschte sportliche Aktivitäten und Ausflüge erst langfristig plant.

Manche Ziele soll die Klientin präzisieren, z. B. beschreiben, wo die Treffen mit Freundinnen stattfinden sollen und was sie tun möchte. Für die langfristigen Ziele soll sie eine Zielhierarchie erstellen (s. INFO 18), um danach die unwichtigeren Ziele zu streichen und ihre Unterziele und Teilziele in der ihr zur Verfügung stehenden Zeit angemessen zu planen, damit langfristig Lebenszufriedenheit erreicht werden kann. INFO 18

Dialogbeispiel: Den Zielkonflikt bei den langfristigen Zielen lösen

	Dialog	Kommentar
T:	*Frau Safety, Sie haben bei den langfristigen Zielen zu viele Stunden eingeplant.*	T benennt die Zielproblematik.
K:	*Ich weiß, ich konnte mich nicht entscheiden.*	
T:	*Ja, das mag sein. Was meinen Sie, wohin es führt, wenn Sie sich so viele Ziele setzen, dass die Zeit dafür nicht ausreicht?*	T prüft, ob K die Konsequenzen antizipieren kann.
K:	*Ich werde wahrscheinlich ganz schön Stress haben.*	
T:	*Ginge es Ihnen damit gut?*	Hedonistischer Disput
K:	*Das klingt irgendwie widersprüchlich. Einerseits sorge ich mich vor Stress und dann plane ich ihn ein. Damit würde es mir wahrscheinlich ziemlich schlecht gehen.*	
T:	*Und nun?*	
K:	*Ich weiß auch nicht.*	
T:	*Dann schlage ich vor, dass Sie als ersten Schritt zum nächsten Mal eine Zielhierarchie erstellen. Dazu schreiben Sie sich Ihre wichtigsten Lebensbereiche auf und bringen Sie in eine Reihenfolge. Ich gebe Ihnen eine Anleitung mit, wie man das macht* (s. INFO 18).	T erläutert das Erstellen einer Zielhierarchie.
K:	*Ja, kann ich machen. Und dann?*	
T:	*Dann können wir anhand dieser Hierarchie Ihre Zeitverteilung prüfen und entscheiden, auf welche Aktivitäten Sie am ehesten verzichten wollen, damit Sie Ihre wichtigsten Ziele auch erreichen. Einverstanden?*	T erläutert die Funktionalität der Zielhierarchie.
K:	*Ja.*	

INFO 18

9.4 Phase 4: Problemeinsicht, Veränderungsmotivation und reflexive Persönlichkeit aufbauen

Im nachfolgenden Dialog versucht der Therapeut, bei der Klientin die Einsicht zu stärken, dass es aus ihrer eigenen Sicht sinnvoll ist zu prüfen, ob womöglich doch psychogene Gründe für die beklagten Beschwerden vorliegen. Denn möglicherweise plant sie ihre Ziele noch aufgrund ihres existenziellen Konzepts.

Dialogbeispiel: Ein Problemverständnis für die Verhaltensauffälligkeiten erarbeiten

	Dialog	Kommentar
T:	*Frau Safety, Sie sagten, dass Sie unsicher sind, ob Sie nicht doch organisch krank sind, z. B. einen Tumor haben oder dass mit Ihrem Herzen etwas ist.*	T greift die Zweifel der K an einer psychogenen Ursache auf.
K:	*Ja, genau.*	
T:	*Nun haben wir erkannt, dass Sie unter anderem unter einer hypochondrischen Störung leiden und dass den Befürchtungen, ernsthaft erkrankt zu sein, ein existenzielles Problem zugrunde liegt.*	T fasst zusammen.
K:	*Ja, aber bei der Art der Beschwerden kann ich mir nicht vorstellen, dass das* nur *psychisch verursacht ist.*	K äußert Zweifel.
T:	*Seit wann und wie oft haben Sie das ärztlich prüfen lassen, ohne dass etwas Organisches gefunden wurde, das Ihre Beschwerden erklärt?*	Explorationsfrage
K:	*Seit einigen Jahren und bestimmt ein Dutzend Mal. Aber es wurde tendenziell immer schlimmer, und ich kann nicht verstehen, dass die Ärzte da angeblich nichts finden können.*	
T:	*Ja, das habe ich verstanden. Jetzt ist aber die Frage, was Sie für sinnvoller halten. Wollen Sie weiter nach organischen Ursachen suchen oder wollen Sie nach psychischen Gründen suchen und schauen, ob Sie dadurch Ihre Beschwerden lindern können?*	Logischer und funktionaler Disput
K:	*Kann ich nicht auch beides? Ich gehe weiter zum Arzt und mache auch Psychotherapie?*	K möchte ihre alte Bewältigungsstrategie beibehalten.

T:	*Das halte ich für nicht sinnvoll, denn wenn Sie eine Psychotherapie machen, ist ein Ziel, dass Sie all die Verhaltensweisen einstellen, die einem Bearbeiten Ihrer Probleme im Weg stehen.*	T begründet, weshalb das nicht zielführend ist.
K:	*Das verstehe ist nicht.*	
T:	*Okay, ich versuche, Ihnen das genauer zu erklären. Bevor Sie zum Arzt gehen, wie geht es Ihnen dann? Versetzen Sie sich bitte in so eine Situation.*	T möchte den emotionalen Zustand der K verdeutlichen.
K:	*Es geht mir schlecht. Ich bin unruhig, nervös.*	K benennt Körperreaktionen.
T:	*Können Sie sagen, wie Sie sich dann fühlen?*	T erfragt $R_{Emotion}$.
K:	*Ich habe Angst.*	
T:	*Okay. Und nun machen wir einen Sprung weiter: Sie verlassen den Arzt, der Ihnen gerade gesagt hat, dass alles in Ordnung ist. Wie geht es Ihnen dann?*	Hedonistischer Disput
K:	*Besser. Ich bin erleichtert.*	
T:	*Wie lange geht es Ihnen dann besser?*	Hedonistischer Disput
K:	*Lange hält das nicht an.*	
T:	*Okay. Blicken wir über die vergangene Zeit hinweg: Haben Ihre Beschwerden durch Ihre bisherige Bewältigungsstrategie abgenommen?*	K soll die Funktionalität ihrer Bewältigungsstrategie prüfen.
K:	*Nein, zugenommen.*	
T:	*Wenn Sie nun an Ihre Lebensziele denken. Halten Sie es da für sinnvoller, so weiterzumachen wie bisher oder neue Strategien zu erlernen und auszuprobieren?*	Funktionaler Disput
K:	*Na ja, so gesehen ist es sicherlich besser, sich mit anderen Möglichkeiten zu beschäftigen.*	

9.5 Phase 5: Das kognitive Modell zur Emotionsentstehung und -steuerung vermitteln

Für diese Phase ist bei existenziellen Problemen kein spezifisches Vorgehen erforderlich. Es orientiert sich am in Kapitel 8 Beschriebenen (zum Vorgehen s. a. Stavemann, 2023a; ein explikativer Sokratischer Dialog zum Modelleinführen wird in Stavemann, 2024, beschrieben).

9.6 Phase 6: Dysfunktionale Konzepte und Denkstile identifizieren

AB 5

In dieser Therapiephase erarbeitet Frau Safety unter Zuhilfenahme des SKR-Modells und des entsprechenden Arbeitsblatts 5 die dysfunktionalen Denkmuster ihres existenziellen Problems.

AB 13

Ein SKR-Modell rekonstruieren. Der Therapeut erarbeitet nachfolgend ein SKR-Modell mit der Klientin. Dabei hält er sich im Dialog an das typische Vorgehen zum Erarbeiten von SKR-Modellen. Er wählt die „Rekonstruktion von unten“, da dies für die Klientin einfacher ist, weil ihr nicht mehr bewusst ist, was sie gedacht hat. Das SKR ist dann komplett, wenn alle Punkte inhaltlich vollständig beschrieben sind und eine interne Logik in der Abfolge besteht (zum Vorgehen s. AB 13).

Dialogbeispiel: Ein unbewusstes Konzept erarbeiten

	Dialog	Kommentar
T:	*Sie sagten, dass Sie in vollen Kaufhäusern befürchten zu sterben?*	
K:	*Ja, genau.*	
T:	*Ich möchte mit Ihnen dazu ein SKR erarbeiten, damit Sie künftig wissen, wie Sie vorgehen können, wenn Sie dies eigenständig üben. Einverstanden?*	T erläutert die Funktionalität des Vorgehens und holt sich K's Einverständnis.
K:	*Ja, okay.*	
T:	*Beschreiben Sie mir bitte die Situation, in der Sie sich im Kaufhaus davor gefürchtet haben zu sterben.*	K soll die Situation (S) beschreiben.
K:	*Oh, das ist schon lange her. Ich gehe da ja gar nicht mehr rein.*	K zeigt Vermeidungsverhalten.
T:	*Können Sie sich noch an eine Situation erinnern?*	
K:	*Ja, da fällt mir eine ein.*	
T:	*Okay, beschreiben Sie mir bitte die konkrete Situation zu dem Zeitpunkt, als Sie sich gefürchtet haben zu sterben.*	T erfragt erneut S.
K:	*Also, das war Freitag vor zwei Monaten, da musste ich in der Stadt Druckerpatronen kaufen. Da war es so voll im Laden, dass ich dann doch nicht reingegangen bin.*	

T:	*Zu welchem Zeitpunkt haben Sie sich gefürchtet zu sterben: als Sie dort hingingen oder als Sie vor dem Laden standen oder wann? Versuchen Sie bitte, den Zeitpunkt konkret zu benennen.*	T erfragt den konkreten Zeitpunkt von S.
K:	*Mulmig war mir schon auf dem Weg dahin, aber als ich vor dem Laden stand und sehen konnte, wie voll es drinnen war, da war es vorbei.*	
T:	*Um welche Uhrzeit standen Sie vor dem Laden?*	Wie zuvor
K:	*Es war da, glaube ich, 16 Uhr.*	
T:	*Waren Sie allein?*	T klärt weitere Bedingungen von S.
K:	*Ja.*	
T:	*Okay, dann können Sie unter* Situation *eintragen: Freitag, 16 Uhr, ich stehe vor dem Geschäft und sehe Leute im Laden. Haben Sie dazu Fragen?*	T fasst die Informationen für S zusammen und prüft, ob K das Vorgehen verstanden hat.
K:	*Nein. Ich habe verstanden, dass dies ganz konkret beschrieben werden muss.*	
T:	*Ja genau. Dann zum nächsten Punkt, der Gefühlsreaktion. Welches Gefühl hatten Sie zu diesem Zeitpunkt?*	T leitet über zu $R_{Emotion}$.
K:	*Angst.*	K benennt ein Gefühl.
T:	*Okay, und wie stark war diese zwischen 1 und 10, wenn 1 die kleinste Angststärke und 10 die stärkste ist?*	T erfragt die Intensität der Gefühlsreaktion.
K:	*Das war schon auf Stufe 3.*	K erlebt keine intensive Angst, da sie die Situation noch vermeiden kann.
T:	*Dann können Sie bei* Gefühlsreaktion *eintragen: Angst Stufe 3.* (K schreibt.) *Und welche Körperreaktionen haben Sie in dem Moment erlebt?*	T fasst zusammen und erfragt $R_{Physiologie}$.
K:	*Mir ist warm geworden, mein Herz klopfte stärker. Ich war unruhig und angespannt.*	K benennt Körperreaktionen.
T:	*Diese Reaktionen können Sie bei* Körperreaktion *aufschreiben.* (K notiert dies.) *Was hätten Sie in dem Moment am liebsten gemacht?*	T fasst zusammen und erfragt $R_{Strategie}$.
K:	*Mich umzudrehen und nach Hause zu gehen.*	
T:	*Und was haben Sie tatsächlich getan?*	T erfragt $R_{Verhalten}$.

K:	*Genau das.*	
T:	*Das tragen Sie dann bei der Verhaltensreaktion so ein.* (K schreibt.) *So, nun erarbeiten wir Ihre Denkmuster und fangen dabei bei dem Bewerten an. Haben Sie bis hierhin Fragen?*	T leitet über zu den Kognitionen und klärt noch, ob K Fragen hat.
K:	*Nein. Bisher komme ich mit.*	
T:	*Okay. Wie muss man etwas finden, um sich zu fürchten?*	T erfragt $K_{Bewerten}$.
K:	*Ich müsste denken, dass es furchtbar wäre!*	
T:	*Ja, genau. Das tragen Sie bitte bei* Bewertung *ein.* (K schreibt.) *Bei den Schlussfolgerungen und vermuteten Konsequenzen tragen Sie nun ein, was so Fürchterliches in der Situation geschehen könnte. Was war das?*	T erfragt $K_{Schlüsse}$.
K:	*Ich habe befürchtet, ich könnte schlecht Luft bekommen und dann komme ich nicht schnell genug raus.*	
T:	*Und was dann?*	T erfragt die Tilgung in $K_{Schlüsse}$.
K:	*Ich könnte dann im Laden kollabieren.*	
T:	*Und dann?*	Wie zuvor
K:	*Ich könnte sterben.*	K benennt ihr existenzielles Konzept.
T:	*Diese Befürchtung tragen Sie dann so vollständig unter* Schlussfolgerungen und vermutete persönliche Konsequenzen *ein.* (K schreibt.) *Wie kommen Sie darauf, dass Sie im Kaufhaus schlecht Luft bekommen und ersticken könnten?*	T erfragt $K_{Perspektive}$, die persönliche Sichtweise der K.
K:	*Ich habe das schon einmal erlebt. Es war voll und ich habe gemerkt, wie ich immer schlechter Luft bekam. Ich konnte nicht mehr richtig einatmen. Wer nicht richtig Luft bekommt, kann ersticken und ist tot. Ich habe meine Einkäufe stehen lassen und bin schnell rausgelaufen. An der frischen Luft ging es mir gleich besser.*	K beschreibt einen erfahrenen Aufschaukelprozess und die kurzfristige negative Verstärkung durch Fluchtverhalten. K benennt eine persönliche Sichtweise: Wer nicht richtig Luft bekommt, kann ersticken.
T:	*Ich habe das so weit verstanden. Sie können Ihre Erfahrung bei der persönlichen Sichtweise eintragen. Das Beschreiben Ihres Verhaltens und der Konsequenzen daraus gehören nicht hierher.* (K schreibt.)	T trennt die relevanten Aussagen bei $K_{Perspektive}$ von Verhaltensbeschreibungen und Konsequenzen, die nicht dazugehören.

	Eines ist mir jetzt noch unklar: Was befürchten Sie am meisten, wenn Sie denken, sterben zu müssen?	
K:	*Ich bin doch noch so jung und habe noch so viel vor!*	K benennt die Randbedingung für die Befürchtung des existenziellen Problems.
T:	*Dann notieren Sie bitte auch die letzten beiden Sätze bei* persönliche Sichtweise. *Wir haben das SKR jetzt vollständig. Lesen Sie es bitte noch einmal vor und schauen Sie, ob Sie Fragen dazu haben.*	T prüft, ob K das Vorgehen nachvollziehen kann, um künftig allein SKRs aufzustellen.
K:	(liest vor) *Nein, ich habe keine Fragen.*	
T:	*Dann erstellen Sie bitte zu unserer nächsten Sitzung zwei weitere SKR-Beispiele.*	T stellt die Hausaufgabe.
K:	*Ja, mache ich.*	

Das vollständige SKR von Frau Safety sieht wie folgt aus:

S:	Freitag, 16 Uhr, ich stehe vor dem Kaufhaus. Ich sehe Leute im Laden.
$K_{Perspektive}$:	Ich habe das schon einmal erlebt. Es war voll im Laden und ich habe immer schlechter Luft bekommen und konnte nicht mehr richtig einatmen. Wer nicht richtig Luft bekommt, kann ersticken und ist tot. Ich will noch nicht sterben! Ich bin noch so jung und habe noch so viel vor.
$K_{Schlüsse}$:	Ich könnte schlecht Luft bekommen und nicht schnell genug rauskommen, müsste ersticken und bin tot.
$K_{Bewerten}$:	Das wäre furchtbar!
$R_{Emotion}$:	Angst (3/10)
$R_{Körper}$:	Wärme, Herzklopfen, Zittern, innerlich unruhig und angespannt
$K_{Strategie}$:	Schütz dich und geh nach Hause!
$R_{Verhalten}$:	Ich drehe um und gehe nach Hause.

SKR-Modelle erstellen. Hat die Klientin gelernt, wie sie künftig ihre Denkmuster mit dem SKR-Modell herausarbeiten kann, erstellt sie eigene zu ihren problemtypischen Situationen.

Das folgende SKR hat sie zu Hause aufgeschrieben. In der Therapiestunde wird es nun gemeinsam auf Vollständigkeit und innere Logik unter Zuhilfenahme des Leitfadens zum SKR-Besprechen (s. INFO 9) geprüft. INFO 9

S:	Ich sitze auf dem Sofa.
$K_{Perspektive}$:	Ich bin ganz allein.
$K_{Schlüsse}$:	Wenn ich plötzlich zusammenbreche, bemerkt es keiner.
$K_{Bewerten}$:	Schrecklich!
$R_{Emotion}$:	Angst (6/10)
$R_{Körper}$:	innere Unruhe, Unwohlsein
$K_{Strategie}$:	Hol dir Schutz von anderen!
$R_{Verhalten}$:	Ich sitze auf dem Sofa und nehme mein Handy, um mit meiner Mutter zu telefonieren.

Therapeutische Überlegungen zum SKR der Klientin. Bei S fehlen noch konkrete Angaben zum genauen Zeitpunkt, zu dem die Klientin sich ängstigt. Bei $K_{Perspektive}$ und $K_{Schlüsse}$ fehlt noch der Bezug zum Problem. So ist noch nicht erkennbar, ob hier ein existenzielles Problem vorliegt. Bei $K_{Bewerten}$ fehlt der Zeitbezug in der Bewertung. $R_{Emotion}$, $R_{Verhalten}$ und $K_{Strategie}$ sind inhaltlich vollständig. Die fehlenden Informationen exploriert der Therapeut nach.

Dialogbeispiel: Das SKR-Modell prüfen

	Dialog	Kommentar
T:	*Frau Safety, als Sie mir Ihr SKR vorgelesen haben, ist mir aufgefallen, dass mir noch etwas fehlt, um es zu verstehen. Das möchte ich jetzt gern mit Ihnen ergänzen. Zunächst möchte ich wissen, ob dies ein typisches Beispiel für Ihr existenzielles Problem ist?*	K hat zur Problemaktualisierung das SKR laut vorgelesen. T klärt den Problembereich.
K:	*Ja, ist es.*	
T:	*Und wie finden Sie es, wie Sie in dieser Situation reagieren?*	T prüft, ob ein hierarchisches Problem vorliegt.
K:	*Blöd von mir.*	Es deutet nichts auf ein relevantes hierarchisches Problem hin. Die Unzufriedenheit wird als Veränderungsmotivation gesehen.
T:	*Schauen wir uns nun die Situation an. Zu welchem Zeitpunkt haben Sie sich geängstigt?*	T exploriert fehlende Angaben.
K:	*Ich glaube, das war so 20 Uhr.*	

T:	*Sie waren da allein?*	Wie zuvor
K:	*Ja.*	
T:	*Was haben Sie gemacht?*	Wie zuvor
K:	*Ich habe ferngesehen.*	
T:	*Dann tragen Sie doch bitte diese drei Punkte noch mit unter* Situation *ein.* (K schreibt.) *Dann zu Ihren Reaktionen. Ihre Gefühls- und Verhaltensreaktionen haben Sie beschrieben, nun kommen wir zu Ihren Gedanken, zuerst zu Ihrem Bewerten. Wenn Ihr Gefühl Angst ist, wie müssen Sie dann die Situation gefunden haben?*	T bestätigt korrekt zugeordnete Inhalte und lässt dann die Bewertung mithilfe der Bewertung-Gefühls-Logik prüfen.
K:	*Na, das fände ich schrecklich!*	
T:	*Okay, das können Sie so ergänzen.*	
K:	*Aber das steht doch da.*	
T:	*Nicht so, wie Sie es eben gesagt haben. Es fehlt noch der Zeitbezug. Wer etwas schrecklich findet, ist traurig, wer etwas schrecklich* fände, *ängstigt sich.*	T erklärt die Bewertungs-Gefühls-Logik.
K:	*Okay, verstanden.*	
T:	*Dann schauen wir uns den Punkt $K_{Schlüsse}$ an. Was genau befürchten Sie, wenn Sie zusammenbrechen und keiner bemerkt es?*	T erfragt die Tilgung in $K_{Schlüsse}$.
K:	*Dass ich sterben könnte, weil mir keiner rechtzeitig hilft.*	K benennt ihr existenzielles Konzept.
T:	*Dann ergänzen Sie das bitte bei $K_{Schlüsse}$.* (K schreibt.) *Wie kommen Sie darauf, dass Sie zusammenbrechen und sterben könnten?*	K erfragt $K_{Perspektive}$, die persönliche Sichtweise.
K:	*Ich habe schon gehört, dass Menschen zu Hause zusammengebrochen und gestorben sind. .*	K benennt Vorwissen.
T:	*Ja, so etwas kann eventuell passieren.*	T bestätigt K's Aussage
K:	*Ja, aber ich will das nicht. Ich will nicht sterben. Ich bin noch so jung und habe noch so viel vor.*	K benennt ihr existenzielles Konzept.
T:	*Das tragen Sie bitte auch bei $K_{Perspektive}$ ein.* (K schreibt.) *Dann wäre das SKR so vollständig. Lesen Sie es bitte noch einmal von oben an vor und schauen Sie, ob Sie dazu Fragen haben.*	

Das vollständige SKR von Frau Safety sieht damit wie folgt aus:

S:	Ich sitze allein auf dem Sofa und schaue fern. Es ist 20 Uhr.
$K_{Perspektive}$:	Ich bin allein. Ich habe gehört, dass Menschen zu Hause zusammengebrochen und gestorben sind. Ich will nicht sterben. Ich bin noch so jung und habe noch so viel vor.
$K_{Schlüsse}$:	Wenn ich plötzlich zusammenbreche, bemerkt es keiner und ich sterbe womöglich, weil mir keiner rechtzeitig hilft.
$K_{Bewerten}$:	Das fände ich schrecklich!
$R_{Emotion}$:	Angst (6/10)
$R_{Körper}$:	innere Unruhe, Unwohlsein, Anspannung, Kopfdruck, Herzklopfen
$K_{Strategie}$:	Hol dir Schutz von anderen!
$R_{Verhalten}$:	Ich sitze auf dem Sofa, nehme mein Handy und rufe meine Mutter an.

9.7 Phase 7: Identifizierte Konzepte und Denkstile auf Angemessenheit prüfen und neue, funktionale Konzepte erstellen

Funktionale Ziele aufstellen. Um das Konzept der Klientin auf Angemessenheit prüfen zu können, benötigt der Therapeut ein Prüfkriterium. Dazu lässt er die Klientin das situationsbezogene Zielgefühl ($Z_{Emotion}$) und Zielverhalten ($Z_{Verhalten}$) ergänzen.

Dialogbeispiel: Erarbeiten des Zielgefühls

	Dialog	Kommentar
T:	*Bevor wir Ihre Denkmuster prüfen, möchte ich zuvor noch das SKR um weitere Bausteine erweitern: das Zielgefühl und das Zielverhalten. Diese beiden Aspekte benötigen wir, um prüfen zu können, ob Ihre Denkmuster angemessen sind. Zuerst möchte ich wissen, welches Gefühl Sie für die Situation angemessen halten?*	T erläutert das SKRZ-Modell und erfragt $Z_{Emotion}$.
K:	*Mehr Gelassenheit.*	Unklar, ob K damit ein Gefühl oder ein geringeres Erregungsniveau meint.

T:	*Welches Gefühl meinen Sie damit?*	T erfragt erneut $Z_{Emotion}$.
K:	*Na ja, ich will gelassener damit umgehen können.*	
T:	*Und welches Gefühl halten Sie für angemessen?*	Wie zuvor
K:	*Na, es soll mir egal sein, ob es da voll ist.*	K benennt eine Bewertung.
T:	*Wenn es Ihnen egal wäre, dann meinen Sie welches Zielgefühl?*	Wie zuvor
K:	*Gleichgültigkeit.*	
T:	*Sie wollen es künftig egal finden, wenn Sie in einem vollen Geschäft einkaufen?*	Verständnisfrage
K:	*Ja, weil ich mir ja keine Angst mehr machen will.*	
T:	*Wenn Sie in ein volles Geschäft einkaufen gehen, ist das dann gut, egal oder schlecht für Ihre Ziele?*	T prüft $Z_{Emotion}$ auf Angemessenheit.
K:	*Wenn Sie so fragen, wäre das eher schlecht, weil ich lieber in einem weniger vollen Geschäft einkaufen gehe. Dann muss ich nicht so lange warten.*	
T:	*Welches negative Zielgefühl halten Sie dann für angemessen?*	T erfragt erneut $Z_{Emotion}$.
K:	*Unzufriedenheit, weil es so voll ist und ich vermutlich länger brauche, um meine Besorgungen zu machen.*	
T:	*Dann tragen Sie das doch bei* Zielgefühl *ein. Nun zum* Zielverhalten: *Welches Verhalten fänden Sie für die Situation angemessen?*	T erfragt $Z_{Verhalten}$.
K:	*Dass ich reingehe und meine Besorgungen mache.*	
T:	*Dann tragen Sie das bitte bei* Zielverhalten *ein.*	

Therapeutische Strategie: Da die Klientin zunächst Gelassenheit als $Z_{Emotion}$ genannt hat, erfragt der Therapeut, ob sie damit ein emotionales Ziel wie Gleichgültigkeit meint oder verringerte körperliche Erregung. Er prüft dann, ob Gleichgültigkeit in der Situation unter Berücksichtigen der Klientinnenziele angemessen ist. Wenn sie auch ohne ihr existenzielles Problem ungern in volle Geschäfte geht, weil sie dann länger warten muss, wäre ein neutrales Gefühl unangemessen. Da dies der Fall ist, wird das $Z_{Emotion}$ entsprechend korrigiert. Die Klientin benennt ein $Z_{Verhalten}$, das realistisch und funktional ist.

Die Kognitionen auf Angemessenheit prüfen

$K_{Perspektive}$ prüfen: „Ich habe das schon einmal erlebt. Es war voll im Laden und ich habe immer schlechter Luft bekommen und konnte nicht mehr richtig einatmen. Wer nicht richtig Luft bekommt, kann ersticken und ist tot. Ich will noch nicht sterben! Ich bin noch so jung und habe noch so viel vor."

Disputstrategie für $K_{Perspektive}$. Die Klientin benennt in den ersten drei Sätzen Erfahrungen, die nicht hinterfragt werden. Im dritten Satz beschreibt sie etwas, das zwar so eintreten kann, aber im konkreten Fall extrem unwahrscheinlich ist. Dies prüft der Therapeut mit empirischen und logischen Disputen (s. Dialogbeispiel 1). Ihr Fordern nicht sterben zu wollen, wird mit einem logischen Disput geprüft, da die Klientin etwas fordert, das nicht in ihrer Macht steht (s. Dialogbeispiel 2). Anschließend wird mit funktionalen und hedonistischen Disputen erarbeitet, wie zielführend und hilfreich dieses Konzept ist (s. Dialogbeispiel 3).

Dialogbeispiel 1: Realitätstest und logischer Disput

	Dialog	Kommentar
T:	*Frau Safety, was muss passieren, damit man erstickt und stirbt?*	Explorationsfrage
K:	*Man muss überhaupt keine Luft mehr bekommen.*	
T:	*Und damit man keine Luft mehr bekommt, was müsste da passieren? Haben Sie dazu eine Idee?*	Explorationsfrage
K:	*Na ja, ich denke, die Luftröhre müsste zugeschwollen sein oder von etwas blockiert. Oder es gibt keinen Sauerstoff.*	
T:	*Wie viele Menschen kennen Sie, die in Kaufhäusern erstickt und gestorben sind, weil sie schlecht Luft bekommen haben?*	Empirischer Disput
K:	*Niemanden, aber gehört habe ich schon davon.*	
T:	*Was glauben Sie, wie viele Menschen gehen täglich in Deutschland in irgendein Kaufhaus?*	Empirischer Disput
K:	*Na ja, vielleicht ein paar Millionen täglich.*	
T:	*Und wie viele davon ersticken täglich?*	Empirischer Disput
K:	*Äh, … eher niemand. … Aber es könnte trotzdem passieren.*	

T:	*Das stimmt. Aber für wie wahrscheinlich halten Sie das?*	Empirischer Disput
K:	*Na ja, wohl eher unwahrscheinlich.*	
T:	*Eher unwahrscheinlich oder extrem unwahrscheinlich?*	Empirischer Disput
K:	*Wohl eher extrem unwahrscheinlich. Aber es könnte trotzdem passieren!*	
T:	*Ja. Kann man auch zu Hause sterben?*	Empirischer Disput
K:	*Ja, natürlich auch dort.*	
T:	*Was glauben Sie, wo sterben mehr Menschen: Bei sich zu Hause oder erstickend in einem Kaufhaus?*	Empirischer Disput
K:	*Wohl mehr zu Hause …*	
T:	*Ich verstehe noch nicht, weshalb Sie dann nach Hause wollen, wo doch dort viel häufiger gestorben wird. Weshalb das?*	Logischer Disput
K:	*Hm …*	
T:	*Wie bitte?*	Explorationsfrage
K:	*Das ist nicht logisch. Ich verstehe das auch nicht.*	
T:	*Was meinen Sie: Würde es Ihnen helfen, sich das erneut klarzumachen, wenn Sie wieder einmal vor dem Kaufhaus stehen?*	Funktionaler Disput
K:	*Ich glaube schon.*	
T:	*Okay, wie Sie das konkret üben können, besprechen wir noch.*	

Dialogbeispiel 2: Aufdecken eigener Freiheitsgrade

	Dialog	**Kommentar**
T:	*Sie fordern, nicht sterben zu wollen. Steht das in Ihrer Macht?*	Empirischer Disput
K:	*Na ja, wenn ich aufpasse, dann schon.*	
T:	*Wenn Sie genug aufpassen, dann kann Ihnen gar nichts mehr passieren?*	Empirischer Disput
K:	*Na, so nun auch wieder nicht.*	
T:	*Und was schließen Sie nun daraus?*	Synthetische Frage zum Erarbeiten des K^{neu}
K:	*Ich kann zwar aufpassen, aber Sicherheit bekomme ich dadurch nicht.*	K formuliert ein K^{neu}.

Dialogbeispiel 3: Prüfen auf Lebenszufriedenheit und Zielorientierung

	Dialog	**Kommentar**
T:	*Wenn Sie etwas fordern, was nicht in Ihrer Macht steht, wozu führt das?*	Funktionaler Disput
K:	*Ich bin ängstlich, angespannt und unruhig, weil ich es nicht erreiche.*	
T:	*Was wäre dann Ihrer Meinung nach sinnvoller?*	Synthetische Frage zum Erarbeiten des K^{neu}
K:	*Mich auf das zu konzentrieren, was in meiner Macht steht.*	
T:	*Und in Bezug auf das, was nicht in Ihrer Macht steht, welche Haltung halten Sie da für Sie angemessen?*	Funktionaler Disput
K:	*Weiß ich auch nicht.*	
T:	*Angenommen, Ihre beste Freundin kommt zu Ihnen. Sie hat bald Geburtstag und möchte ein Grillfest machen. Aber sie sorgt sich, ob das Wetter gut wird. Was raten Sie ihr?*	T nutzt eine Analogie.
K:	*Dass Sie es so nehmen soll, wie es kommt, weil sie das Wetter nicht beeinflussen kann. Und sie soll lieber überlegen, was sie tun kann, falls das Wetter schlecht ist.*	
T:	*Und was bedeutet das für Sie und Ihr Fordern, nicht sterben zu wollen?*	Synthetische Frage zum Erarbeiten des K^{neu}
K:	*Ich weiß nicht, wann ich sterbe. Das muss ich akzeptieren, wenn ich mich besser fühlen will. Solange, wie ich noch lebe, schaue ich auf das, was in meiner Macht steht.*	K formuliert ein K^{neu}.
T:	*Wenn Sie heute zugunsten Ihrer ‚Sicherheit' auf Aktivitäten verzichten, wie geht es Ihnen damit kurzfristig?*	Hedonistischer Disput
K:	*Kurzfristig geht es mir besser.*	
T:	*Und langfristig?*	Hedonistischer Disput
K:	*Schlecht, weil ich mich damit enorm einschränke.*	
T:	*Wenn Sie durch Ihr Verhalten erreichen, dass Sie vielleicht etwas länger leben, macht das Ihr Leben lebenswerter?*	Hedonistischer Disput
K:	*So, wie es jetzt ist, macht es das nicht.*	

T:	*Sie sagten ja, dass Sie noch so viel vorhaben. Erreichen Sie das mit dieser Einstellung und diesem Verhalten?*	Funktionaler Disput
K:	*Das wird schwierig. … Nein, das ist unmöglich.*	
T:	*Wie wollen Sie künftig damit umgehen, wenn Sie feststellen, dass Sie auf diese Weise zwar womöglich etwas weniger Unsicherheit erreichen, nicht aber Ihre Ziele?*	Wie zuvor
K:	*Ich muss mir wohl überlegen, was mir wichtiger ist.*	
T:	*Und was ist Ihnen wichtiger?*	Explorationsfrage
K:	*Ich denke, meine Ziele.*	
T:	*Wenn Ihnen die wichtiger sein sollen, bedeutet es was?*	Synthetische Frage zum Erarbeiten des K^{neu}
K:	*Ich muss dafür Unsicherheit ertragen und Risiken eingehen.*	

$K_{Schlüsse}$ prüfen: „Ich könnte schlecht Luft bekommen und nicht schnell genug rauskommen, müsste ersticken und bin tot."

Disputstrategie für $K_{Schlüsse}$. Die Annahmen werden mit empirisch-funktionalen Disputen geprüft. Ggf. soll die Klientin funktionale Alternativen formulieren.

Dialogbeispiel: $K_{Schlüsse}$ prüfen

	Dialog	Kommentar
T:	*Wenn Sie es für so unwahrscheinlich halten, im Kaufhaus zu ersticken und durch das Vermeiden weder Sicherheit noch Ihre Ziele erreichen, was wollen Sie denn künftig tun, wenn Sie in volle Geschäfte müssen, um Ihre Ziele zu verfolgen?*	Empirisch-funktionaler Disput
K:	*Ich gehe hinein.*	
T:	*Auch wenn das nicht absolut sicher ist und Sie sich ängstigen könnten?*	Funktionaler Disput
K:	*Ja, alles andere macht irgendwie keinen Sinn*	
T:	*Weshalb nicht?*	K soll die neue Erkenntnis begründen.
K:	*Ich denke, dass das Risiko nicht im Verhältnis zum Nutzen steht und ich deswegen lieber das Risiko eingehe.*	

$K_{Bewerten}$ prüfen: „Das wäre furchtbar!“

Disputstrategie für $K_{Bewerten}$. Der Therapeut prüft, ob die Klientin ihre Bewertung nach dem neu Erarbeiteten noch passend findet. Das neue $K_{Bewerten}$ soll zum vorher bestimmten Zielgefühl führen.

Dialogbeispiel: Die Bewertung prüfen und ggf. ersetzen

	Dialog	Kommentar
T:	*Wie wollen Sie es künftig finden, wenn Sie in ein volles Geschäft gehen, um etwas einzukaufen?*	K soll ein funktionales $K_{Bewerten}$ formulieren.
K:	*Blöd, dass es so voll ist.*	
T:	*Weil das dann gefährlich ist?*	T prüft die Begründung für das neue $K_{Bewerten}$.
K:	*Nein, weil das dann länger dauert und lästig ist.*	
T:	*Okay, das klingt nachvollziehbar. Fassen Sie bitte zur nächsten Stunde Ihre wichtigsten Erkenntnisse zu wenigen Kernsätzen zusammen und lernen diese auswendig, um sie in ähnlichen Situationen dann parat zu haben.*	K soll ihr K^{neu} aufstellen und auswendig lernen, um es für die Übungen in Phase 8 parat zu haben.

K^{neu} erstellen. Frau Safetys zusammengefasstes K^{neu} lautet: „Ich kann zwar aufpassen und versuchen, unnötige Gefahren zu vermeiden, aber sicher bin ich auch dann nicht. Das steht nicht in meiner Macht. Ich weiß nicht, wann ich sterbe. Das akzeptiere ich, um mich nicht andauernd zu sorgen. Solange ich lebe, schaue ich auf das, was in meiner Macht steht. Für meine Ziele muss ich Risiken eingehen, um sie zu erreichen. So ist das nun mal.“

Explikativer Sokratischer Dialog zum Thema: „Was ist das: Sicherheit?“

Ein wichtiges Konzept von Personen mit existenziellen Problemen ist ihr Fordern nach Sicherheit. Ein so wichtiges Konzept wird in einem explikativen Sokratischen Dialog aufgegriffen und zusammen mit den Betroffenen geprüft (s. nachfolgendes Dialogbeispiel). Ein solches Vorgehen führt zu neuen Konzepten, die weitaus stabiler und veränderungsresistenter sind als psychoedukativ vermittelte.

Das Vorgehen bei explikativen Sokratischen Dialogen ist mehrfach beschrieben (s. Stavemann, 2023a, 2024). Der Ablauf verläuft strukturiert nach folgendem Modell (s. Stavemann, 2024; INFO 4):

INFO 4

Übersicht

Struktur des explikativen Sokratischen Dialogs („Was ist das?")

1. Das Thema bestimmen
2. Erster Definitionsversuch „Was ist das?"
3. Durch den Alltagsbezug das Thema konkretisieren
4. Das Thema ggf. weiter konkretisieren oder umformulieren
5. Aufgestellte Definition prüfen
6. Eine alternative, funktionale Definition suchen
7. Ergebnis des Dialogs

Dialogbeispiel: Was ist das: Sicherheit?

	Dialog	Kommentar
1.	**Das Thema bestimmen**	
T:	*Frau Safety, Sie haben in mehreren SKRZ-Modellen beschrieben, wie wichtig Ihnen Sicherheit ist. Sie sorgen sich, wenn Sie bemerken, dass Sie ohne Sicherheit sind. Wir haben in der letzten Stunde vereinbart, dass Sie aufschreiben, was Sie darunter verstehen. Haben Sie Ihre Definition mitgebracht?*	T begründet das Thema für den Sokratischen Dialog.
K:	*Ja.*	
T:	*Dann lesen Sie die doch bitte einmal vor. Was ist das: Sicherheit?*	T formuliert die Ausgangsfrage.
2.	**Erster Definitionsversuch: „Was ist das?"**	
K:	*Sicherheit ist für mich ein Zustand, in dem ich keinen Gefahren oder Risiken ausgesetzt bin.*	
3.	**Durch den Alltagsbezug das Thema konkretisieren**	
T:	*Ah ja. Haben Sie ein konkretes Beispiel aus Ihrem Alltag, wo es Ihrer Meinung nach sicher ist?*	T stellt den Alltagsbezug her.
K:	*Das fällt mir eben schwer, weil ich nirgends sicher bin. Ich sehe ja mittlerweile überall Gefahren.*	
T:	*Heißt das, Sie fordern etwas, was es in Ihrem Alltag gar nicht gibt?*	Empirischer Disput
K:	*Na ja, ich denke schon, dass ich sicher bin, wenn ich mit meiner Mutter unterwegs oder ich gerade von einem Arzt untersucht worden bin und festgestellt wurde, dass alles in Ordnung ist.*	

4.	**Das Thema ggf. weiter konkretisieren oder umformulieren** (hier nicht erforderlich)	
5.	**Aufgestellte Definition prüfen**	
T:	*Da haben Sie zwei Beispiele für Sicherheit genannt. Die schauen wir uns jetzt nacheinander an. Wenn Sie mit Ihrer Mutter unterwegs sind, dann kann Ihnen gar nichts mehr passieren?*	Empirischer Disput
K:	*Doch, natürlich.*	
T:	*Was könnte das sein?*	Explorationsfrage
K:	*Alles Mögliche. Wir könnten z. B. trotzdem mit dem Auto verunglücken.*	
T:	*Dann war das also kein Beispiel für Sicherheit im Alltag?*	Empirischer Disput
K:	*Hm, so gesehen nicht.*	
T:	*Dann schauen wir uns Ihr nächstes Beispiel an. Wenn Ihr Arzt keine Erkrankung gefunden hat, wovor sind Sie dann sicher?*	Explorationsfrage
K:	*Dass ich nicht krank bin.*	
T:	*Wie kommen Sie darauf?*	Logischer Disput
K:	*Er hat mich doch untersucht. Wenn etwas wäre, dann hätte er das gesagt. Er hat ja gesagt, dass alles in Ordnung ist.*	
T:	*Und Sie meinen, nun kann Ihnen gar nichts mehr passieren?*	Empirischer Disput
K:	*Ja, so gesehen, kann mir auch dann was passieren.*	
T:	*Was denn?*	Explorationsfrage
K:	*Na ja, er könnte etwas übersehen haben. Oder ich werde jetzt gleich krank, habe mich vielleicht sogar im Wartezimmer angesteckt …*	
T:	*Also ist auch dies kein Beispiel für Sicherheit?*	Logischer Disput
K:	*Nein.*	
T:	*Was halten Sie denn nun von den Beispielen zu Ihrer Definition von Sicherheit?*	Normativer Disput
K:	*Tja, diese Beispiele waren nicht passend.*	

T:	*Ich schlage vor, dass Sie zusammenfassen, was wir bisher als Ergebnis unserer Überlegungen zum Begriff Sicherheit herausgefunden haben. Einverstanden?*	Normalerweise würde T K bitten, zu Hause nach weiteren Beispielen zu suchen, um diese dann in der nächsten Stunde gemeinsam zu prüfen – dies so lange, bis K meint, keine sinnvollen Beispiele finden zu können. Erst dann ist K im „Zustand innerer Verwirrung" und damit bereit, das alte Konzept aufzugeben. Hier gehen wir sofort zu (6) über, um das Beispiel kurz zu halten.
6.	**Eine alternative, funktionale Definition suchen**	
K:	*Ich habe kein Beispiel für Situationen in meinem Alltag gefunden, in dem ich sicher bin. Alles birgt mehr oder weniger Risiken.*	
T:	*Habe ich das so richtig verstanden: Sie haben jede Menge Beispiele für Unsicherheit, aber kein einziges für Sicherheit?*	T fasst zusammen.
K:	*Ja, leider.*	
T:	*Wie können Sie dann die Frage „Was ist das: Sicherheit?" beantworten, ohne dass Sie es als theoretischen Begriff verwenden?*	Empirischer Disput
K:	*Keine Ahnung. Das kann ich wohl nicht.*	
7.	**Ergebnis des Dialogs**	
T:	*Was bedeutet das für die Frage, die wir hier untersuchen: „Was ist das: Sicherheit?"*	T führt zurück zur Ausgangsfrage.
K:	*Was Sicherheit ist, weiß ich nur theoretisch, aber ich finde dafür im Alltag einfach kein Beispiel.*	
T:	*Würde es Ihnen bei Ihrem Therapieziel helfen, solange damit aufzuhören, Sicherheit einzufordern, solange so etwas nicht in Ihrer Macht steht?*	Funktionaler Disput
K:	*Ja, ich würde mich weniger ängstigen und aktiver sein.*	
T:	*Okay, dann halten Sie dies doch bitte als Ihr Ergebnis unseres Gesprächs fest.*	K soll das Dialogergebnis schriftlich festhalten.

AB 15

AB 6

Das Modell zur Selbstanalyse von Emotionen (SAE) einführen

In der folgenden Sitzung wird die Klientin in das Erstellen von SAE-Modellen eingeführt. Für diesen Punkt gibt es kein spezifisches Vorgehen bei existenziellen Problemen. (Zum Vorgehen s. Kapitel 8 und das AB 15 *Modell zur Selbstanalyse von Emotionen (SAE) – Inhalt und Struktur* sowie das Arbeitsblatt 6 *Modell zur Selbstanalyse von Emotionen (SAE) (Aufgabenblatt)* (s. a. Stavemann, 2023b).

9.8 Phase 8: Die neuen Konzepte trainieren und bahnen

Übungsleitern für existenzielle Probleme erstellen

Der Therapeut hat die Klientin in der letzten Sitzung in die Übungsphase eingeführt. Da sie sich in unterschiedlichen Situationen ängstigt, kann sie dazu mehrere Übungsleitern aufstellen oder auf jeder Schwierigkeitsstufe unterschiedliche Übungen einplanen, um ihr existenzielles Problem abzubauen.

Um ihr K^{neu} zu üben, stellt Frau Safety Übungen aus Situationen zusammen, in denen sie sich bisher in Todesangst versetzt hat. Sie wird pro Stufe zwei unterschiedliche Übungen absolvieren, bevor sie zur nächsthöheren Stufe geht.

Beispiel

Übungsleiter zur Akzeptanz von Ausgeliefertsein und alltäglicher Gefahr

1. Ich gehe tagsüber allein 25 Minuten spazieren.
   Ich halte 15 Sekunden den Atem an und sage mir, dass ich davon nicht sterben werde.
2. Ich gehe allein ohne Handy spazieren.
   Ich lege mich fünf Minuten in ein Solarium und mache den Deckel zu.
3. Ich schaue allein eine Gesundheits-Fernsehsendung an.
   Ich lese am Nachmittag 15 Minuten die Tageszeitung.
4. Ich fahre allein fünf Etagen Fahrstuhl in dem Parkhaus hinter dem Bahnhof.
   Ich lese zehn Todesanzeigen.
5. Ich atme durch einen Strohhalm und übe meine Körperreaktionen als situationsangemessen zu akzeptieren.
   Ich gehe an einem Samstag allein in einen vollen Supermarkt.
6. Ich schaue allein die 19-Uhr-Nachrichten an.
   Ich gehe an einem Samstag allein in ein Kaufhaus.
7. Ich fahre allein mit dem Bus.

Ich gehe allein über den Sonntags-Flohmarkt.
8. Ich fahre allein mit dem Auto in den nächsten Ort.
Ich gehe allein ins Kino.
9. Ich gehe allein in ein Krankenhaus.
Ich gehe an einem Freitagabend allein in ein Konzert.
10. Ich verbringe allein eine Nacht in einer fremden Stadt in einem kleinen Hotelzimmer.
Ich fliege allein von Hamburg nach München.

Der Therapeut prüft zunächst mit der Klientin, ob die Kriterien für sinnvolles Üben eingehalten sind (s. INFO 11). Nachstehend ist das Ergebnis in Tabelle 9.2 aufgeführt.

INFO 11

Tabelle 9.2: *Prüfen der Übungsleiter von Frau Safety*

Übungsstufe	Übungsbeschreibung	Übungsziel benannt?	konkret beschrieben?	selbst auslösbar?	nicht schädigend?
1	Ich gehe tagsüber allein 25 Minuten spazieren.	konkretisieren	Weg, Tag und Uhrzeit festlegen	☑	☑
	Ich halte 15 Sekunden den Atem an und sage mir, dass ich davon nicht sterben werde.	☑	☑	☑	☑
2	Ich gehe allein ohne Handy spazieren.	konkretisieren	Strecke, Zeitpunkt und Dauer festlegen	☑	☑
	Ich lege mich fünf Minuten in ein Solarium und mache den Deckel zu.	konkretisieren	Ort festlegen	☑	☑
3	Ich schaue allein eine Gesundheits-Fernsehsendung an.	konkretisieren	Art der Sendung und Dauer festlegen	☑	☑
	Ich lese am Nachmittag 15 Min. die Tageszeitung.	konkretisieren	Welche Inhalte?	☑	☑
4	Ich fahre allein 5 Etagen Fahrstuhl in dem Parkhaus hinter dem Bahnhof.	konkretisieren	Wie voll?	☑	☑
	Ich lese zehn Todesanzeigen.	konkretisieren	☑	☑	☑
5	Ich atme durch einen Strohhalm und übe meine Körperreaktionen als situationsangemessen zu akzeptieren.	☑	Ort und Dauer festlegen	☑	☑

	Ich gehe an einem Samstag allein in einen vollen Supermarkt.	konkretisieren	Übungsdauer festlegen	☑	☑
6	Ich schaue allein die 19-Uhr-Nachrichten an.	konkretisieren	☑	☑	☑
	Ich gehe an einem Samstag allein in ein Kaufhaus.	konkretisieren	Übungsdauer festlegen	☑	☑
7	Ich fahre allein mit dem Bus.	konkretisieren	Übungszeit, Strecke und Dauer festlegen	☑	☑
	Ich gehe allein über den Sonntags-Flohmarkt.	konkretisieren	Übungsdauer festlegen	☑	☑
8	Ich fahre allein mit dem Auto in den nächsten Ort und zurück.	konkretisieren	Ort, Entfernung und Übungsdauer festlegen	☑	☑
	Ich gehe allein ins Kino.	konkretisieren	Kino und Übungsdauer festlegen	☑	☑
9	Ich gehe allein in ein Krankenhaus.	konkretisieren	Krankenhaus und Übungsdauer festlegen	☑	☑
	Ich gehe an einem Freitagabend allein in ein Konzert.	konkretisieren	Ort, Art des Konzerts und Übungsdauer festlegen	☑	☑
10	Ich verbringe allein eine Nacht in einer fremden Stadt in einem kleinen Hotelzimmer.	konkretisieren	Übungsort festlegen	☑	☑
	Ich fliege allein von Hamburg nach München.	konkretisieren	☑	☑	☑

Frau Safetys verbesserte Übungsleiter sieht dann folgendermaßen aus:

Korrigierte Übungsleiter zur Akzeptanz von Ausgeliefertsein und alltäglicher Gefahr

1. Ich gehe um 10 Uhr am Mittwoch allein 25 Minuten durch den Stadtpark spazieren und übe Akzeptanz von partiellem Ausgeliefertsein.
   Ich halte 15 Sekunden den Atem an und und sage mir, dass ich davon nicht sterben werde.
2. Ich gehe 20 Minuten allein ohne Handy am Freitagmittag durch den Stadtpark spazieren und übe Akzeptanz von potentiellem Ausgeliefertsein.
   Ich lege mich am Samstagvormittag fünf Minuten in ein Solarium in der Stadt und mache den Deckel zu und übe Akzeptanz von partiellem Ausgeliefertsein.

3. Ich schaue allein die Gesundheits-Fernsehsendung „Visite“ an und akzeptiere, dass man nicht alles beeinflussen kann.
   Ich lese am Nachmittag 15 Minuten lang die Tageszeitung und akzeptiere, dass man nicht alles beeinflussen kann.
4. Ich fahre allein fünf Etagen Fahrstuhl in dem Parkhaus hinter dem Bahnhof und akzeptiere partielles Ausgeliefertsein.
   Ich lese zehn Todesanzeigen und akzeptiere, dass das Leben endlich ist.
5. Ich atme zu Hause 30 Sekunden durch einen Strohhalm und übe, meine Körperreaktionen als situationsangemessen zu akzeptieren.
   Ich gehe an einem Samstag 30 Minuten allein in einen vollen Supermarkt und akzeptiere partielles Ausgeliefertsein.
6. Ich schaue mir allein die 19-Uhr-Nachrichten an und akzeptiere, dass es keine Sicherheit gibt.
   Ich gehe an einem Samstag allein 30 Minuten in ein Kaufhaus und akzeptiere partielles Ausgeliefertsein.
7. Ich fahre am Mittwochmorgen um 7 Uhr allein 30 Minuten mit dem Bus und akzeptiere partielles Ausgeliefertsein.
   Ich gehe allein eine Stunde über den Sonntags-Flohmarkt und akzeptiere, dass es keine Sicherheit gibt.
8. Ich fahre allein mit dem Auto in den nächsten Ort „X“ und wieder zurück und akzeptiere partielles Ausgeliefertsein.
   Ich gehe zwei Stunden allein ins zentrale Kino und akzeptiere partielles Ausgeliefertsein.
9. Ich gehe allein eine Stunde in das Städtische Krankenhaus und akzeptiere, dass es keine Sicherheit gibt.
   Ich gehe Freitagabend allein in ein zweistündiges Jazz-Konzert in den „Jazzkeller“ und akzeptiere partielles Ausgeliefertsein.
10. Ich verbringe allein eine Nacht in Hannover in einem kleinen Hotelzimmer und akzeptiere, dass es keine Sicherheit gibt.
    Ich fliege allein vom Hamburg nach München und akzeptiere partielles Ausgeliefertsein.

Nachfolgend trainiert Frau Safety ihre Übungen auf allen drei Übungsebenen.

Inhaltlich-logisches Training

Für die Übung auf der Stufe 1 hat Frau Safety folgendes SAE aufgestellt:

S:	Ich gehe am Mittwoch um 10 Uhr durch den Stadtpark.
$K_{Perspektive}$:	Man kann jederzeit zusammenbrechen und sterben. Erst gestern ist wieder jemand beim Joggen tot zusammengebrochen. Ich will noch nicht sterben, weil ich noch so viel vorhabe.
$K_{Schlüsse}$:	Ich könnte auch zusammenbrechen, keiner würde es mitbekommen oder mir rechtzeitig helfen und ich muss sterben.
$K_{Bewerten}$:	Das fände ich schlimm.
$K_{Strategie}$:	Ich denke: Geh besser nach Hause, dort bist du sicher.
$R_{Emotion}$:	Angst (5/10)
$R_{Körper}$:	Herzklopfen, innere Anspannung und Unruhe, flaues Gefühl im Magen, Zittern
$R_{Verhalten}$:	Ich drehe um und gehe nach Hause.
$Z_{Emotion}$:	Zufriedenheit (1/10)
$Z_{Verhalten}$:	Ich gehe durch den Stadtpark.

SRKZ prüfen

Situation prüfen.	Korrekt
$R_{Emotion}$ prüfen.	Ein Gefühl ist mit Intensität genannt.
$R_{Körper}$ prüfen.	Körpersymptome sind genannt.
$R_{Verhalten}$ prüfen.	Ich beschreibe konkretes Verhalten.
$Z_{Emotion}$ prüfen.	Ein Gefühl und die Gefühlsstärke sind zwar genannt, aber es muss entweder Freude (1/10) oder Zufriedenheit heißen, weil Letzteres ja bereits eine Abstufung von Freude ist.
$Z_{Verhalten}$ prüfen.	Ein konkretes Verhalten ist beschrieben. Es ist zielführend.
$K_{Perspektive}$ prüfen.	*Realitäts-Check:* Ja, man kann jederzeit zusammenbrechen, aber die Wahrscheinlichkeit ist für mich extrem gering. Und: Nicht jeder, der zusammenbricht, stirbt auch. *Logik-Check:* Mein Fordern, nicht sterben zu wollen, macht keinen Sinn, denn das steht nicht in meiner Macht. *Moral-Check:* – *Ziel-Check:* Wenn ich meine Ziele verfolgen will, muss ich auch Risiken eingehen. Wie hoch ich das tun will, kann ich abwägen. *Lebenszufriedenheits-Check:* Wenn ich mich weiter so ängstige, geht es mir schlecht und ich kann meine Ziele nicht verfolgen. Meiner Gesundheit tut es auch nicht gut, so zu denken und mich

	so zu verhalten. Sicherheit bekomme ich dadurch auch nicht. Also lasse ich das lieber und sage mir: Es gibt keine Sicherheit. Besser ist es für mich, ruhig zu bleiben und den Spaziergang zu genießen, da mir das gut tut.
$K_{Schlüsse}$ prüfen.	Wie oben
$K_{Bewerten}$ prüfen.	Stimmt
$K_{Strategie}$ prüfen.	Die Strategie taugt nichts. Im Gegenteil: Sie ist für den unerwünschten Zustand verantwortlich.
K^{neu}:	Mein Fordern, nicht sterben zu wollen, macht keinen Sinn, denn das steht nicht in meiner Macht. Wenn ich meine Ziele verfolgen will, muss ich Risiken eingehen. Besser für mich ist es, ruhig zu bleiben und den Spaziergang zu genießen, da ich so meine Ziele verfolge und dies gut für meine Gesundheit ist. Schön, dass ich mir dafür jetzt Zeit nehme.

Der Therapeut prüft nun mit Frau Safety das aufgestellte SAE-Modell.

Dialogbeispiel: Das SAE-Modells prüfen

	Dialog	Kommentar
T:	*Frau Safety, das meiste kann ich so nachvollziehen. Sie haben eine konkrete Situation beschrieben und die fehlenden Informationen selbst korrigiert. Sie benennen ein Gefühl und beschreiben in Ihrem Zielgefühl einen Veränderungswunsch. Zufriedenheit kann ich nachvollziehen, wenn Sie damit ein Lebensziel verfolgen. Die geringere Intensität ist sicherlich sinnvoll, da große Freude vermutlich nicht dem Ereignis angemessen ist. Sie beschreiben ein Verhalten, das Sie auch als Zielverhalten zeigen möchten. Auch das kann ich nachvollziehen, da Sie ja Ihr Vermeidungsverhalten abbauen wollen. Zu* $K_{Schlüsse}$ *habe ich noch eine Frage. Woran könnten Sie sterben?*	T bestätigt die zugeordneten und geprüften Anteile im Modell und lässt das $K_{Schlüsse}$ ergänzen.
K:	*Wenn ich plötzlich körperlich zusammenbreche.*	
T:	*Das könnten Sie noch bei* $K_{Schlüsse}$ *ergänzen.* (K schreibt.) *Dazu möchte ich mit Ihnen gern einen Realitäts-Check machen. Für wie wahrscheinlich halten Sie es, dass Sie plötzlich im Park zusammenbrechen?*	Empirischer Disput

K:	*Das Risiko, bei diesem Spaziergang zusammenzubrechen, halte ich für sehr gering, da es bei mir aktuell keine Hinweise auf körperliche Probleme gibt.*	
T:	*Okay. Das können Sie dann ja noch beim Realitäts-Check ergänzen* (K schreibt.) *So, wie Sie Ihre Denkmuster geprüft haben, kann ich das auch nachvollziehen. Sie setzen sich damit auseinander, dass es keinen Sinn ergibt, etwas zu fordern, das nicht in Ihrer Macht steht. Sie erkennen, dass es sinnvoller ist, die eigenen Ziele zu verfolgen. Somit können Sie nun Ihr Drehbuch zu dieser Übung schreiben und das K^{neu} dort mit einbauen.*	T verstärkt die Überlegungen der K.

Ein Drehbuch für ein existenzielles Problem erstellen

Frau Safety erstellt zur nächsten Sitzung ein Drehbuch zum Übungsablauf.

> **Beispiel**
>
> **Drehbuch für die Übung: Ich gehe allein 25 Minuten durch den Stadtpark**
>
> Ich bin zu Hause, ziehe meine Jacke an und verlasse die Wohnung. Beim Treppen-Heruntergehen bemerke ich mehr Erregung und sage innerlich „Stopp“ und denke mein K^{neu} ... Ich gehe nach rechts und biege nach ca. 100 Metern noch einmal rechts ab. Ich gehe noch 300 Meter geradeaus und sehe schon den Eingang zum Park. Ich bemerke mehr innere Unruhe und sage innerlich „Stopp“ und denke mein K^{neu} ... Ich gehe in den Park. Ein älteres Paar ist noch zu sehen. Ich laufe weiter den Weg entlang. Niemand ist zu sehen und ich bemerke, wie ich mich sorge. Ich mache einen Gedankenstopp und denke mein K^{neu} ... Ich verlasse nach 300 Metern den Hauptweg und gehe einen kleinen Pfad entlang. Ich bin immer noch allein. Ich bemerke, wie ich mich sorge. Ich mache einen Gedankenstopp und denke mein K^{neu} ... Nach 25 Minuten verlasse ich den Park und gehe nach Hause.
>
> Auf dem Weg nach Hause klopfe ich mir innerlich auf die Schulter und lobe mich, weil ich mich überwunden habe und mein K^{neu} denken konnte.

Training mit Imaginationsübungen

INFO 13

Nachdem das Drehbuch vollständig ist, führt der Therapeut mit der Klientin eine angeleitete Vorstellungsübung durch (s. INFO 13).

Dialogbeispiel: Imaginationsübung mit Frau Safety

	Dialog	Kommentar
T:	*So, Frau Safety, nun möchte ich mit Ihnen eine Vorstellungsübung zu Ihrem Übungsbeispiel machen. Dies ist eine weitere Möglichkeit, um Ihre neue Denkweise zu verinnerlichen. Je besser Ihre neuen Denkmuster „sitzen“, desto leichter und schneller können Sie die dann auch im Alltag abrufen. Je besser Sie sich den Übungsablauf vorstellen können, umso eher können Sie sich danach verhalten. Das ist wie nach dem Kauf eines neuen Autos: Je öfter Sie damit das Fahren üben, umso besser und sicherer können Sie es bedienen.*	T erklärt den Sinn von Imaginationsübungen.
K:	*Okay, das habe ich verstanden.*	
T:	*Können Sie Ihr K^{neu} schon auswendig?*	T prüft vor der Vorstellungsübung, ob K das K^{neu} parat hat.
K:	*Ja, kann ich.*	
T:	*Wie lautet es?*	Wie zuvor
K:	*Mein Fordern, nicht sterben zu wollen, macht keinen Sinn, denn das steht nicht in meiner Macht. Die Wahrscheinlichkeit zusammenzubrechen halte ich für extrem gering, da es bei mir aktuell keine Hinweise auf körperliche Probleme gibt. Wenn ich meine Ziele verfolgen will, muss ich auch Risiken eingehen. Besser für mich ist es, ruhig zu bleiben und meinen Spaziergang zu genießen, da ich so meine Ziele verfolge und es gut für meine Gesundheit ist. Schön, dass ich mir dafür jetzt Zeit nehme.*	
T:	*Ja, dann bitte ich Sie, dass Sie sich bequem hinsetzen und sich entspannen. Sie können auch die Augen schließen.* (Kurze Pause) *Begeben Sie sich jetzt in Ihrer Fantasie an den Ort, an dem Sie die Übung beginnen wollen. Beschreiben Sie mir den Ort und die Zeit und gehen Sie dann Schritt für Schritt weiter durch die Übung, so wie Sie es in Ihrem Drehbuch beschrieben haben.*	T führt in die Übungssituation ein.

K:	*Ich bin zu Hause, ziehe meine Jacke an und verlasse die Wohnung …* (K spult ihr Drehbuch ab und macht Gedankenstopps, wenn sie einen Erregungsanstieg verspürt, um laut ihr K^{neu} zu wiederholen.)	
T:	*In Ordnung. Dann können Sie das jetzt täglich bis zur nächsten Sitzung weiterüben.*	Hausaufgabe zum weiteren Bahnen des K^{neu}

Die Klientin macht als Hausaufgabe weitere Imaginationsübungen, bis sie das K^{neu} gut abrufen kann. Erst danach führt sie die Übung auch in vivo durch.

Training in vivo

INFO 15

Nach erfolgreichem Üben in sensu wird die Übung in vivo ausgeführt. In der Sitzung nach der In-vivo-Übung bespricht der Therapeut mit der Klientin das Übungsergebnis. Das Vorgehen ist im Informationsblatt 15 *Neue Erkenntnisse im Alltag trainieren* beschrieben.

Dialogbeispiel: Auswerten der In-vivo-Übung

	Dialog	**Kommentar**
T:	*Sie haben vor zwei Tagen Ihre Übung gemacht. Wie finden Sie denn Ihren Übungserfolg?*	K soll ihre Leistung selbst bewerten.
K:	*Insgesamt habe ich das gut gemacht.*	
T:	*Haben Sie sich denn an Ihr Drehbuch gehalten?*	T erfragt das Übungsziel.
K:	*Ich habe erst beim dritten Mal die Übung ganz nach Drehbuch geschafft. Ich konnte es gut in meiner Vorstellung durchspielen. Auch das K^{neu} konnte ich. Aber ich musste das erste Mal doch vor dem Park umdrehen, da ich es sonst nicht geschafft hätte, das K^{neu} zu denken. Ich habe am anderen Tag einen neuen Versuch unternommen, so wie wir das besprochen haben. Da konnte ich dann sogar zehn Minuten im Park spazieren gehen und mein K^{neu} denken. Und dann vor zwei Tagen habe ich das ganz geschafft. Heute übe ich das auch noch einmal nach unserer Sitzung. Ich bin aber trotzdem noch immer aufgeregt dabei. Mache ich da was falsch?*	Hinweis auf ein Überschätzen der eigenen Bewältigungsfähigkeiten

T:	*Nein, das ist so, wenn man mit dem Üben beginnt. Bis man neue Konzepte glaubt und das auch körperlich spürbar ist, muss man einige Zeit üben. Haben Sie sich denn bei allen Übungsdurchläufen für Ihren Einsatz gelobt?*	Psychoedukation Prüfen, ob K sich selbst lobt.
K:	*Na ja, bei den ersten beiden, als ich mein Drehbuch nicht geschafft habe, habe ich es zwar gemacht, aber es fiel mir schwer, das zu glauben, weil ich doch auch enttäuscht war.*	
T:	*Das kann ich verstehen. Es ist vielleicht hilfreich, wenn Sie bei Ihrer nächsten Übung prüfen, ob Sie diese noch in kleinere Schritte unterteilen wollen. Sie haben sich bei der ersten Übung vielleicht etwas überschätzt. Das kann vorkommen, wenn man noch keine Erfahrungen damit hat. Aber nun könnten Sie das ja künftig entsprechend berücksichtigen.*	Anpassen der weiteren Übungen an die Fähigkeiten der K

10 Fallbeispiel: Herr Kardio

10.1 Phase 1: Der Erstkontakt/Die Sprechstunde(n)

(1) Den Inhalt und die Ziele der Sprechstunde bzw. des Erstkontakts erläutern

Das Vorgehen ist bereits im Abschnitt 8.1 beschrieben. Es bedarf keiner individuellen Anpassung.

(2) Anlass für die Inanspruchnahme des Erstkontakts/der Sprechstunde(n) klären

Relevante soziodemografische Daten. 48-jähriger Verwaltungsangestellter, geschieden, die 12-jährige Tochter lebt bei ihm.

Symptomatik. Der Klient berichtet, er befürchte, dass sein Herz nicht in Ordnung sei. Er bemerke, wie es irgendwie komisch schlage. Dann steigere sich das bis zu regelrechten Panikattacken [1]. Manchmal habe er einen Arzt gerufen oder sei in die Notaufnahme gefahren [2]. Er befürchte, einen Herzinfarkt zu erleiden oder dass sein Herz wegen Überlastung plötzlich aufhöre zu schlagen [1]. Vor vier Jahren habe er abends im Bett die erste Panikattacke erlitten und den Notarzt gerufen. Der habe nichts festgestellt [1]. Der Hausarzt habe ihn nur kurzfristig beruhigen können, bis er sich erneut in Panik versetzt habe [1]. Inzwischen habe er eine ausgeheilte Myokarditis hinter sich und sorge sich nun verstärkt davor, dass das Herz nicht in Ordnung sei [1]. Bei starker Panik nehme er Diazepam ein [2]. Mittlerweile vermeide er sportliche Aktivitäten, anstrengende Arbeiten und Freizeitbeschäftigungen [2]. Bisher habe er wegen seiner Beschwerden mehrere Fachärzte aufgesucht, die jedoch nichts Ungewöhnliches festgestellt hätten [2]. Mittlerweile ängstige er sich schon davor, wieder in Panik zu geraten [4]. Er ziehe sich deswegen immer mehr zurück [3]. Auch seine Tochter sorge sich um seine Gesundheit, was er nicht wolle. Der Hausarzt, die Therapeutin und Ärzte in der Reha hätten eine Psychotherapie empfohlen, was er mittlerweile auch als sinnvoll ansehe.

Anmerkungen:

[1] Indiz für eine Angstsymptomatik mit noch unklarer Problemursache (s. Dialogbeispiele 1, 2 und 3 unter Punkt 3)

[2] Bisherige Bewältigungsstrategien

[3] Rückzugsverhalten, Funktionalität noch unklar (s. Dialogbeispiel 4 unter Punkt 3)

[4] Hinweis auf ein hierarchisches Problem (Angst vor der Angst)

Der Therapeut hat bisher herausgefunden,

- dass der Klient seit vier Jahren unter Ängsten leidet, die sich auf sein Herz beziehen
- dass er versucht, die Ängste über Vermeiden und Schonverhalten zu regulieren
- dass er sich seit der Herzmuskelentzündung verstärkt ängstigt
- dass die Problemursache für diese Symptome noch unklar ist und
- dass der Klient eigenmotiviert eine Psychotherapie beginnen möchte.

Im nächsten Schritt versucht der Therapeut herauszufinden, ob eine psychische Problemursache für die Angstsymptomatik verantwortlich ist und – falls ja – welche.

(3) Vorhandene(s) psychische(s) Problem(e) und daraus resultierende emotionale, soziale, somatische und Verhaltenssymptome sowie kurze Problemgenese erheben.

Zum inhaltlichen Vorgehen siehe Abschnitt 8.3.

Dialogbeispiel 1: Erarbeiten der Symptomursache

	Dialog	Kommentar
T:	*Herr Kardio, Sie sagten, dass Sie in Panik geraten, wenn Sie bemerken, dass Ihr Herz komisch schlägt?*	
K:	*Ja. Das ist furchtbar!*	
T:	*Was genau befürchten Sie dann?*	T erfragt das $K_{Schlüsse}$.
K:	*Dass ich gleich einen Herzinfarkt bekomme.*	
T:	*Und dann?*	Präzisierung
K:	*Dann kann ich vielleicht nicht mehr rechtzeitig Hilfe bekommen und sterbe.*	Bestätigung des existenziellen Problems

Dialogbeispiel 2: Erarbeiten der Symptomursache für die erste Panikattacke

	Dialog	Kommentar
T:	*Sie sagten, dass Sie vor vier Jahren das erste Mal im Bett in Panik geraten sind. Was hätte Furchtbares passieren können?*	T beschreibt S und erfragt über $K_{Bewerten}$ das $K_{Schlüsse}$.
K:	*Ich spürte so einen starken Herzschlag.*	
T:	*Was hätte Furchtbares passieren können?*	Wie zuvor
K:	*Das wurde immer schlimmer. Mein Herz schlug immer stärker und mir wurde warm. Ich bekam schlecht Luft und dachte, dass ich jetzt gleich an einem Herzinfarkt sterbe.*	K beschreibt einen Aufschaukelprozess. Hinweis auf ein existenzielles Problem.
T:	*Und dann haben Sie den Notarzt gerufen?*	Bewältigungsstrategie
K:	*Ja. Und als der dann da war, ging es mir schlagartig besser.*	
T:	*Weshalb?*	T prüft, ob K ein Erklärungsmodell hierfür besitzt.
K:	*Jetzt wusste ich, dass ein Arzt da ist, der mir helfen kann, wenn es schlimmer wird.*	Sicherheitskonzept des K

Dialogbeispiel 3: Erarbeiten der Symptomursache

	Dialog	Kommentar
T:	*Sie sagten, Ihr Hausarzt konnte Sie nur kurzfristig beruhigen. Was haben Sie danach befürchtet?*	T erfragt das $K_{Schlüsse}$.
K:	*Dass mein Herz doch nicht in Ordnung ist.*	
T:	*Was könnte damit nicht in Ordnung sein?*	Explorationsfrage
K:	*Na ja, weiß ich, ob ich nicht plötzlich doch an Herzversagen sterbe?*	Hinweis auf das für das existenzielle Problem typische Sicherheitsdenken

Dialogbeispiel 4: Die Ursache für das Rückzugsverhalten klären

	Dialog	Kommentar
T:	*Nun möchte ich noch gern über Ihr Rückzugsverhalten sprechen.*	
K:	*Ja, okay.*	
T:	*Seit wann ziehen Sie sich immer mehr zurück?*	Explorationsfrage
K:	*Seitdem ich die Herzmuskelentzündung hatte.*	
T:	*Wovon ziehen Sie sich zurück?*	Explorationsfrage
K:	*Ich treffe weniger Freunde, vermeide Reisen an Orte mit schlechter medizinischer Infrastruktur, gehe nicht mehr in die Sauna.*	
T:	*Weshalb treffen Sie keine Freunde mehr?*	Explorationsfrage
K:	*Das ist mir zu anstrengend. Dann kann ich mich nicht genug ausruhen und wer weiß, was die dann vorhaben.*	
T:	*Was meinen Sie damit?*	Explorationsfrage
K:	*Na ja, bei meinem Gesundheitszustand sollte ich mich nicht so belasten. Wer weiß, ob mein Herz das verkraftet. Womöglich kollabiere ich da. Von denen kann mir garantiert keiner helfen.*	Hinweis auf das existenzielle Problem
T:	*Und weshalb vermeiden Sie Reisen und Saunabesuche?*	Explorationsfrage
K:	*Weil ich auch da glaube, dass mir da was passieren kann und ich nicht rechtzeitig Hilfe bekomme und sterben könnte.*	Vermeidungsverhalten wegen des existenziellen Problems

(4) Relevante kognitive Muster feststellen

Dialogbeispiel 5: Relevante kognitive Muster herausarbeiten

	Dialog	Kommentar
T:	*Können Sie mir bitte eine typische Situation beschreiben, in der Sie zu sterben befürchten?*	
K:	*Ja, zum Beispiel wenn ich so einen Herzrumpler beim Arbeiten in der Firma bemerke.*	
T:	*Dann ängstigen Sie sich?*	Klären von $R_{Emotion}$

K:	*Ja.*	
T:	*Wie stark fürchten Sie sich dann auf einer Skala zwischen 1 und 10, wenn 1 die kleinste Angst und 10 Todesangst wäre?*	T erfragt die Stärke der $R_{Emotion}$.
K:	*Da war es 5.*	
T:	*Welche Körperreaktionen haben Sie in dem Moment wahrgenommen?*	T erfragt $R_{Physiologie}$.
K:	*Mein Herz schlug schneller, mir wurde warm, ich begann zu schwitzen.*	
T:	*Wie hätten Sie am liebsten spontan darauf reagiert?*	T erfragt $K_{Strategie}$.
K:	*Den Notarzt rufen. Aber das geht nicht schon wieder …*	
T:	*Und was haben Sie in dem Moment tatsächlich gemacht?*	T erfragt $R_{Verhalten}$.
K:	*Ich habe mein Hemd etwas aufgeknöpft, bin ans offene Fenster gegangen und habe etwas Wasser getrunken.*	
T:	*Was haben Sie in dem Moment befürchtet?*	T erfragt $K_{Schlüsse}$.
K:	*Dass ich einen Herzinfarkt erleiden und sterben könnte, wenn das nicht gleich besser wird.*	
T:	*Wie kommen Sie darauf?*	T erfragt $K_{Perspektive}$.
K:	*Na, weil meine Eltern schon Herzprobleme hatten. Mein Vater ist daran gestorben und ich hatte schon eine Herzmuskelentzündung. Da besteht doch eine hohe Wahrscheinlichkeit, dass ich auch daran sterbe.*	
T:	*Was wäre das Schlimmste daran, jetzt zu sterben?*	T erfragt die gefürchteten Konsequenzen.
K:	*Ich muss mich noch um meine Tochter kümmern und habe noch so viele Ziele!*	

(5) Auf weitere Probleme prüfen

Das allgemeine Vorgehen ist bereits im Abschnitt 8.5 beschrieben. Es bedarf keiner individuellen Anpassung.

Der Therapeut hat bisher herausgefunden,
- dass beim Klienten ein psychisches Problem vorliegt, dessen emotionales Symptom Angst ist, und
- dass die Ursache für die Angst ein existenzielles Problem ist.

In den weiteren probatorischen Sitzungen geht es darum zu verstehen, wie sich das existenzielle Problem entwickelt hat und wodurch es aufrechterhalten wird.

(6) Ersten Eindruck von der Klientenpersönlichkeit gewinnen

Der Klient erscheint pünktlich, ist unauffällig gekleidet, im Verhalten freundlich und unsicher. Er wirkt bei seinen Schilderungen belastet und zeigt sich affektiv schwingungsfähig. Seine Stimmung ist überwiegend ängstlich. Der Antrieb ist ungestört. Bei Angst zeigt er Vermeidungs- und Rückzugsverhalten. In der Interaktion wirkt er oft hilf- und ratlos.

(7) Vorläufige Diagnose fällen und erläutern

Die vorläufige Diagnose kann in diesem Fall z. B. so vermittelt werden:
T: *Nach Ihren bisherigen Schilderungen kann ich sagen, dass Sie ein psychisches Problem haben und eine Psychotherapie sinnvoll ist. Ich habe in der Diagnostik herausgefunden, dass Ihren Ängsten ein existenzielles Problem zugrunde liegt. Existenzielle Probleme sind dadurch gekennzeichnet, dass sich jemand übermäßig vor dem Tod oder vor dem Ende seines Daseins fürchtet.*

Sie beschreiben Todesangst besonders dann, wenn Ihr Herz bestimmte Reaktionen zeigt. Sie nehmen dann entweder Diazepam und/oder suchen einen Arzt auf, lassen sich durchchecken und bemerken danach eine kurzfristige Besserung. Über die Zeit hinweg belasten Sie sich körperlich immer weniger, um Erregungssymptome zu vermeiden. Langfristig bemerken Sie jedoch, dass sich Ihre Symptomatik dadurch nicht verbessert, und möchten daher eine Psychotherapie machen.

Habe ich Ihr Problem so richtig beschrieben und verstanden?

(8) Somatische Ursachen für die Beschwerden ausschließen

Nach den Klientenschilderungen haben bisherige Untersuchungen keinen Hinweis ergeben, dass die Befürchtungen in diesem Ausmaß berechtigt sind. Unklar ist noch, ob die Angst durch eine organische Ursache zu erklären ist. Um dies auszuschließen und um den nötigen Konsiliarbericht zur Kostenübernahme durch die Krankenkasse beizubringen, wird der Klient hierfür seinen Hausarzt aufsuchen.

(9) Vorhandene Bewältigungsstrategien und Therapieerfahrungen erheben

Ziele und Vorgehen: Wie in Kapitel 8 und Fallbeispiel 1 dargelegt.

Dieser Klient hat bereits seine Bewältigungsreaktionen beschrieben. Daher fragt der Therapeut nur noch gezielt nach weiteren Strategien, denn manche Betroffene erinnern diese erst im Laufe des Gesprächs, da sie diese oft automatisiert und unbewusst anwenden.

Dialogbeispiel 6: Bewältigungsstrategien und Therapieerfahrungen erheben

	Dialog	Kommentar
T:	*Herr Kardio, Sie haben mir beschrieben, wie Sie Ihre Angst bewältigen. Ich möchte noch wissen, ob Ihnen hierzu noch etwas eingefallen ist, was wir bisher nicht besprochen haben.*	T fragt nach weiteren Bewältigungsstrategien.
K:	(Pause) *Ja, doch: Mir fällt ein, dass ich auch keine Treppen mehr steige, sondern immer Aufzüge benutze.*	
T:	*Weshalb steigen Sie keine Treppen mehr?*	T erfragt die Funktionalität.
K:	*Damit vermeide ich eine Überlastung meines Herzens.*	
T:	*Haben Ihnen das die Ärzte nach der Myokarditis empfohlen?*	T prüft, ob ärztlicherseits eine Kontraindikation für Treppensteigen besteht.
K:	*Nein, im Gegenteil. Die sagen, ich kann alles machen.*	
T:	*Und weshalb steigen Sie dann keine Treppen*	T erfragt die Funktionalität.
K:	*Na, weil ich mir nicht hundertprozentig sicher bin, dass mit meinem Herz nicht doch was ist.*	
T:	*Und weshalb steigen Sie deswegen keine Treppen?*	Wie zuvor
K:	*Weil ich so nicht befürchten muss, dass mir etwas passiert.*	K beschreibt Angstvermeidungsverhalten.
T:	*Was könnte passieren?*	T erfragt $K_{\text{Schlüsse}}$.
K:	*Mein Herz könnte überlastet werden und kollabieren und dann wäre ich tot.*	Bestätigung des existenziellen Problems

(10) Erwartungen und Therapieziele erheben

Inhalte und Ziele: s. Abschn. 8.1 und Fallbeispiel 1, Abschn. 9.10.

Dialogbeispiel 7: Erwartungen und Therapieziele erheben

	Dialog	Kommentar
T:	*Was möchten Sie denn durch eine Psychotherapie erreichen?*	K soll seine Erwartungen und Ziele konkretisieren.
K:	*Ich möchte, dass es mir besser geht.*	K antwortet unkonkret.
T:	*Was genau meinen Sie damit?*	Konkretisierung
K:	*Ich möchte weniger Angst um mein Herz haben.*	
T:	*Was wäre der Vorteil davon?*	T möchte den Bezug zum existenziellen Problem herausarbeiten.
K:	*Ich würde mich nicht mehr so oft vor dem Tod fürchten.*	

Die Punkte (11)–(13) werden erarbeitet wie im Kapitel 8 und im Fallbeispiel 1, Kapitel 9, beschrieben:

- Therapeutische Prinzipien erläutern und Motivation verstärken
- Therapieziel(e) festlegen, Therapiekontrakt schließen
- Organisatorisches für die Abläufe in dieser Praxis besprechen.

10.2 Phase 2: Exploration, Anamnese, Diagnose und Therapieplan

(1) Auf weitere Probleme und ggf. auf hierarchische Probleme prüfen

Dialogbeispiel: Klären, ob ein hierarchisches Problem vorliegt

	Dialog	Kommentar
T:	*Sie sagten, Sie befürchten, an einem Herzinfarkt oder an plötzlicher Herzüberlastung zu sterben, und wie Sie versuchen, dies zu verhindern. Ich habe Ihnen erläutert, dass ich ein existenzielles Problem als ursächlich für Ihre Symptome ansehe. Nun möchte ich noch wissen, wie Sie es finden, dass Sie so reagieren?*	T fasst zusammen und prüft, ob ein hierarchisches Problem vorliegt.

K:	*Das finde ich nicht gut.*	
T:	*Was genau meinen Sie damit?*	Konkretisierung
K:	*Na, damit geht es mir schlecht und ich habe immer weniger Lebensqualität und für meine Tochter ist das auch nicht gut. Deshalb will ich das ja ändern.*	K benennt die Folgen/Symptome seines existenziellen Problems und zeigt Veränderungsmotivation. Ein hierarchisches Problem ist hier nicht erkennbar.
T:	*Okay. Seit wann besteht denn Ihr Problem und wie hat es sich im Laufe der Zeit entwickelt?*	T beginnt mit dem Einstieg in die Exploration.

(2) Vertieftes Explorieren der Problematik und die lerngeschichtliche Entwicklung erheben

Familiäre Entwicklung. Der Klient sei bis zum 14. Lebensjahr bei den Eltern aufgewachsen. Der Vater, mit 67 Jahren verstorben, habe als Mechaniker gearbeitet. Die Mutter, 77 Jahre, habe keinen Beruf gelernt, sich um den Haushalt und die Kinder gekümmert. Bis zum 4. Lebensjahr sei er mit seinen beiden Brüdern (+13 J., +14 J.) aufgewachsen, habe daran kaum Erinnerungen. Nach einem Umzug seien beide ihre eigenen Wege gegangen. Die ersten Lebensjahre habe der Klient gut in Erinnerung. Die Mutter sei eine sehr selbstständige Person und immer für ihn da gewesen. Der Vater sei bis zu seiner Alkoholerkrankung ein ordentlicher, aber auch ängstlicher Mensch gewesen [1]. Er habe sich ständig um sein Herz gesorgt und häufig Ärzte aufgesucht [2]. Die Familie habe schöne Urlaube verbracht, jedoch nie im Ausland, weil der Vater befürchtet habe, die medizinische Versorgung könnte dort schlecht sein [3]. Später sei die häusliche Atmosphäre durch den zunehmenden Alkoholabusus des Vaters bestimmt gewesen. Die Eltern hätten häufiger miteinander gestritten, z. B. wegen des knappen Geldes. Mit 14 Jahren seien Klient und Mutter in eine kleine Wohnung gezogen. Dort habe ein entspannteres Leben begonnen. Zum Vater habe er keinen Kontakt mehr gehabt. Die Mutter habe später einen anderen Mann kennengelernt, zu dem der Klient ein gutes Verhältnis habe.

Schule/Beruf. Nach der Grundschule habe er das Gymnasium absolviert, dort aufgrund eines Fächerwechsels die 7. Klasse wiederholt und danach ein dreijähriges Studium an der Fachhochschule für öffentliche Verwaltung erfolgreich absolviert. Seit Studienende arbeite er bei einer Behörde. Um Abteilungsleiter zu werden, habe er über zwei Jahre ein wichtiges Projekt geleitet und sehr viel dafür getan. Beim Projektstart habe er 2022 die erste Panikattacke erlebt. Er habe plötzlich Herzstolpern gespürt und sich vom Arzt untersuchen lassen: ohne Befund. Bei einem besonders starken Herzstolpern habe er befürchtet, gleich einen Herzinfarkt zu erleiden, und den Notarzt gerufen [4]. Dieser habe nichts festgestellt und gemeint, er habe vielleicht in letzter Zeit zu viel Stress gehabt und dass er sich mehr Ruhe gönnen solle [5]. Auch weitere fachärztliche Abklärung blieb ohne organischen Befund. Dies habe ihn zunächst beruhigt. Seitdem er vor zwei Jahren ein weiteres berufliches Projekt begonnen habe, erlebe er erneut erhöhte Arbeitsbelastung [5]. Er habe diese Aufgaben übernommen, um sich weitere berufliche Aufstiegschancen zu ermöglichen.

Soziale Entwicklung/soziale Kontakte. Der Klient sei bisher sozial gut eingebunden gewesen. Er habe bisher keine Schwierigkeiten damit, Freunde zu finden und Freundschaften aufrechtzuerhalten.

Partnerschaften. Der Klient sei geschieden. Die Frau habe sich nach zehn Jahren Ehe getrennt, nachdem sie einen anderen kennengelernt habe. Zur gemeinsamen Tochter (12 J.) habe er eine sehr gute Beziehung. Die Tochter lebe auf eigenen Wunsch überwiegend bei ihm. Sie sehe die Mutter alle zwei Wochenenden.

Sexuelle und körperliche Entwicklung. Unauffällig.

Krankheitsanamnese. 2018 habe ihn jemand aus dem Krankenhaus angerufen, in dem sein Vater im Sterben gelegen habe, um zu entscheiden, ob die Geräte abgeschaltet werden. Diese Situation sei für ihn sehr schwierig gewesen, da er erstmals mit dem Tod konfrontiert worden sei. Ihm sei da bewusst geworden, wie schnell das Leben vorbei sein kann. Er habe in Absprache mit den Ärzten die Geräte nach zwei Monaten abschalten lassen. Circa vier Wochen danach habe er auf dem Weg zur Arbeit eine weitere Panikattacke erlebt und befürchtet, selbst zu sterben [4].
Im Februar 2020 sei eine Perikarditis (Herzbeutelentzündung) diagnostiziert worden, im März sei dann die Diagnose einer leichten Myokarditis (Herzmuskelentzündung) gefolgt, die mit Betablockern und Ruhe behandelt wurde. Das Heilverfahren dauerte von Mai bis Juni [6]. Der Klient habe im Zuge seiner beruflichen Aktivitäten eine Erkältung verschleppt, die sich auf das Herz gelegt habe [7]. Trotz ausgeheilter Erkrankung erlebe er weiterhin die beschriebenen Symptome.

Anmerkungen

[1] Hinweis auf eine mögliche genetische Komponente
[2] Vater als Modell dafür, sich übermäßig stark um das Herz zu sorgen
[3] Hinweis auf Vermeidungsverhalten des Vaters (evtl. Modelllernen)
[4] Hinweis auf ein existenzielles Problem
[5] Hinweis auf eine möglicherweise ungünstige Work-Life-Balance
[6] organische Erkrankungen
[7] Hinweis auf ein Vernachlässigen der Gesundheit zugunsten von Arbeit

Der Therapeut hat bisher herausgefunden,

- dass das existenzielle Problem vermutlich durch Modelllernen erworben wurde
- dass das existenzielle Problem sich bisher ausschließlich in der Angst zeigt, an einem Herzinfarkt zu sterben, und
- dass der Klient eine ungünstige Work-Life-Balance lebt und vermutlich so körperliche Stressreaktionen begünstigt, diese fehlinterpretiert und so seine Angst weiter aufrechterhält.

(3) Problemanalyse nach PKP erstellen, die Funktionalität darlegen und Mikroanalyse vornehmen

Makroanalyse. Der Klient entwickelte vermutlich durch die Erfahrungen mit dem Vater das existenzielle Problem durch Modelllernen. Er übernahm dessen unrealistische Einstellung zum Funktionieren des eigenen Körpers („Wenn mein Herz stolpert, ist es nicht in Ordnung und das ist gefährlich.") und dessen Angewohnheit, körperlichen Symptomen erhöhte Aufmerksamkeit zu widmen und diese als Gefahrenindizes zu deuten. Der Klient könnte als Bewältigungsstrategie das Sicherheits- und Vermeidungsverhalten des Vaters übernommen haben. Ausgelöst durch das Erleben einiger Missempfindungen am Herzen ängstigt er sich, weil er die Symptome als Zeichen eines drohenden Herzinfarktes interpretiert, wodurch er die Angst per Circulus vitiosus verstärkt, bis er sich schließlich in Todesangst und Panik versetzt. Die negativen medizinischen Befunde beruhigen ihn nur kurzfristig. Nach einer ausgeheilten Myokarditis und Perikarditis ängstigt er sich erneut davor, an einem Herzinfarkt sterben zu können, und interpretiert nun auch kleinste psychophysiologische Veränderungen als Anzeichen für einen drohenden Herzinfarkt. Er nimmt häufiger Arztbesuche und Untersuchungen in Anspruch, beginnt zunehmend, körperliche Belastung zu vermeiden, und zieht sich von sozialen Kontakten zurück, um sich nicht zu belasten. Dadurch kann er seine Angst kurzfristig reduzieren ($\mathcal{C}^{-}$). Langfristig bleiben die existenziellen Ängste bestehen und verstärken sich sukzessive, da seine körperliche Belastbarkeit nachlässt und dadurch verstärkte psychophysiologische Symptome auftreten. Auch das Fordern nach Sicherheit vor dem Tod wird dadurch weiter aufrechterhalten. Durch Einnahme von Diazepam kann er sein Erregungsniveau zwar senken, aber dadurch wird das alte Sicherheitskonzept weiter gestützt.

Mikroanalyse. Ein typisches Beispiel für das existenzielle Problem des Klienten:

S:	Montag, 6.30 Uhr, ich stehe im Bad.
O:	vorangegangene Perikarditis, Myokarditis
$R^{kognitiv}$:	$K_{Perspektive}$: Meine Arme kribbeln so. Das könnte ein Anzeichen für Kreislaufprobleme sein. An einem Herzinfarkt kann man sterben. Ich will noch nicht sterben, da ich noch so viel vorhabe und meine Tochter mich noch braucht. $K_{Schlüsse}$: Ich könnte einen Herzinfarkt erleiden und sterben müssen. $K_{Bewerten}$: Das wäre furchtbar.
$R^{emotional}$:	Angst (Stärke 7/10)
$R^{physiologisch}$:	Anspannungsanstieg, Herzklopfen, innere Unruhe, schwitzen, weiche Knie
$R^{motorisch}$:	Ich öffne das Fenster und atme tief ein und aus.
K:	Intermittierend, denn der Klient kann dadurch nicht jedes Mal Angstreduktion erreichen.
$C^{kurzfristig}$:	Reduktion der Angst und der Körpersymptome (negative Verstärkung)
$C^{langfristig}$:	Aufrechterhalten und sukzessives Verstärken der Symptomatik, da das existenzielle Problem bestehen bleibt

(4) Den psychischen Befund erstellen

Der Klient ist bewusstseinsklar sowie räumlich und zeitlich orientiert. Es gibt keine Hinweise auf formale oder inhaltliche Denk- oder Wahrnehmungsstörungen, mnestische Störungen, auf Substanzmittelmissbrauch oder -abhängigkeit. Es besteht keine aktuelle Selbst- bzw. Fremdgefährdung. Die Stimmung ist vorwiegend ängstlich. Der

Antrieb ist ungestört. Der Klient wirkt hilfesuchend und ratlos. Bei den Beschwerdeschilderungen wird Leidensdruck deutlich spürbar.

(5) Diagnose stellen

Existenzielles Problem mit F45.30 (somatoforme autonome Funktionsstörung, Herz-Kreislauf-System [Herzneurose])

(6) Therapieziele festlegen

1. Erarbeiten eines psychosomatischen Krankheitsverständnisses
2. Abbau des existenziellen Problems und dadurch der Angstsymptomatik
3. Bestimmen der kurz- und langfristigen Lebensziele, dadurch Verbessern der Work-Life-Balance

Typische Lernziele beim existenziellen Problem von Herrn Kardio:

- **„So was kommt von so was."** Zunächst soll er psychosomatische Zusammenhänge verstehen lernen und dass er seine jetzigen Symptome auch durch eigenes Denken und Verhalten mitbestimmt, insbesondere dadurch, wie er wahrgenommene Körperreaktionen interpretiert.
- **„So ist es".** Dann soll er durch das Bearbeiten seines Sicherheitskonzepts akzeptieren lernen, dass er keine Sicherheit bekommt und mit partiellem Ausgeliefertsein leben muss.
- **„Von nix kommt nix."** Um selbst verursachte Stressoren zu verringern, prüft er anschließend seine Lebensziele und entscheidet, welche davon er weiterhin langfristig verfolgen möchte, um dabei noch eine gute Work-Life-Balance zu leben.

(7) Behandlungsplan und Prognose

1. **Wissensvermittlung und Aufbau der Problemeinsicht.** Dem Klienten sollen Zusammenhänge zwischen Stress und organischen Reaktionen aufgezeigt werden, da hier noch Wissensdefizite bestehen.
2. **Lebensziele analysieren und planen.** Da der Klient befürchtet, nicht lange genug zu leben, um seine Ziele zu erreichen, soll er diese zunächst, beginnend mit seinen langfristigen Zielen, in einer Übersicht darstellen. Geprüft werden soll, ob er realistische, erreichbare, in seiner Macht stehende Ziele verfolgt und ob er ggf. zu viele Ziele aufstellt und sich damit überfordert (s. INFO 16 u. AB 7). AB 7 INFO 16
3. **Einführen in das kognitive Modell der Emotionsentstehung und -steuerung.** Damit der Klient versteht, wie er sich beständig in Angst versetzt, und lernt, eigene

INFO 23

Freiheitsgrade zu erkennen, wird über einen explikativen Sokratischen Dialog erarbeitet, was Gefühle sind und wie sie entstehen (s. INFO 23).

INFO 8
AB 5

4. **Eigene Konzepte erarbeiten.** Mittels des SKR-Modells (s. INFO 8 u. AB 5) werden die dysfunktionalen Konzepte herausgearbeitet, mit denen der Klient sich in Angst versetzt und Körpersymptome produziert, wie z. B. „Wissen ist gut, Kontrolle ist besser", „Ich will sicher sein, dass ich jetzt nicht an einem Herzinfarkt sterbe", „Ein gesundes Herz schlägt gleichmäßig".

INFO 9+10

5. **Eigene Konzepte prüfen.** Die Erwartungen und Konzepte des Klienten werden mit den Disputtechniken auf Angemessenheit geprüft (s. INFO 9 u. 10). Beim Prüfen der Erwartungen und Forderungen sowie der emotionalen Reaktionen auf Angemessenheit kommen vor allem empirische und logische Dispute zum Einsatz, um verzerrte Eintrittswahrscheinlichkeiten und unlogische Schlussfolgerungen zu erkennen.
6. **Konzeptspezifische Hauptirrationalität prüfen.** Mittels eines explikativen Sokratischen Dialogs soll geklärt werden: „Was ist das: Sicherheit? Wo gibt es sie im Alltag?"
7. **Reattribution der Bedeutung von physiologischer Erregung.** Da der Klient beschreibt, dass er sich wegen seiner wahrgenommenen Körperreaktionen ängstigt, soll mit ihm eine Reattribution erarbeitet werden, um künftig Erregung als erwünschte Anpassungsleistung des Organismus statt als Gefahrensignal zu betrachten. Die neu erarbeiteten Konzepte werden zu einem funktionalen K^{neu} zusammengefasst.

INFO 11

8. **Trainieren und Bahnen des neuen Konzepts.** Nach dem Erstellen einer Übungsleiter mit problemtypischen Übungsaufgaben (s. INFO 11) wird das neue Konzept mit sukzessiv steigendem Schwierigkeitsgrad auf drei Arten trainiert:

AB 6

   - theoretisch, indem er SAE-Modelle (s. AB 6) zu Situationen erstellt, in denen er Körpersymptome produziert (wie z. B. Sport treiben, Treppe laufen, in die Sauna gehen).

INFO 12–14

   - imaginativ, indem er zu der jeweiligen Übungssituation Drehbücher (s. INFO 12) erstellt und diese mit Imaginationsübungen (s. INFO 13) bahnt (s. INFO 14).

INFO 15

   - in vivo: Nach erfolgreichem Umsetzen der neuen Konzepte in sensu werden dieselben Übungen im Alltag trainiert (s. INFO 15).

Prognose. Die Prognose ist aufgrund der bisher gezeigten Kooperationsbereitschaft, Mitarbeit und des hohen Leidensdrucks hinreichend günstig.

(8) Somatischen Befund erheben bzw. Konsiliarbericht anfordern

Dieser Punkt ist nicht für das existenzielle Problem typisch (zum Vorgehen s. Kapitel 8, vertiefend z. B. Stavemann, 2023a).

(9) Therapie beantragen, ggf. *Bericht an die Gutachterin oder den Gutachter* erstellen

Dies erfolgt auf die in der IKVT üblichen Weise ohne Besonderheiten bei einem existenziellen Problem (s. hierzu Kapitel 8, vertiefend z. B. Stavemann, 2023a).

10.3 Phase 3: Lebensziele analysieren und planen

Herr Kardio gibt an, er halte sich an christliche Werte und glaube an einen Schöpfergott, der verlangt, niemand anderen oder sich selbst mutwillig zu schädigen. Er gehe selten in die Kirche, bete dafür aber regelmäßig zu Hause.

Herr Kardio wurde in der letzten Sitzung gebeten, seine Lebensziele aufzustellen. AB 7
(Zur Unterstützung kann das AB 7 *Vorhandene Handlungsziele bestimmen* genutzt werden.) Er soll diese nach Priorität sortieren und in lang-, mittel- und kurzfristige Ziele unterscheiden. Er stellt folgende Ziele auf:

Tabelle 10.1: *Handlungsziele von Herrn Kardio*

Zielbereich	Ist-Zustand	30 Jahre	10 Jahre	1 Jahr	Soll-Zustand ab jetzt
Partnerschaft/Familie/Sozialkontakte					
Partnerin	Partnerinsuche 0 Std.	Feste Partnerschaft (Ausflüge, Spaziergänge, Scrabble) 50 Std.	Feste Partnerschaft (Ausflüge, tanzen, reisen, kochen, Spaziergänge, Scrabble) 40 Std.	Feste Partnerschaft (Ausflüge, kochen, Spaziergänge, Scrabble) 20 Std.	Partnerinsuche 6 Std.
Tochter	Ausflüge, Hausaufgaben, Kino, Spiele, TV, zum Reiten begleiten 22 Std.	Telefonieren, Kaffee trinken oder Essen gehen etc. 2 Std.	Telefonieren, Kaffee trinken oder Essen gehen etc. 2 Std.	Ausflüge, Hausaufgaben, Kino, Spiele, TV, zum Reiten begleiten 22 Std.	Ausflüge, Hausaufgaben, Kino, Spiele, TV, zum Reiten begleiten 22 Std.
Eltern	Telefonate und Treffen 1 Std.	–	Telefonate und Treffen 2 Std.	Telefonate und Treffen 10 Std.	Telefonate und Treffen 1 Std.

Freunde Kai, Manfred, Uli	Telefonate 0,5 Std.	4 Std.	5 Std.	2 Std.	2 Std.
Arbeit/Karriere/verfügbare Geldmittel					
Arbeit	55 Std./ 3.200 €	–	Bereichsleiter 40 Std./ 4.000 €	Abteilungsleiter 50 Std./ 3.500 €	55 Std./ 3.200 €
Haushalt, Einkauf, Kochen	20 Std.	15 Std.	15 Std.	20 Std.	20 Std.
Freizeit					
TV, lesen, Radsport, Fitness, Gesundheit	4 Std. –	20 Std. 4 Std.	10 Std. 4 Std.	10 Std. 4 Std.	6 Std. 4 Std.
Sonstiges					
Arztbesuche, Therapie	3,5 Std. 4 Std.	2 Std. –	– –	– –	– 6 Std.
Gesamtstunden	110 Std.	97 Std.	118 Std.	138 Std.	122 Std.

Zielproblematik. Herr Kardio befürchtet, zu früh zu sterben, seine Tochter nicht mehr unterstützen und seine Ziele nicht erreichen zu können. Beim Betrachten seiner Lebensziele fällt auf, dass er viel arbeitet und andere ihm wichtige Ziele vernachlässigt, wie z. B. die Partnerinsuche, Freizeit und Sport. Das Verfolgen dieser Ziele ab sofort und in einem Jahr führt zu einem völlig unrealistischen Stundenvolumen. Klarer definiert werden sollte auch der Bereich Gesundheit: Was genau will der Klient für seine Gesundheit (außer Sport) tun?

Therapeutisches Vorgehen. Der Therapeut lässt zunächst eine Zielhierarchie erstellen, um prüfen zu können, ob der Klient bereits dementsprechend lebt. Daran kann dann ein realistischer Plan für die lang-, mittel- und kurzfristigen Ziele erarbeitet werden. Hierzu erhält der Klient zur Unterstützung INFO 18 *Eine eigene Zielhierarchie erstellen.*

INFO 18

Dialogbeispiel: Die Ziele prüfen

	Dialog	Kommentar
T:	*Herr Kardio, Sie haben schon Ziele in den Spalten „ab sofort" und „in einem Jahr" ergänzt. Dafür wollen Sie noch mehr Zeit aufwenden als heute und mit circa vier bis fünf Stunden Schlaf auskommen. Halten Sie das für sinnvoll?*	Funktionaler Disput
K:	*Na ja, nicht wirklich, aber ich hatte auch keine andere Idee, wie ich das alles unter einen Hut kriege.*	
T:	*Weshalb ist Ihnen das nicht gelungen?*	T erfragt das Zielproblem.
K:	*Mir sind so viele Dinge wichtig.*	K benennt das Zielproblem.
T:	*Okay, dann schlage ich vor, dass Sie zum nächsten Mal versuchen, Ihre Ziele in eine Rangreihe nach Wichtigkeit zu sortieren. Sie tun das unter der Voraussetzung, dass Sie Ihr existenzielles Problem gelöst haben. Berücksichtigen Sie dabei die langfristige Perspektive: Was muss ich in den nächsten 30 Jahren getan haben, um dann sagen zu können, dass ich zufrieden mit mir bin? Einverstanden?*	K soll eine Zielhierarchie erstellen, um danach die Stundenverteilung realistisch zu gestalten (s. Tabelle 10.2).
K:	*Ich kann's versuchen.*	

Tabelle 10.2: *Zielhierarchie von Herrn Kardio*

Prioritäts-stufe	Für die nächsten 10 Jahre	bis zur Rente	ab Rente
1	Beruf und Tochter	Beruf und Partnerschaft	Partnerschaft
2	Eltern und künftige Partnerin	Tochter	Gesundheit/Sport und Freunde
3	Freunde	Freunde	Tochter und ggf. Enkel
4	Gesundheit/Sport	Gesundheit/Sport	Fernsehen und lesen
5	Haushalt	Haushalt	Kochen
6	Fernsehen und lesen	Fernsehen und lesen	Haushalt

Anhand der Zielhierarchie wird deutlich, dass der Klient die Prioritätenstufe 1 entsprechend seiner Zielhierarchie umsetzt. Bei den drei weiteren Stufen tut er dies bisher aufgrund seines existenziellen Problems nicht und sollte das entsprechend umstellen. Der Therapeut greift die ungünstige Work-Life-Balance beim Prüfen der einzelnen Zielbereiche mit auf.

Dialogbeispiel: Die Zielhierarchie prüfen

	Dialog	Kommentar
T:	*So, Sie haben nun Ihre Zielhierarchien für die von Ihnen angegebenen Lebensziele festgelegt. Ist Ihnen dabei etwas aufgefallen?*	T prüft K's Erkenntnisse, um dessen Eigenbeteiligung zu priorisieren und Redundanzen zu vermeiden.
K:	*Ja, mir ist aufgefallen, wie wenig ich aktuell für mir wichtige Bereiche tue und dass ich das gern ändern will. Aber das geht ja momentan noch nicht.*	
T:	*Ja. Wenn Sie nun Ihre anderen Prioritäten auf den Stufen 2–4 ansehen, was bedeutet das denn dann für die Stundenverteilung in Ihrem Lebenszielplan?*	T thematisiert den Zielkonflikt.
K:	*Ich müsste in Priorität 2 mehr Zeit investieren.*	
T:	*Ja, aber Sie haben diese bereits über das Ihnen zur Verfügung stehende Maß hinaus verplant. Wie könnten Sie dieses Problem lösen?*	Wie zuvor
K:	*Tja, das finde ich schwierig. Ich kann weder weniger arbeiten noch mich weniger um meine Tochter kümmern, und der Haushalt ist auch wichtig.*	K mag sich nicht entscheiden.
T:	*Das kann ich verstehen. Besonders bei den beruflichen Zielen könnten Sie natürlich überlegen, ob Sie es für sinnvoll halten, diesem Bereich eine derart immense Bedeutung zu geben. Geht es Ihnen gut damit?*	Funktional-hedonistischer Disput
K:	*Das ist total anstrengend.*	
T:	*Sehen Sie keine Möglichkeit, die Stundenzahl zu reduzieren?*	T prüft, ob K eigene Ideen hat.
K:	*Besser wäre das, aber ich habe keine Idee.*	
T:	*Kennen Sie denn andere Kollegen, die eine solche Karriere verfolgt haben oder aktuell noch verfolgen?*	T regt an, nach einem Modell zu suchen, um ggf. neue Strategien zu finden.

K:	*Ja, ein Kollege aus der anderen Abteilung ist schon Abteilungsleiter.*	
T:	*Arbeitet der auch so viel?*	Explorationsfrage
K:	*Ich weiß nicht.*	
T:	*Wollen Sie das in Erfahrung bringen, wie er das macht?*	Funktionaler Disput
K:	*Ja, das ist eine gute Idee.*	
T:	*Nehmen wir an, Sie würden nur noch 40 Stunden arbeiten. Wie würden Sie die eingesparte Zeit auf Ihre anderen Zielbereiche aufteilen?*	K soll einen fiktiven alternativen Zielplan erstellen.
K:	*Dann würde ich die für meine Eltern und für die Suche nach einer Partnerin verwenden.*	
T:	*Wollen Sie für beides gleich viel an Zeit und Energie investieren?*	Explorationsfrage
K:	*Nein. Meine Eltern würde ich zwar gern mehr sehen, aber wichtiger ist mir, mich um die Partnerinsuche zu kümmern.*	
T:	*Also dann Partnerinsuche Stufe 2 und Eltern Stufe 3?*	T lässt die beiden Ziele auf Stufe 2 hierarchisch ordnen.
K:	*Ja, aber der Haushalt nimmt so viel Zeit in Anspruch. Wie soll ich das alles machen?*	
T:	*Könnte es sinnvoll sein, sich dafür Unterstützung zu holen?*	Funktionaler Disput
K:	*Sie meinen eine Putzhilfe?*	
T:	*Ja.*	
K:	*Stimmt, das habe ich noch gar nicht überlegt. Das probiere ich. Dann habe ich mehr Zeit für die Partnerinsuche und kann auch noch Zeit für Sport und Treffen mit Freunden verwenden.*	
T:	*Gut, ich schlage vor, dass Sie das bis zur nächsten Sitzung überarbeiten und Ihre neue Prioritätenliste und ihren geänderten Zielplan wieder mitbringen.*	K soll seine Ideen in den Zielplan integrieren.
K:	*Ja, mache ich.*	

10.4 Phase 4: Problemeinsicht, Veränderungsmotivation und reflexive Persönlichkeit aufbauen

Dialogbeispiel: Problemeinsicht, Veränderungsmotivation und reflexive Persönlichkeit aufbauen

	Dialog	Kommentar
T:	*Herr Kardio, Sie leiden darunter, dass Sie sich bei körperlichen Symptomen davor sorgen, an einem Herzinfarkt oder Ähnlichem sterben zu können.*	T wiederholt die Diagnose.
K:	*Ja.*	
T:	*Wir haben schon besprochen, dass es sich hierbei, anders als bei Ihrer Myokarditis, um eine psychische Ursache handelt, die wir existenzielles Problem nennen.*	T fasst zusammen.
K:	*Ja. Das war mir neu.*	
T:	*Was wissen Sie über psychosomatische Zusammenhänge?*	*Explorationsfrage*
K:	*Da weiß ich nicht so viel. Nur dass Körper und Psyche zusammenhängen und dass man bei zu viel Stress krank werden kann. Das hört man ja auch in den Medien immer wieder, wenn da gesagt wird, dass Stress am Arbeitsplatz zu immer mehr psychischen Erkrankungen führt. In der Reha hat man mir auch schon gesagt, dass ich meinen Stress reduzieren soll.*	
T:	*Ja. Ich möchte nun mit Ihnen besprechen, wie man psychosomatische Zusammenhänge verstehen kann. Wenn Menschen in bestimmten Situationen etwas z. B. bedrohlich, schrecklich, furchtbar oder unverschämt finden, dann erleben sie emotionalen Stress. Der Körper beginnt, sich mit einem alten evolutionären Programm auf Kampf oder Flucht vorzubereiten. Nun kämpfen wir heute nicht mehr mit einem Säbelzahntiger, aber auch das Bewältigen von z. B. beruflichen Anforderungen wird ja oft wie ein Kampf erlebt. Fliehen können wir aus diesen Situationen nicht ohne negative Konsequenzen. Um kämpfen oder fliehen zu können, muss Energie bereitgestellt werden. Dies geschieht über das Ausschütten von Stresshormonen wie Adrenalin und Cortisol. Blutzucker und Blutfettwerte steigen, um Energie bereitzustellen. Das Herz beginnt*	T erläutert beispielhaft das Diathese-Vulnerabilitäts-Stress-Modell.

schneller zu schlagen, damit Sie im Ernstfall schnell reagieren können. Das heißt, hier finden eine Reihe Veränderungen statt, die Ihnen helfen, die Situation zu meistern. Auf Dauer kann so etwas aber zu ernsthaften körperlichen Erkrankungen führen, die dann zum Teil auch medizinisch behandelt werden müssen, obwohl ihre Ursache psychischer Natur ist. Haben Sie so etwas auch schon erlebt?

K: *Ja, das kann ich gut nachvollziehen. Wenn ich mir vorstelle, wie es mir manchmal an meinem Arbeitsplatz geht, viele Aufgaben, wenig Zeit und dann geht noch was schief. Da komme ich mir auch wie im Kampf vor. Und das hat mich krank gemacht?*

T: *Das ist vermutlich nicht der einzige Faktor. Meistens kommen mehrere Faktoren zusammen, wie eine ererbte Veranlagung, und dann zusätzlich noch eine bestimmte Menge an Stress. Das Zusammenwirken dieser Faktoren kann dann bei Überschreiten einer individuellen Belastungsgrenze zu psychosomatischen Erkrankungen führen.*

K: *Das klingt nachvollziehbar.*

T: *Gut. Dann schlage ich vor, dass wir mit dem nächsten Schritt fortfahren. Einverstanden?*

K: *Ja.*

10.5 Phase 5: Das kognitive Modell zur Emotionsentstehung und -steuerung vermitteln

Hier ist kein spezifisches Vorgehen erforderlich. Es ist in Kapitel 8 beschrieben. Ein explikativer Sokratischer Dialog zum Modelleinführen findet sich in Stavemann, 2024.

10.6 Phase 6: Dysfunktionale Konzepte und Denkstile identifizieren

Der Klient bringt in der nächsten Sitzung folgendes SKR mit (Struktur und Aufbau eines SKR s. Kap. 8 und Abschn. 9.6 in Phase 6).

S:	Es ist Dienstag, 11:30 Uhr. Ich sitze allein in meinem Büro. Ich spüre Herzrhythmusstörungen.
$K_{Perspektive}$:	Ich kann mich nicht gut konzentrieren, meine Hände sind zittrig.
$K_{Schlüsse}$:	Mein Herz ist nicht in Ordnung. Wenn die Rhythmusstörungen schlimmer werden, breche ich zusammen. Ich könnte sterben.
$K_{Bewerten}$:	Das wäre fürchterlich!
$R_{Emotion}$:	Angst (9/10)
$R_{Körper}$:	
$K_{Strategie}$:	Hol Hilfe!
$R_{Verhalten}$:	Ich messe meinen Blutdruck.

Therapeutische Überlegungen. Die Situation S ist konkret beschrieben, ein Zeitpunkt ist genannt. Das Spüren der Herzrhythmusstörungen gehört jedoch zu $R_{Körper}$. Bei $K_{Perspektive}$ fehlt das für das existenzielle Problem spezifische Konzept und damit der Problembezug. Bei $K_{Schlüsse}$ wird im 1. Satz ein $K_{Perspektive}$ beschrieben. Die anderen Aussagen beschreiben die Schlussfolgerungen und vermuteten Konsequenzen. Der Problembezug ist erkennbar. Die Bewertung-Gefühls-Logik ist inhaltlich nachvollziehbar. Bei $R_{Körper}$ fehlen noch die Angaben der wahrgenommen physiologischen Reaktionen. Es könnte sich bei der Angstintensität um einen längerfristigen Aufschaukelprozess handeln oder eine sehr intensive kurzfristige Reaktion. Dies soll noch geprüft werden. Eine typische Strategie ist genannt. Bei $R_{Verhalten}$ wird eine Verhaltensreaktion beschrieben.

Dialogbeispiel: Das SKR-Modell prüfen

	Dialog	Kommentar
T:	*Herr Kardio, Sie haben ein neues SKR erstellt und vorgelesen. Ist dies ein typisches Beispiel für Ihr existenzielles Problem?*	T prüft den Problembezug.
K:	*Ja.*	
T:	*Wie finden Sie es, wie Sie in dieser Situation reagiert haben?*	T klärt, ob ein hierarchisches Problem vorliegt.
K:	*Blöd von mir.*	Hier deutet nichts auf ein behinderndes hierarchisches Problem hin. Die Unzufriedenheit wird als Veränderungsmotivation gesehen.

T:	*Okay, in der Ausgangssituation haben Sie einen konkreten Zeitpunkt beschrieben. Aber wie ist das mit „Ich spüre Herzrhythmusstörungen"? Kann man das als Außenstehender beobachten oder haben Sie das so gesehen?*	T lässt interne Beobachtungen aus S herausnehmen und zu $K_{Perspektive}$ setzen.
K:	*Na gut, das sehe ich in dem Moment so.*	
T:	*Und wo steht die eigene Sichtweise?*	Wie zuvor
K:	*Bei „persönliche Wahrnehmung". Ich schreib das zu $K_{Perspektive}$.*	
T:	*Gut. Ist das der Zeitpunkt, in dem Sie sich geängstigt haben?*	T prüft den Zeitbezug zwischen S und $R_{Emotion}$.
K:	*Ja.*	
T:	*Sie beschreiben bei $R_{Emotion}$ eine starke Gefühlsreaktion. Haben Sie sich zum Zeitpunkt aufgrund der dort wahrgenommenen Herzrhythmusstörungen sofort so stark geängstigt oder haben Sie schon zuvor Herzrhythmusstörungen wahrgenommen und sich schon vorher geängstigt, aber noch nicht so stark?*	T prüft, ob eine „Angstspirale" vorliegt.
K:	*Ja, ich hatte schon vorher Herzstolperer wahrgenommen und war besorgt. Ich habe versucht, ruhig zu bleiben, aber ich habe das nicht geschafft, denn ich habe es wieder erlebt und dann einmal etwas stärker. Da konnte ich mich nicht mehr beruhigen.*	K beschreibt einen Aufschaukelprozess in Form einer Angstspirale.
T:	*Verstehe. Welche Körperreaktionen haben Sie denn wahrgenommen, als Sie mit Angst 9 reagiert haben?*	T erfragt die physiologischen Begleitsymptome der Angstreaktion ($R_{Körper}$).
K:	*Mein Herz klopfte wie wild, ich war völlig unruhig, schwitzte, zitterte, hatte weiche Knie, stand irgendwie neben mir.*	
T:	*Dann tragen Sie diese Körperreaktionen bitte bei $R_{Körper}$ ein.* (K schreibt.) *Eine Verhaltensreaktion haben Sie beschrieben und im Bewertungssystem haben Sie eine Bewertung formuliert, die auch zu dem von Ihnen beschriebenen Gefühl führt. Dann möchte ich mit Ihnen das $K_{Schlüsse}$ anschauen. Der erste Satz ist eine persönliche Sichtweise und gehört zu $K_{Perspektive}$. Sie beschreiben dort eine überdauernde, nicht situationsspezifische Sichtweise. Den Rest kann ich so nachvollziehen. Aber wie kommen Sie darauf, dass Sie sterben könnten?*	T korrigiert $K_{Schlüsse}$ und erfragt $K_{Perspektive}$.

K:	*Es gibt Herzrhythmusstörungen, die zu Herzkammerflimmern führen können und damit zum Tod.*	K benennt Vorwissen.
T:	*Was wäre für Sie das Schlimmste am Tod?*	T erfragt $K_{Perspektive}$.
K:	*Was ist denn das für eine Frage? Wer will denn schon sterben?*	
T:	*Vermutlich die Wenigsten. Aber nicht alle befürchten dasselbe. Was befürchten Sie am meisten?*	Wie zuvor
K:	*Dass ich mich nicht mehr um meine Tochter kümmern kann, die braucht mich noch. Ich will auch noch mein Leben genießen und noch meine Ziele erreichen!*	K benennt seine Konzepte des existenziellen Problems.
T:	*Dann habe ich Sie jetzt verstanden und Sie können Ihr Vorwissen und Ihre Gründe dafür, jetzt nicht sterben zu wollen, in $K_{Perspektive}$ eintragen. Damit wäre dann das SKR vollständig.* (K schreibt.) *Haben Sie Fragen dazu?*	
K:	*Nee.*	

Das vollständige SKR von Herrn Kardio sieht damit wie folgt aus:

S:	Es ist Dienstag, 11:30 Uhr. Ich sitze allein in meinem Büro.
$K_{Perspektive}$:	Ich spüre wieder Herzrhythmusstörungen. Ich kann mich nicht gut konzentrieren, meine Hände sind zittrig. Mein Herz ist nicht in Ordnung. Es gibt Herzrhythmusstörungen, die zu Herzkammerflimmern führen können und damit zum Tod. Ich will nicht sterben. Ich möchte mich um meine Tochter kümmern, die braucht mich noch. Ich will mein Leben mehr genießen und noch meine Ziele erreichen.
$K_{Schlüsse}$:	Wenn die Rhythmusstörungen schlimmer werden, breche ich zusammen. Ich könnte sterben.
$K_{Bewerten}$:	Das wäre fürchterlich!
$R_{Emotion}$:	Angst (9/10)
$R_{Körper}$:	Herz klopfte wie wild umher, völlig unruhig, schwitzen, zittern, weiche Knie, stehe „neben mir“.
$K_{Strategie}$:	Hol Hilfe!
$R_{Verhalten}$:	Ich messe meinen Blutdruck.

10.7 Phase 7: Identifizierte Konzepte und Denkstile auf Angemessenheit prüfen und neue, funktionale Konzepte erstellen

Der Therapeut erarbeitet nun mit Herrn Kardio dessen situationsbezogenes Zielgefühl ($Z_{Emotion}$) und Zielverhalten ($Z_{Verhalten}$). Danach wird das Konzept des existenziellen Problems mit der „uneleganten" Disputstrategie geprüft, um den Einsatz der einzelnen Disputtechniken zu trainieren.

Dialogbeispiel: Das Zielgefühl erarbeiten

	Dialog	Kommentar
T:	*Bevor wir Ihre Denkmuster prüfen, möchte ich zunächst mit Ihnen das Zielgefühl und das Zielverhalten erarbeiten. Diese beiden Aspekte benötigen wir, um Ihre Denkmuster auf Angemessenheit prüfen zu können. Welches Gefühl halten Sie denn in der Situation S für angemessen?*	T erläutert die neuen SKRZ-Bausteine und erfragt $Z_{Emotion}$.
K:	*Zufriedenheit.*	
T:	*Womit möchten Sie künftig zufrieden sein, wenn Sie mittags mit Herzrhythmusstörungen in Ihrem Büro sitzen?*	Funktionaler Disput
K:	*Na ja, wenn ich am Schreibtisch mein Ziel verfolge, kann ich doch zufrieden sein. Ich mag meine Arbeit.*	
T:	*Ja, das verstehe ich. Aber halten Sie Herzrhythmusstörungen bei der Arbeit für hilfreich?*	Funktionaler Disput
K:	*Nein, das ist natürlich unangenehm.*	
T:	*Welches negative Zielgefühl halten Sie dann für angemessen?*	Explorationsfrage
K:	*Unzufriedenheit wegen der Herzrhythmusstörungen.*	
T:	*Haben Sie denn etwas dazu beigetragen, dass es Ihnen in dem Moment nicht so gut geht?*	T prüft, ob K Einfluss auf seine physiologischen Reaktionen hatte oder ob Bedauern angemessen ist, z. B. wegen Akzeptanz eines Folgezustands der Myokarditis oder einer genetisch bedingten Herzinsuffizienz.

K:	*Also, der Arzt sagt, dass ich vermutlich immer Herzrhythmusstörungen haben werde, wie viele andere Menschen auch. Aber, wenn ich mir viel Stress mache, dann trage ich schon dazu bei, dass sie stärker ausfallen.*	
T:	*Okay, und in der jetzigen Situation: Haben Sie da mit an der Schraube gedreht?*	T erfragt die Eigenbeteiligung des K am physiologischen Zustand.
K:	*Hm, … Wohl schon. Aber ich bleibe bei Unzufriedenheit, weil ich mich wieder in eine Angstspirale begeben und nicht gut auf meine Ziele geachtet habe.*	
T:	*Dann tragen Sie das doch bei Zielgefühl ein. Dann zum Zielverhalten: Was halten Sie denn in der Situation S für angemessen zu tun?*	T erfragt $Z_{\text{Verhalten}}$.
K:	*Das, was ich gemacht habe.*	
T:	*Wozu soll denn das Blutdruckmessen dienen?*	Funktionaler Disput
K:	*Das hat mir der Arzt so gesagt. Ich soll regelmäßig meinen Blutdruck messen und bei Bedarf Betablocker nehmen.*	
T:	*Wie oft sollen Sie Ihren Blutdruck messen?*	Explorationsfrage
K:	*So genau weiß ich das nicht.*	
T:	*Wir hatten ja besprochen, dass Sie noch einmal mit Ihrem Arzt Kontakt aufnehmen und klären, was Sie noch bezüglich der Myokarditis beachten sollen. Dabei können Sie das auch klären. Solange lassen wir das Zielverhalten noch offen. Einverstanden?*	T fehlen noch Informationen für den funktionalen Disput.
K:	*Ja, ich habe nächste Woche eh einen Termin.*	

Therapeutische Strategie: Da der Klient Zufriedenheit als Zielemotion nennt, prüft der Therapeut, worin der Gewinn in der Situation zu sehen ist. Da sich dieser nicht konkret auf die Situation S bezieht, wird Z_{Emotion} situationsspezifisch neu erstellt. Das neue Z_{Emotion} wird auf Angemessenheit geprüft und aufgrund der nachvollziehbaren Begründung beibehalten. Das Zielverhalten wird mit einem funktionalen Disput geprüft, kann aber wegen noch fehlender Informationen zurzeit nicht abschließend geklärt werden. Dies wird später ergänzt.

Das Bewertungssystem auf Angemessenheit prüfen

$K_{Perspektive}$ prüfen: „Immer wieder spüre ich meine Herzrhythmusstörungen. Ich kann mich nicht gut konzentrieren, meine Hände sind zittrig. Mein Herz ist nicht in Ordnung. Es gibt Herzrhythmusstörungen, die zu Herzkammerflimmern führen können und damit zum Tod. Ich will nicht sterben. Ich möchte mich um meine Tochter kümmern, die braucht mich noch. Ich will mein Leben mehr genießen und meine Ziele noch erreichen."

Disputstrategie für $K_{Perspektive}$. Im ersten Satz benennt der Klient Symptome. Dies können Folgen des Aufschaukelprozesses sein, Folgen einer Unterzuckerung oder von Stress etc. Der Therapeut versucht zu klären, ob eine psychogene Ursache vorliegt oder ob der Klient damit die Folgen von beruflichem Stress erlebt (s. Dialogbeispiel 1). Danach prüft er die Annahme, das Herz sei nicht in Ordnung mit empirischen, logischen und funktionalen Disputen (Dialogbeispiel 2). Die Forderung, nicht sterben zu wollen, wird mit einem logischen Disput (s. Dialogbeispiel 3), deren Randbedingung mit hedonistischem und funktionalem Disput geprüft (s. Dialogbeispiel 4).

Dialogbeispiel 1: Ich kann mich nicht gut konzentrieren, meine Hände sind zittrig.

	Dialog	Kommentar
T:	*Angenommen, Sie hätten mit Ihrer Wahrnehmung recht, und Sie haben tatsächlich gerade Herzrhythmusstörungen. Haben Sie eine Erklärung dafür, weshalb Sie sich nicht konzentrieren können und weshalb Ihre Hände zittern?*	T konzediert die Möglichkeit, K habe tatsächlich Herzrhythmusstörungen, und erfragt ein Erklärungsmodell von K für dessen physiologische Reaktionen.
K:	*Ich befürchte dann, dass dies mit den Herzrhythmusstörungen zusammenhängt und dass es gefährlich ist, weil es zeigt, dass mit mir was nicht stimmt.*	
T:	*Was stimmt mit Ihnen nicht?*	Explorationsfrage
K:	*Na, mein Herz ist doch nicht in Ordnung.*	
T:	*Wann haben Sie denn die Konzentrationsprobleme und das Zittern bemerkt?*	T prüft, ob die Symptomatik eine mögliche Folge der Gefahrenattribution sein kann.
K:	*Im Laufe des Vormittags, als ich immer wieder Rhythmusstörungen bemerkt habe.*	

T:	*Gehört es dann womöglich in den Angst-Aufschaukelprozess? Können Sie sich an Phasen erinnern, in denen Sie keine Herzrhythmusstörungen spürten?*	T exploriert, ob diese Symptomatik auch auftritt, wenn K sich besser fühlt.
K:	*Ja.*	
T:	*Und bemerkten Sie dann auch Konzentrationsprobleme und Zittern?*	Wie zuvor
K:	*Nein.*	Bestätigung, dass dies Folgen des existenziellen Problems sind.

Dialogbeispiel 2: Mein Herz ist nicht in Ordnung.

	Dialog	**Kommentar**
T:	*Wie kommen Sie darauf, dass Ihr Herz nicht in Ordnung ist?*	Logischer Disput
K:	*Na, so wie das schlägt, kann da was nicht stimmen.*	
T:	*Wie kommen Sie darauf?*	Logischer Disput
K:	*Na, ein gesundes Herz spürt man nicht so und es schlägt gleichmäßig.*	
T:	*Wer sagt das?*	Explorationsfrage
K:	*Ich denke das.*	
T:	*Haben Sie sich das schon von einem Arzt erklären lassen?*	Explorationsfrage
K:	*Der meint, dass mein Herz gesund ist.*	
T:	*Weshalb glauben Sie das nicht?*	Explorationsfrage
K:	*Wozu soll ich dann ab und zu Blutdruck messen und Betablocker bei Bedarf nehmen, wenn mein Herz gesund ist?*	
T:	*Das sollten Sie Ihren Arzt fragen und sich das genau erklären lassen. Ich möchte dann Ihre Aussage prüfen, dass man ein gesundes Herz nicht spürt. Wie kommen Sie darauf?*	T verweist an den Arzt, damit K prüfen kann, ob seine Annahme stimmt. Logischer Disput
K:	*Das denke ich mir so.*	
T:	*Können Sie sich da sicher sein? Denken Sie, dass man gesund ist, nur weil man etwas nicht wahrnimmt?*	Empirischer Disput
K:	*Na, richtig sicher sein kann ich mir da nicht.*	

T:	*Wenn Sie schnell Treppen steigen, schlägt dann Ihr Herz kräftiger und schneller?*	Explorationsfrage
K:	*Ja, klar.*	
T:	*Ist es dann gut, dass es das macht, oder ein Zeichen dafür, dass es krank ist?*	Funktionaler Disput
K:	*Gut, da soll es das ja auch machen. Aber mein Herz schlägt ja wie wild im Büro, ohne dass ich Treppen steige.*	
T:	*Wenn Sie sich daran erinnern, was wir über psychophysiologische Zusammenhänge besprochen haben, und an unser Gefühlsmodell: Haben Sie dann auch eine mögliche andere Erklärung dafür, weshalb Ihr Herz so stark schlägt?*	T erinnert K an schon erarbeitete alternative Erklärungsmodelle und prüft, ob K diese verstanden hat und erinnert.
K:	*Danach könnte mein verstärkter Herzschlag auch eine Folge von Stress sein oder weil ich innerlich „Alarm!" geschrien habe.*	
T:	*Ja. Und was passiert, wenn Sie ein erhöhtes Erregungsniveau wahrnehmen und dann deswegen innerlich „Alarm!" schreien?*	Explorationsfrage
K:	*Dann werden die Symptome stärker.*	
T:	*Ist es sinnvoll, dass Ihr Körper mit stärkerer Erregung reagiert, wenn Sie innerlich „Alarm!" rufen?*	Funktionaler Disput
K:	*Ja, aber es ist ja nicht gefährlich.*	
T:	*Wer hat es als gefährlich eingeschätzt?*	Explorationsfrage
K:	*Ich.*	
T:	*Und woran kann Ihr Körper erkennen, dass es ein Fehlalarm ist?*	Logischer Disput
K:	*Das kann er nicht erkennen.*	
T:	*Wenn Sie einen Feueralarm hören, sind Sie dann sicher, dass es wirklich brennt oder ob es womöglich ein Fehlalarm ist?*	Empirischer Disput
K:	*Sicher sein kann ich da nicht.*	
T:	*Und was schließen Sie daraus?*	Synthetische Frage
K:	*Wenn ich „Alarm!" schreie, reagiert mein Körper mit mehr Erregung und das ist auch gut so, weil ich ja ggf. schnell reagieren muss. Aber wenn ich unnötig „Alarm!" schreie, dann ist das nicht gut, wenn ich das richtig verstanden habe.*	

T:	*Das ist ein wichtiger Punkt. Wie könnten Sie denn herausfinden, ob Sie zu Recht „Alarm!" geschrien haben?*	Explorationsfrage
K:	*Ich müsste die Gefahr realistisch einschätzen.*	
T:	*Und wie könnten Sie das tun?*	Funktionaler Disput
K:	*Ich müsste schauen, ob es wirklich brennt. Ob ich wirklich in Gefahr bin oder ob ich vorsichtshalber „Alarm!" schreie.*	

Die Aussage „Es gibt Herzrhythmusstörungen, die zu Herzkammerflimmern führen können und damit zum Tod." wird konzediert, da dies möglich sein kann.

Dialogbeispiel 3: Ich will nicht sterben.

	Dialog	Kommentar
T:	*Steht es in Ihrer Macht zu entscheiden, jetzt nicht zu sterben?*	Empirischer Disput
K:	*Wenn ich mich gesund ernähre und meine Work-Life-Balance verbessere, hoffe ich schon, dass ich nicht so früh sterbe.*	
T:	*Haben Sie dadurch Sicherheit, nicht früh zu sterben?*	Empirischer Disput
K:	*Nein, aber ich erhöhe die Wahrscheinlichkeit, älter zu werden.*	
T:	*Das mag sein. Aber was schließen Sie daraus für Ihr Fordern, jetzt nicht sterben zu wollen?*	Synthetische Frage
K:	*Es macht keinen Sinn, das zu fordern. Das steht nicht in meiner Macht. Wenn ich aber die Wahrscheinlichkeit erhöhen will, länger zu leben, dann kann ich das versuchen.*	
T:	*Einverstanden.*	

Dialogbeispiel 4: „Ich will nicht sterben. Ich möchte mich um meine Tochter kümmern, die braucht mich noch, mein Leben mehr genießen und meine Ziele erreichen."

	Dialog	**Kommentar**
T:	*Wenn Sie Ihre Lebensziele verfolgen wollen, erreichen Sie das damit, indem Sie sich zurückziehen, häufig zum Arzt gehen und Sport vermeiden?*	Funktionaler Disput
K:	*Nein, aber wenn ich nicht aufpasse, dann bin ich vorher tot. Ich muss sicher sein, dass ich gesund bin.*	
T:	*Sonst was?*	T erfragt die getilgte Randbedingung der Forderung.
K:	*Sonst kann ich meine Ziele nicht erreichen.*	
T:	*Herr Kardio, gehen Sie noch ins Bett?*	Explorationsfrage
K:	*Natürlich.*	
T:	*Ist das wirklich sicher? Die meisten Menschen sterben im Bett.*	Empirischer Disput
K:	*Mmh.*	
T:	*Kennen Sie eine Situation, in der Sie wirklich sicher sind, in der Ihnen garantiert nichts passieren kann?*	Empirischer Disput
K:	*So habe ich das noch gar nicht gesehen.*	
T:	*Und was schließen Sie daraus?*	Synthetische Frage
K:	*Tja, selbst wenn mein Herz in Ordnung ist, kann mir immer noch was passieren.*	
T:	*Und was bedeutet das für Ihre Ziele?*	Logischer Disput
K:	*Wenn ich erst Sicherheit will, komme ich so nicht weiter.*	
T:	*Und was schlagen Sie jetzt vor?*	Funktionaler Disput
K:	*Ich nutze lieber meine Zeit, um meine Ziele zu verfolgen, auch wenn ich nicht weiß, wie lange ich das kann. Da fange ich lieber jetzt mit an.*	
T:	*Einverstanden.*	

$K_{\text{Schlüsse}}$ prüfen: „Wenn die Rhythmusstörungen schlimmer werden, breche ich zusammen. Ich könnte sterben."

Disputstrategie für $K_{Schlüsse}$. Der Therapeut prüft mit einem empirischen Disput die Eintrittswahrscheinlichkeit, an Herzrhythmusstörungen zu sterben, um verzerrte Eintrittswahrscheinlichkeiten zu korrigieren. Mit einem logischen Disput prüft er, ob es auch alternative Erklärungen für die Klientenwahrnehmungen gibt und ob seine Gefahrenzuschreibung angemessen ist. Mit funktionalen und hedonistischen Disputen wird untersucht, ob und wobei es hilfreich ist, sich dermaßen zu ängstigen, und welche Konsequenzen der Klient dadurch erleidet. Darauf aufbauend werden zielführendere Denkmuster erarbeitet, mit denen er mehr Lebensqualität erreicht und die hilfreicher beim Verfolgen seiner Ziele sind.

Dialogbeispiel: Prüfen von $K_{Schlüsse}$

	Dialog	Kommentar
T:	*Wie kommen Sie darauf, dass Sie Herzrhythmusstörungen haben?*	Logischer Disput
K:	*Mein Herz klopft mal stärker, mal schwächer, manchmal denke ich, es setzt aus.*	
T:	*Haben denn die letzten Untersuchungen ergeben, dass Sie Herzrhythmusstörungen haben?*	Explorationsfrage
K:	*Mein Herz ist angeblich in Ordnung.*	
T:	*Und wie kommen Sie dann darauf, dass es doch Rhythmusstörungen sind?*	Logischer Disput
K:	*Was soll es denn sonst sein?*	
T:	*Könnte es dann noch eine andere Erklärung dafür geben?*	Logischer Disput
K:	*Stress vielleicht.*	
T:	*Erklären Sie mir das bitte genauer.*	T erfragt das Klientenmodell.
K:	*Ich hatte viel Stress am Morgen. Wenn ich aufgeregt bin und befürchte, dass ich nicht alles hinbekomme, wirkt sich das auf meinen Herzschlag aus. Ich bin dann im Kampf- oder Fluchtmodus.*	K erklärt psychosomatische Zusammenhänge.
T:	*Und wenn Ihr Körper so reagiert, ist das dann sinnvoll oder überflüssig?*	Funktionaler Disput
K:	*Wenn ich sozusagen innerlich „Alarm!“ schreie, dann ist es gut, wenn mein Körper so reagiert.*	

T:	*Wenn Sie nun Ihre Befürchtung prüfen, werden dann die Herzrhythmusstörungen automatisch schlimmer?*	T prüft erneut das Erklärungsmodell des K.
K:	*Nein, nur wenn ich mich weiter in Stress versetze, muss ich auch mit solchen Reaktionen rechnen.*	
T:	*Für wie wahrscheinlich halten Sie es denn aufgrund Ihrer Erfahrungen und medizinischen Befunde, dass Sie jetzt zusammenbrechen und sterben?*	Empirischer Disput
K:	*Danach ist es sehr unwahrscheinlich.*	
T:	*Und was schließen Sie daraus für die Zukunft?*	Synthetische Frage
K:	*Wenn ich diese Körpersymptome nicht mehr möchte, muss ich lernen, mich weniger zu stressen. Meine Körpersymptome bedeuten nicht zwangsläufig, dass ich herzkrank bin, kollabiere und sterbe. Das ist aufgrund meiner Erfahrungen und medizinischer Befunde unwahrscheinlich.*	K formuliert ein K^{neu}.
T:	*Wobei nützt es, sich bei einer so geringen Wahrscheinlichkeit dermaßen in Angst zu versetzen?*	Funktionaler Disput
K:	*Ich kann mich rechtzeitig um Hilfe bemühen und noch schnell zum Arzt fahren.*	
T:	*Und wovor schützt Sie das?*	Funktionaler Disput
K:	*Dass ich nicht sterben muss, weil ich rechtzeitig Hilfe bekomme.*	
T:	*Und was kostet Sie dieser kurzfristige Zugewinn an Schutz?*	Hedonistischer Disput
K:	*Ich bin angespannt, beobachte mich ängstlich, bin oft beim Arzt, muss andere Aufgaben unterbrechen und meine Umwelt reagiert auch schon mit Unverständnis darauf.*	
T:	*Ist es das, was Sie auf lange Sicht erreichen wollen?*	Hedonistischer Disput
K:	*Nein, damit geht es mir ja immer nur kurzfristig gut.*	
T:	*Welche Strategie halten Sie dann für sinnvoller?*	Synthetische Frage
K:	*Wenn ich mich besser fühlen und nicht noch mehr negative Konsequenzen erleben will, muss ich lernen, dass die Kosten nicht in Relation zum Nutzen stehen. Ich bekomme keine Sicherheit vor dem Sterben, nur weil ich öfter zum Arzt fahre.*	

$K_{Bewerten}$ prüfen: „Das wäre fürchterlich!“

Disputstrategie für $K_{Bewerten}$. Der Therapeut prüft, ob der Klient diese Bewertung nach den neuen Erkenntnissen noch für angemessen hält. Das neue $K_{Bewerten}$ soll zum Zielgefühl $Z_{Emotion}$ führen.

Dialogbeispiel: Prüfen von $K_{Bewerten}$

	Dialog	Kommentar
T:	*Wie wollen Sie es künftig finden, wenn Sie das nächste Mal im Büro einen Herzschlaganstieg wahrnehmen?*	K soll ein $K_{Bewerten}$ formulieren.
K:	*Blöd, weil ich mich damit nicht wohlfühle und es ein Zeichen ist, dass ich entweder nicht gut auf meine Arbeitsbelastung geachtet habe oder mal wieder innerlich „Alarm!" geschrien habe.*	
T:	*Okay, das klingt nachvollziehbar. Fassen Sie bitte noch einmal bis zur nächsten Stunde Ihre heutigen Erkenntnisse zu wenigen Kernsätzen zusammen und lernen diese auswendig, um sie dann in ähnlichen Situationen parat zu haben.*	K soll ein K^{neu} aufstellen und auswendig lernen, um es für die Übungen in Phase 8 parat zu haben.

Das zusammengefasste K^{neu} von Herrn Kardio lautet: „Mein Herzschlaganstieg bedeutet nicht zwangsläufig, dass ich herzkrank bin, kollabiere und sterbe, sondern ist wohl eine Folge davon, dass ich mich gestresst habe. Ich erlange keine Sicherheit vor dem Sterben, weil ich öfter zum Arzt fahre oder bestimmte Situationen vermeide. Es gibt keine Sicherheit."

Der Klient wird nun in das SAE-Modell eingeführt, um selbstständig alle Schritte zum Erarbeiten seiner Denkmuster anzuwenden. Dazu wird er auch mit den Prüftechniken für Denkmuster vertraut gemacht (zum Vorgehen s. Kap. 8 und 9).

10.8 Phase 8: Die neuen Konzepte trainieren und bahnen

Herr Kardio wurde in der letzten Sitzung in die Übungsphase eingeführt. Er hat nun eine Übungsleiter aufgestellt mit Situationen, in denen er sich vor einem Herzinfarkt oder Herztod wegen Überlastung fürchtet.

Übungsleiter zur Akzeptanz von Wahrscheinlichkeiten und Unsicherheit

1. Ich laufe zu Hause schnell auf der Stelle und spüre die Erregungssymptome.
2. Ich laufe, so schnell ich kann, Treppen hoch.
3. Ich fahre mit dem Fahrrad zweimal ca. vier Minuten einen Berg hoch, der fünf Minuten von zu Hause entfernt ist.
4. Ich jogge 15 Minuten im Park in der Nähe.
5. Ich schwimme 25 Minuten und baue drei Phasen ein, in denen ich eine Minute so schnell schwimme, wie ich kann, und spüre die Erregungssymptome.
6. Ich gehe in die Sauna und mache einen Saunagang.
7. Ich verabrede mich zum Tennisspielen.
8. Ich mache im Fitnessstudio einen Spinning-Kurs mit.
9. Ich gehe in die Sauna, mache drei Saunagänge und dusche kalt nach jedem Gang.
10. Ich gehe zweimal pro Woche eine Stunde zum Training ins Fitnessstudio und spüre die Erregungssymptome.

Das Prüfen der aufgestellten Übungsleiter wird in Tabelle 10.3 dargestellt.

Tabelle 10.3: *Prüfen der Übungsleiter von Herrn Kardio*

Übungsstufe	Übungsbeschreibung	Übungsziel benannt?	konkret beschrieben?	selbst auslösbar?	nicht schädigend?
1	Ich laufe zu Hause schnell auf der Stelle und spüre die Erregungssymptome.	konkretisieren	Übungsdauer festlegen	☑	☑
2	Ich laufe, so schnell ich kann, Treppen hoch	konkretisieren	Übungsort, Anzahl der Stufen festlegen	☑	☑
3	Ich fahre mit dem Fahrrad zweimal ca. vier Minuten einen Berg hoch, der fünf Minuten von zu Hause entfernt ist.	konkretisieren	☑	☑	☑
4	Ich jogge 15 Minuten im Park in der Nähe	konkretisieren	☑	☑	☑
5	Ich schwimme Samstagmorgen 25 Minuten und baue drei Phasen ein, in denen ich eine Minute so schnell schwimme, wie ich kann, und spüre die Erregungssymptome.	konkretisieren	☑	☑	☑

6	Ich gehe in die Sauna und mache einen Saunagang	konkretisieren	Zeitpunkt, Dauer und Anzahl der Saunagänge sowie Temperatur der Sauna festlegen	☑	☑
7	Ich verabrede mich zum Tennisspielen.	konkretisieren	Zeitpunkt, Mitspieler, Übungsort und Dauer des Spiels festlegen	☑	☑
8	Ich mache im Fitnessstudio einen Spinning-Kurs mit.	konkretisieren	Übungszeitpunkt, Dauer des Kurses festlegen	☑	☑
9	Ich gehe in die Sauna und mache drei Saunagänge und dusche kalt nach jedem Gang.	konkretisieren	Dauer der Saunagänge sowie Temperatur der Sauna festlegen	☑	☑
10	Ich gehe zweimal pro Woche eine Stunde zum Training ins Fitnessstudio und spüre die Erregungssymptome.	konkretisieren	☑	☑	☑

Die korrigierte Übungsleiter von Herrn Kardio sieht wie folgt aus:

1. Ich laufe zu Hause eine Minute so schnell auf der Stelle, wie ich kann, spüre die Erregungssymptome und akzeptiere, dass es keine Sicherheit gibt.
2. Ich laufe, so schnell ich kann, 32 Treppenstufen von zwei Etagen im Parkhaus hoch, spüre die Erregungssymptome und akzeptiere, dass es keine Sicherheit gibt.
3. Ich fahre mit dem Fahrrad zweimal vier Minuten einen Berg hoch, der fünf Minuten von zu Hause entfernt ist, spüre die Erregungssymptome und akzeptiere, dass es keine Sicherheit gibt.
4. Ich jogge 15 Minuten im Park in der Nähe, spüre die Erregungssymptome und akzeptiere, dass es keine Sicherheit gibt.
5. Ich gehe 25 Minuten schwimmen und baue drei Phasen ein, in denen ich eine Minute so schnell schwimme, wie ich kann, spüre die Erregungssymptome und akzeptiere, dass es keine Sicherheit gibt.
6. Ich gehe Sonntagnachmittag mit einem Freund in die 60-Grad-Sauna und mache zwei Saunagänge, dusche dann lauwarm, spüre die Erregungssymptome und akzeptiere, dass es keine Sicherheit gibt.

7. Ich spiele Sonntagvormittag mit meinem Freund eine Stunde Tennis im Sportcenter, spüre die Erregungssymptome und akzeptiere, dass es keine Sicherheit gibt.
8. Ich mache im Fitnessstudio Donnerstagabend einen 45-minütigen Spinning-Kurs mit, spüre die Erregungssymptome und akzeptiere, dass es keine Sicherheit gibt.
9. Ich gehe in die 90-Grad-Sauna, mache drei Saunagänge und dusche kalt nach jedem Gang, spüre die Erregungssymptome und akzeptiere, dass es keine Sicherheit gibt.
10. Ich trainiere zweimal pro Woche eine Stunde im Fitnessstudio, spüre die Erregungssymptome und akzeptiere, dass es keine Sicherheit gibt.

Nachfolgend trainiert der Klient die Übungen auf allen drei Übungsebenen.

(1) Inhaltlich-logisches Training

Für die Übung auf der Stufe 1 hat Herr Kardio folgendes SAE aufgestellt:

S:	Ich laufe am Montag zu Hause im Wohnzimmer eine Minute so schnell auf der Stelle, wie ich kann.
$K_{Perspektive}$:	An plötzlichem Herzversagen oder einem Herzinfarkt kann man sterben. Ich will noch nicht sterben, weil ich noch etwas erreichen will und meine Tochter mich noch braucht.
$K_{Schlüsse}$:	Wenn ich mein Herz überlaste, könnte es versagen und ich könnte sterben.
$K_{Bewerten}$:	Das fände ich schrecklich.
$K_{Strategie}$:	Ich denke: Hol Hilfe!
$R_{Emotion}$:	Angst (5/10)
$R_{Körper}$:	Herzklopfen, innere Anspannung und Unruhe, Blutdruckanstieg, Wärmeerleben, weiche Knie
$R_{Verhalten}$:	Ich lege mich hin und atme langsam ein und aus.
$Z_{Emotion}$:	Angst (1/10).
$Z_{Verhalten}$:	Ich laufe weiter, bis die Minute um ist.

SRKZ prüfen

Situation prüfen. keine Korrektur notwendig

$R_{Emotion}$ prüfen.	Ein Gefühl zum Zeitpunkt S ist mit Intensität genannt.
$R_{Körper}$ prüfen.	Körpersymptome zum Zeitpunkt S sind genannt.
$R_{Verhalten}$ prüfen.	Konkretes Verhalten ist beschrieben.
$Z_{Emotion}$ prüfen.	Ein Gefühl und die Gefühlsstärke sind zwar genannt, aber es muss entweder Freude (1/10) oder Zufriedenheit heißen, weil Letzteres ja bereits eine Abstufung von Freude ist.
$Z_{Verhalten}$ prüfen.	Konkretes Verhalten auf den Zeitpunkt S ist beschrieben. Es ist zielführend.
$K_{Perspektive}$ prüfen.	*Realitäts-Check:* Ja, man kann daran sterben, aber die Wahrscheinlichkeit ist extrem gering. Dass ich mein Herz dabei überlaste und sterbe, ist extrem unwahrscheinlich. *Logik-Check:* Wenn ich mich schnell bewege, ist es normal, dass mein Herz schlägt, denn so passt sich mein Körper der Belastungssituation an. *Moral-Check*: – *Ziel-Check*: Wenn ich mich mit einer so unwahrscheinlichen Gefahr beschäftige, geht es mir schlecht und ich behindere mich dabei, meine Ziele zu erreichen. Man kann keine Ziele ohne Risiko erreichen. Das gilt auch für meine Tochter. *Lebenszufriedenheits-Check*: Wenn ich weiter aufgrund meiner Angst so viel vermeide, habe ich weniger Lebensqualität und es geht mir schlechter. Auch um meine Tochter kann ich mich dann nicht so kümmern, wie ich das gern möchte. Deswegen akzeptiere ich, dass ich keine Sicherheit bekomme und mich um meine mir wichtigen Lebensziele kümmere.
$K_{Schlüsse}$ prüfen.	Das ist zwar möglich, aber zu diesem Zeitpunkt extrem unwahrscheinlich. Kein Grund, sich davor zu sorgen.
$K_{Bewerten}$ prüfen.	Stimmt
$K_{Strategie}$ prüfen.	Ich brauche keine Hilfe. Das war mal wieder einer meiner Fehlalarme.
K^{neu}:	Dass ich mein Herz dadurch überlaste und sterbe, ist extrem unwahrscheinlich. Herzklopfen ist bei körperlicher Belastung normal. Sicher werde ich nie sein. Zu fordern, nicht sterben zu wollen, ist sinnlos, da das nicht in meiner Macht steht. Wenn ich Ziele verfolgen will, muss ich Risiken eingehen.

Der Therapeut prüft nun mit Herrn Kardio dessen SAE-Modell.

Dialogbeispiel: Das SAE prüfen

	Dialog	Kommentar
T:	*Herr Kardio, fast alles kann ich nachvollziehen. Sie haben eine konkrete Situation beschrieben, benennen ein Gefühl und beschreiben in Ihrem Zielgefühl einen Veränderungswunsch bezüglich der Angstintensität. Aber erklären Sie mir bitte, weshalb Sie Angst als Zielgefühl immer noch für angemessen halten?*	T bestätigt die zugeordneten und geprüften Anteile im Modell und prüft nun $Z_{Emotion}$.
K:	*Na ja, das Risiko besteht ja dennoch.*	
T:	*Und was gibt es da zu befürchten?*	Disput des Zielgefühls
K:	*Mir kann ja doch was passieren.*	
T:	*Sagten Sie nicht, dass Sie das für sehr unwahrscheinlich halten?*	Logischer Disput
K:	*Ja, aber ein Restrisiko besteht.*	
T:	*In welchen Alltagssituationen besteht denn kein Restrisiko, dass Ihnen etwas passieren kann?*	Empirischer Disput
K:	*Hm, … ich kenne keine.*	
T:	*Heißt das dann, dass Sie andauernd ängstlich leben wollen?*	Hedonistischer Disput
K:	*Bloß das nicht! Das wäre ja noch mehr Stress!*	
T:	*Welches Zielgefühl halten Sie denn dann für angemessen, wenn Sie die Situation betrachten und sich vergegenwärtigen, weshalb Sie diese Übung machen?*	Funktionaler Disput
K:	*Unzufriedenheit.*	
T:	*Was halten Sie daran für angemessen?*	Funktionaler Disput
K:	*Weil ich so etwas noch üben muss, um zu lernen, dass es keine Sicherheit gibt und dass körperliche Belastung nicht zwangsläufig zum Herzinfarkt führt.*	
T:	*Okay. Das können Sie so ändern.* (K schreibt.) *So, wie Sie Ihre Denkmuster geprüft haben, kann ich das auch nachvollziehen. Sie erkennen, dass es keinen Sinn hat, etwas zu fordern, das nicht in Ihrer Macht steht, und dass es sinnvoller ist, die eigenen Ziele zu verfolgen, auch wenn das nicht ohne Risiko geht. Somit können Sie nun Ihr Drehbuch zu dieser Übung schreiben und das neue Konzept dort einbauen.*	T verstärkt die Überlegungen des K und leitet zum nächsten Therapieschritt über: das Drehbuch erstellen.

K:	*Ja, mach ich.*	
T:	*Sie beschreiben auch ein geändertes Zielverhalten. Das kann ich nachvollziehen, da Sie Ihr Vermeidungsverhalten lassen wollen. Aber wie begründen Sie es, dass die Wahrscheinlichkeit, an einer Herzüberlastung sterben zu können, so gering ist?*	T prüft in der Rolle des Advocatus Diaboli, ob K seine neue Sichtweise begründen kann.
K:	*Weil bisher keine medizinischen Untersuchungen darauf hindeuten und weil die Myokarditis ausgeheilt ist.*	
T:	*Okay, das können Sie ja noch ergänzen.* (K schreibt.) *Dann möchte ich noch auf einen weiteren Punkt eingehen: Steht es in Ihrer Macht, nicht zu sterben?*	Empirischer Disput
K:	*Nein, leider nicht, weil ich gar nicht alles kontrollieren kann, sodass ich nicht sicher sein kann.*	
T:	*Okay, dann ergänzen Sie das auch noch.* (K schreibt.) *Die anderen Punkte kann ich so nachvollziehen. Dann ergänzen Sie Ihr K^{neu} noch um die eben erarbeitete Erkenntnis.* (K schreibt.)	

Das ergänzte K^{neu} lautet: „Dass ich mein Herz beim Auf-der-Stelle-Laufen überlaste und sterbe, ist extrem unwahrscheinlich. Zu fordern, nicht sterben zu wollen, ist sinnlos, denn das steht nicht in meiner Macht. Wenn ich meine Ziele verfolgen will, muss ich Risiken eingehen. Sicher werde ich nie sein. Blöd, dass ich das noch üben muss."

Ein Drehbuch für das existenzielle Problem erstellen

Herr Kardio erstellt zur nächsten Sitzung ein Drehbuch zum Übungsablauf (s. Kasten).

Beispiel

Drehbuch für die Übung: Ich laufe zu Hause im Wohnzimmer eine Minute so schnell auf der Stelle, wie ich kann.

Ich bin allein zu Hause im Wohnzimmer. Ich bemerke steigende Erregung und sage innerlich „Stopp!" und denke mein K^{neu}: … Nachdem ich wieder ruhig bin, nehme ich die Eieruhr und stelle sie auf eine Minute ein. Ich bemerke Erregung und sage innerlich „Stopp!" und denke mein K^{neu}: … Sobald ich wieder ruhig bin, laufe ich, so schnell ich kann, auf der Stelle. Ich spüre, wie mein Herz immer schneller pocht. Ich mache einen Gedankenstopp und denke mein K^{neu}: … Nachdem ich mich beruhigt habe, laufe ich weiter. Es sind erst 30 Sekunden um. Ich spüre den starken Herz-

schlag. Ich bemerke, wie ich mich sorge. Ich mache einen Gedankenstopp und denke mein K^{neu}: ... Nachdem ich mich beruhigt habe, laufe ich weiter.
Nach 60 Sekunden klingelt die Uhr. Ich bleibe stehen und gehe langsam durch die Wohnung und klopfe mir innerlich auf die Schulter und lobe mich, weil ich mich überwunden habe und mein K^{neu} denken konnte.

(2) Training in sensu

Nachdem das Drehbuch vollständig ist, führt der Therapeut eine angeleitete Imaginationsübung mit dem Klienten durch (zum Vorgehen s. Abschn. 9.8 und INFO 13).

INFO 13

Dialogbeispiel: Imaginationsübung mit Herrn Kardio

	Dialog	Kommentar
T:	*Um Ihr neues Denkmuster weiter zu verinnerlichen, um es künftig leichter und schneller im Alltag parat zu haben, möchte ich es mit Ihnen nun in einer Vorstellungsübung trainieren. Neue Denkmuster anzuwenden ist wie beim Laufenlernen: Nur vom Zuschauen und einmal Ausprobieren kann man das nicht.*	T erklärt den Sinn von Imaginationsübungen.
K:	*Okay, das habe ich verstanden.*	
T:	*Können Sie Ihr K^{neu} schon auswendig?*	T prüft vor der Vorstellungsübung, ob K das K^{neu} parat hat.
K:	*Ja, kann ich.*	
T:	*Wie lautet es?*	Wie zuvor
K:	*Dass ich mein Herz beim Auf-der-Stelle-Laufen überlaste und sterbe, ist extrem unwahrscheinlich. Zu fordern, nicht sterben zu wollen, ist sinnlos, denn das steht nicht in meiner Macht. Wenn ich meine Ziele verfolgen will, muss ich Risiken eingehen. Sicher werde ich nie sein. Blöd, dass ich das noch üben muss.*	
T:	*Ja, dann setzen Sie sich bitte bequem und entspannt hin. Sie können auch die Augen schließen.* (Kurze Pause.) *Stellen Sie sich jetzt vor, Sie sind in Ihrem Wohnzimmer. Beschreiben Sie mir Ihr Wohnzimmer und wo Sie gleich Ihre Laufübung machen werden.*	T führt in die Übungssituation ein.

	Gehen Sie dann Schritt für Schritt weiter durch die Übung, so wie Sie es in Ihrem Drehbuch beschrieben haben.	
K:	*Ich bin zu Hause in meinem Wohnzimmer. Es ist Montag, 17 Uhr …* (K spult sein Drehbuch ab und macht Gedankenstopps, wenn er einen Erregungsanstieg verspürt, um laut sein K^{neu} zu wiederholen.)	
T:	*In Ordnung. Dann können Sie das jetzt täglich bis zur nächsten Sitzung weiterüben.*	T stellt eine Hausaufgabe zum vertieften Bahnen des K^{neu}.

Der Klient übt so lange weiter in sensu, bis er K^{neu} umsetzen kann.

(3) Training in vivo

INFO 15

Nach erfolgreichem Üben in sensu wird die Übung in vivo ausgeführt. In der Sitzung nach der In-vivo-Übung bespricht der Therapeut mit dem Klienten das Übungsergebnis. Das Vorgehen ist im Informationsblatt 15 *Neue Erkenntnisse im Alltag trainieren* beschrieben.

Dialogbeispiel: Die In-vivo-Übung auswerten

	Dialog	**Kommentar**
T:	*Sie haben gestern Ihre Übung gemacht. Wie finden Sie Ihren Übungserfolg?*	T leitet K an, seine Leistung zu bewerten.
K:	*Ich habe das ganz normal gemacht.*	
T:	*Und wie fanden Sie das von sich?*	T prüft, ob K sich dafür gelobt hat.
K:	*Ich finde, das habe ich super gemacht. Das hätte ich nie gedacht.*	
T:	*Haben Sie sich denn an Ihr Drehbuch gehalten und Ihr K^{neu} denken können?*	T prüft den Übungserfolg.
K:	*Ja, das habe ich so gut vorbereitet, dass ich es gut geschafft habe.*	
T:	*Okay, dann können Sie ja nun die nächste Übung auf der theoretischen Ebene als SAE vorbereiten.*	T leitet zum nächsten Therapieschritt über.

11 Fallbeispiel: Frau Santo

11.1 Phase 1: Der Erstkontakt/Die Sprechstunde(n)

(1) Den Inhalt und die Ziele der Sprechstunde bzw. des Erstkontakts erläutern

Das allgemeine Vorgehen hierbei ist bereits im Abschnitt 8.1 beschrieben. Es bedarf keiner individuellen Anpassung.

(2) Anlass für die Inanspruchnahme des Erstkontakts/der Sprechstunde(n) klären

Relevante soziodemografische Daten. 32-jährige Klientin, Sekretärin in einem mittelständischen Unternehmen, alleinlebend, keine Kinder, Mitglied in einer christlichen Freikirche.

Symptomatik. Die Klientin kommt auf Anraten einer guten Freundin zur Sprechstunde [1]. Sie berichtet unter Tränen: „Ich hätte das nicht tun sollen. Ich habe eine schwere Sünde begangen.“ [2]. Sie denke, ein schlechter Mensch zu sein, weil sie gegen ihren Glauben verstoßen habe [3]. Sie sei müde und schlapp [4], sie verabrede sich nicht mehr [5], ihre Arbeit erlebe sie anstrengender [6]. Phasenweise finde sie alles hoffnungslos [7]. Ab und zu schlafe sie schlecht ein und, wenn sie wache werde, grüble sie und könne nicht wieder einschlafen [8]. Sie befürchte, von der Kirche ausgestoßen zu werden und von anderen verurteilt zu werden, weil sie gesündigt habe und deswegen ein schlechter Mensch sei [3]. Manchmal habe sie Herzrasen, Zittern, Bauchschmerzen und einen trockenen Mund [4]. Ihre Lebensqualität habe sich aufgrund ihrer Symptome immens verschlechtert [9].

Anmerkungen

[1] Hier sind noch die Problemeinsicht und Veränderungsmotivation zu klären (s. Dialog 1).

[2] Unklar, welche Sünde die K begangen hat (s. Dialog 2 unter Punkt 3)

[3] Hinweis auf ein Selbstwertproblem
[4] Körpersymptome mit noch unklarer Ursache (s. Dialog 3 und 4 unter Punkt 3)
[5] Rückzugsverhalten mit noch unklarer Ursache (s. Dialog 5 unter Punkt 3)
[6] Leistungsbeeinträchtigung mit noch unklarer Ursache (s. Dialog 6 unter Punkt 3)
[7] Hinweis auf depressives Erleben, Ursache unklar (s. Dialog 7 unter Punkt 3)
[8] Schlafprobleme mit noch unklarer Ursache (s. Dialog 8 unter Punkt 3)
[9] Physiologische Symptome mit noch unklarer Ursache

Dialogbeispiel 1: Problemeinsicht klären

	Dialog	Kommentar
T:	*Frau Santo, Sie sagten, dass eine gute Freundin Ihnen empfohlen hat, eine Psychotherapie zu machen?*	
K:	*Ja. Sie meinte, dass ich mir Hilfe holen soll, weil es mir so schlecht geht und sie bemerkt hat, dass es nicht besser wird.*	
T:	*Und was meinen Sie dazu?*	T prüft, ob K zur Psychotherapie motiviert ist.
K:	*Ja, ich bemerke das auch und denke, dass es besser ist zu schauen, ob ich mich mithilfe einer Psychotherapie wieder besser fühle und mehr Lebensqualität bekomme.*	K zeigt Problemeinsicht und ist veränderungsmotiviert.

Der Therapeut hat bisher herausgefunden, dass die Klientin

- eine Sünde begangen hat
- vermutlich ein Selbstwertproblem hat
- unter Körpersymptomen mit noch unklarer Ursache leidet
- manchmal depressiv ist, wobei Ursache und konkrete Ausprägung noch unklar sind
- einer Psychotherapie offen gegenübersteht und
- zunehmend unter ihrer Symptomatik leidet.

Im nächsten Schritt versucht er herauszuarbeiten, welche Problemursache für die jeweiligen Symptome verantwortlich ist.

(3) Vorhandene(s) psychische(s) Problem(e) und daraus resultierende emotionale, soziale, somatische und Verhaltenssymptome sowie kurze Problemgenese erheben

Dialogbeispiel 2: Klären des Normverstoßes

	Dialog	Kommentar
T:	*Frau Santo, welche Sünde haben Sie begangen?*	Explorationsfrage
K:	*... Ich habe vor einem halben Jahr mein Kind abgetrieben.*	
T:	*Und weshalb ist das eine Sünde für Sie?*	Konkretisierung
K:	*Ich hätte das nicht tun dürfen. Ich habe damit gegen meinen Glauben verstoßen. Dafür komme ich bestimmt in die Hölle. Es ist hoffnungslos.*	Hinweis auf ein existenzielles Problem und depressives Erleben
T:	*Was genau finden Sie so hoffnungslos?*	Klären des Hoffnungslosigkeitsgedankens
K:	*Egal was ich mache, ich komme nun nach dem Tod nicht in den Himmel und sehe meine Eltern und andere liebe Freunde nicht wieder.*	

Dialogbeispiel 3: Ursache für die körperlichen Probleme klären (1)

	Dialog	Kommentar
T:	*Sie sagten, dass Sie müde und schlapp sind. Seit wann geht es Ihnen so?*	Explorationsfrage
K:	*Auch seit einem halben Jahr.*	
T:	*Und worin sehen Sie den Grund für diese Verschlechterung?*	T erfragt das Erklärungsmodell der K.
K:	*Ich weiß das auch nicht genau.*	
T:	*Haben Sie sich denn schon von einem Arzt durchchecken lassen?*	Explorationsfrage
K:	*Nein, dafür habe ich keinen Anlass gesehen.*	
T:	*Ich schlage vor, dass Sie sich auf jeden Fall einmal bei Ihrem Hausarzt vorstellen und abklären lassen, ob körperliche Ursachen für Ihre Symptome ausgeschlossen werden können. Einverstanden?*	T möchte organische Ursachen für die körperlichen Symptome ausschließen lassen.
K:	*Ja, das kann ich machen.*	

Dialogbeispiel 4: Ursache für die körperlichen Probleme klären (2)

	Dialog	Kommentar
T:	*Dann haben Sie gesagt, dass Sie manchmal Herzrasen, Zittern, Bauchschmerzen und einen trockenen Mund haben.*	T fokussiert auf die anderen körperlichen Beschwerden.
K:	*Ja.*	
T:	*Seit wann haben Sie diese Symptome?*	Explorationsfrage
K:	*Auch seitdem ich abgetrieben habe.*	
T:	*In welchen Situationen treten die Symptome auf?*	Explorationsfrage
K:	*Wenn ich im Bett liege und an die Zukunft denke und mir vorstelle, dass ich in die Hölle komme.*	
T:	*Wie fänden Sie das?*	Konkretisierungsfrage
K:	*Das wäre schrecklich, davor habe ich riesige Angst!*	Bestätigung des existenziellen Problems
T:	*Gibt es noch andere Situationen, in denen Sie diese Symptome erleben?*	Explorationsfrage
K:	*Ja, wenn ich in die Kirche gehe und wenn der Pastor in seiner Predigt davon erzählt, was mit Sündern passiert.*	
T:	*Und weshalb reagieren Sie dann Ihrer Meinung nach so?*	T erfragt das Erklärungsmodell der K.
K:	*Ich werde dann an meine Sünde erinnert und daran, dass ich dafür in die Hölle komme. Dann habe ich Beklemmungen und spüre die Aufregung, weil ich Angst vor dem Sterben habe. Ich sorge mich auch davor, dann aus der Gemeinde ausgeschlossen zu werden, wenn rauskommt, dass ich abgetrieben habe.*	Hinweis auf Ängste sowohl wegen eines existenziellen Problems als auch eines Selbstwertproblems

Dialogbeispiel 5: Die Ursache für das Rückzugsverhalten klären

	Dialog	Kommentar
T:	*Ich möchte gern verstehen, weshalb Sie sich nicht mehr verabreden und seit wann Sie sich zurückziehen?*	Explorationsfrage
K:	*Auch seit dem letzten halben Jahr zunehmend.*	
T:	*Weshalb verabreden Sie sich nicht mehr?*	Konkretisierung

K:	*Macht doch keinen Sinn mehr.*	
T:	*Weshalb nicht?*	Konkretisierung
K:	*Weil ich seitdem mein Leben nicht mehr genießen kann.*	

Dialogbeispiel 6: Die Ursache für die als anstrengender erlebte Arbeit klären

	Dialog	**Kommentar**
T:	*Weshalb erleben Sie denn Ihre Arbeit jetzt als anstrengender?*	Konkretisierung
K:	*Weil ich auch darin keinen Sinn mehr sehe und müde und schlapp bin.*	
T:	*Weshalb sehen Sie keinen Sinn mehr in Ihrer Arbeit?*	Konkretisierung
K:	*Weil ich denke, dass mein Leben keinen Sinn mehr macht, wenn ich nicht in den Himmel komme.*	

Dialogbeispiel 7: Die Ursache für das Hoffnungslosigkeitserleben klären

	Dialog	**Kommentar**
T:	*Wie kommen Sie darauf, dass alles hoffnungslos ist und was genau meinen Sie damit?*	Logischer Disput und Konkretisierung
K:	*... Es gibt Tage, an denen ich denke, dass mein Leben keinen Sinn mehr macht, weil ich jetzt in die Hölle komme. Wozu soll ich mich noch anstrengen, wenn die Aussicht so schrecklich ist?*	Hinweis auf depressives Erleben wegen eines existenziellen Problems
T:	*Haben Sie sich diese Gedanken bisher nur tageweise oder auch schon häufiger gemacht?*	Explorationsfrage zum Klären, ob eine depressive Episode vorliegt
K:	*Bisher nur ein bis zwei Tage so zwei- bis dreimal pro Monat.*	Kein Hinweis auf eine depressive Episode
T:	*In welchen Situationen treten diese Gedanken auf?*	T klärt die Auslösesituationen.
K:	*Manchmal, wenn ich im Bett liege oder tagsüber am Arbeitsplatz oder wenn ich Mütter mit Babys sehe, die glücklich sind.*	

Dialogbeispiel 8: Die Ursache für die Schlafprobleme klären

	Dialog	Kommentar
T:	*Jetzt möchte ich noch mit Ihnen über Ihre Schlafprobleme sprechen. Sie sagten, dass Sie ab und zu schlecht einschlafen und wenn Sie nachts wach werden, grübeln und dann nicht mehr einschlafen können. Wie häufig schlafen Sie schlecht?*	T exploriert die Auftretenshäufigkeit.
K:	*So ein- bis zweimal pro Monat.*	
T:	*Und weshalb schlafen Sie schlecht?*	T erfragt das Erklärungsmodell der K.
K:	*Ich denke dann daran, dass ich nicht in den Himmel komme und meine Familie und Freunde nicht wiedersehe, und darüber, was ich für ein schlechter Mensch bin.*	Bestätigung: Schlafprobleme aufgrund des existenziellen und des Selbstwertproblems

Der Therapeut hat bisher herausgefunden,

- dass ein existenzielles Problem vorliegt, dessen emotionale Symptome depressives Erleben und Angst sind
- dass diese seit der Abtreibung bestehen und sukzessive zunehmen
- dass die Klientin Rückzugsverhalten zeigt, weil sie ihr Leben nicht mehr genießen kann
- dass die Klientin auch unter den Folgen eines Selbstwertproblems leidet.

Im nächsten Schritt geht es darum herauszufinden, wie sich das Problem in konkreten Situationen darstellt.

(4) Relevante kognitive Muster feststellen

Dialogbeispiel 9

	Dialog	Kommentar
T:	*Beschreiben Sie doch bitte eine typische Situation, in der Sie denken, in die Hölle zu kommen.*	T erfragt ein konkretes S.
K:	*Ich gehe durch die Stadt und sehe eine Mutter mit einem Baby auf dem Arm.*	
T:	*Und wie finden Sie das?*	T erfragt das $K_{Bewerten}$.

K:	*Ich finde das schrecklich.*	
T:	*Was finden Sie so schrecklich?*	T erfragt das $K_{\text{Schlüsse}}$.
K:	*Ich habe ein Kind abgetrieben und komme dafür in die Hölle.*	
T:	*Und wie kommen Sie darauf?*	T erfragt das $K_{\text{Perspektive}}$.
K:	*Das ist eine Todsünde. Wer so etwas macht, kommt in die Hölle und erleidet dort ewige Qualen.*	

Auf das Erarbeiten der kognitiven Muster des Selbstwertproblems wird hier verzichtet, da wir uns in diesem Buch auf das Bearbeiten des existenziellen Problems konzentrieren.

(5) Auf weitere Probleme prüfen

Dialogbeispiel 10

	Dialog	Kommentar
T:	*Gibt es neben den beschriebenen Problemen und den damit verbundenen Symptomen noch weitere Beschwerden?*	
K:	*Nein. Sonst habe ich keine Probleme. Aber das reicht mir auch!*	

(6) Ersten Eindruck von der Klientinnenpersönlichkeit gewinnen

Die Klientin zeigt sich vom ersten Eindruck her belastet, unsicher, ernst und zurückhaltend, antwortet häufig erst auf Nachfragen. Die Reflexion von Eigenanteilen an ihrem Problem ist gegeben. Zum jetzigen Zeitpunkt ist noch unklar, inwieweit sie in Bezug auf ihr Glaubenskonzept reflexions- und veränderungsbereit ist.

(7) Vorläufige Diagnose fällen und erläutern

Dialogbeispiel 11

T: *Ich möchte zusammenfassen, was ich bisher gehört habe. Sie prüfen bitte, ob ich etwas falsch verstanden habe.*
Aufgrund Ihrer bisherigen Schilderungen glaube ich, dass Sie seit Ihrer Abtreibung

unter einem existenziellen Problem leiden, weil Sie seitdem Angst vor dem Tod haben. Sie glauben, wegen einer Todsünde nach Ihrem Tod auf ewig verdammt zu sein. Sie sehen Ihr Leben deswegen als hoffnungslos an und fürchten sich vor dem Jenseits. Weiterhin beschreiben Sie ein Selbstwertproblem, weil Sie sich wegen des Abtreibens als schlechten Menschen sehen und sich davor sorgen, dass andere dies auch tun könnten. Insofern kann ich feststellen, dass Sie unter psychischen Problemen leiden und eine Psychotherapie sinnvoll ist. Habe ich Ihre Probleme so richtig verstanden und beschrieben? (Klientin bejaht.)

T: *Ihr depressives Erleben haben Sie bisher als phasenweise beschrieben. Es erreicht noch nicht die Stärke einer Depression, weshalb ich dies auch noch nicht diagnostiziere. Die Ängste, die Sie beschrieben haben, sind ebenfalls nicht so ausgeprägt, dass Sie die Kriterien einer Angststörung erfüllen. Ich fälle daher zum jetzigen Zeitpunkt die Diagnose Angst und Depression gemischt im Rahmen eines existenziellen Problems und eines Selbstwertproblems. Selbstwertprobleme sind sehr häufig und unter existenziellen Problemen leiden ca. fünfzehn Prozent meiner Klientel. Diese Probleme entstehen, weil man etwas Ungünstiges gelernt oder etwas Angemessenes nicht erlernt hat oder weil ehemals günstige Strategien inzwischen nicht mehr angemessen sind. Für dieses Problem gibt es sehr effiziente, nachgewiesenermaßen erfolgreiche Veränderungsmöglichkeiten.*
Ist diese Diagnose für Sie verständlich und stimmen Sie ihr zu?

(8) Somatische Ursachen für die Beschwerden ausschließen

Da die Klientin bisher länger nicht bei einem Arzt vorstellig war, empfiehlt der Therapeut eine ärztliche Abklärung, um körperliche Ursachen für die beklagten Symptome ausschließen zu lassen (s. Dialogbeispiel 3).

(9) Vorhandene Bewältigungsstrategien und Therapieerfahrungen erheben

Dialogbeispiel 12

	Dialog	Kommentar
T:	*Was haben Sie bisher unternommen, um Ihre Probleme zu bewältigen?*	
K:	*Nicht wirklich viel. Ich gehe regelmäßig in die Kirche, um Buße zu tun.*	
T:	*Und darüber hinaus?*	

K:	*Nichts. Ich kann auch mit niemanden drüber reden. Meine Freundin hat nur bemerkt, dass ich mich verändere und es mir schlecht geht. Aber geredet habe ich nicht mit ihr. Sie hat mir deswegen auch externe Hilfe nahegelegt. Sie selbst hat da wohl auch schon gute Erfahrungen gemacht.*	

(10) Erwartungen und Therapieziele erheben

Dialogbeispiel 13

	Dialog	Kommentar
T:	*Was möchten Sie denn konkret durch eine Psychotherapie erreichen?*	T erfragt die Ziele der Klientin.
K:	*Ich will wieder mehr Freude erleben, mich wohler fühlen.*	K benennt ein unkonkretes Ziel.
T:	*Was müssten Sie denn dafür tun?*	T erfragt konkrete Änderungsziele.
K:	*Na, ich denke, mein Selbstwertproblem und das, was Sie ein existenzielles Problem nennen, bearbeiten.*	
T:	*Glauben Sie, dass Ihnen eine Psychotherapie dabei helfen kann, wieder mehr Freude und einen Sinn im Leben zu finden?*	Wie oben
K:	*Das hoffe ich.*	
T:	*Okay, dann halten wir das als Ziele fest.*	

(11) Therapeutische Prinzipien besprechen und Motivation stärken

Zum Vorgehen siehe Abschnitt 8.1 (11) und 9.1 (11).

In den nächsten Sitzungen bespricht der Therapeut die Informationen aus dem Fragebogen und erarbeitet die Punkte 12 und 13:

(12) Therapieziel(e) festlegen, Therapiekontrakt schließen

(13) Organisatorisches für die Abläufe in dieser Praxis besprechen (Kostenträger, Termine etc.)

Diese Punkte erfolgen auf dem allgemein üblichen Wege und bedürfen keinerlei Besonderheiten für Betroffene mit existenziellen Problemen. Sie sind mehrfach beschrieben (s. z. B. Stavemann, 2023a) und werden hier nicht erneut abgehandelt.

11.2 Phase 2: Exploration, Anamnese, Diagnose und Therapieplan

(1) Auf weitere Probleme und auf ggf. hierarchische Probleme prüfen

Dialogbeispiel: Klären, ob ein hierarchisches Problem vorliegt

	Dialog	Kommentar
T:	*Frau Santo, Sie haben mir in der letzten Stunde beschrieben, unter welchen Symptomen Sie leiden und wie Sie versuchen, diese zu bewältigen. Ich habe Ihnen erläutert, dass ich sowohl ein existenzielles Problem als auch ein Selbstwertproblem als ursächlich für Ihre Symptome ansehe. Wie finden Sie es, wie Sie zurzeit reagieren?*	T fasst zusammen und prüft, ob ein hierarchisches existenzielles Problem vorliegt.
K:	*Das finde ich schlecht.*	
T:	*Was meinen Sie damit?*	Konkretisierung
K:	*Na, ich will das nicht weiter so erleben, weil ich mich damit so unwohl fühle.*	K benennt die Folgen ihrer Symptomatik und zeigt Veränderungsmotivation. Ein behinderndes hierarchisches Problem ist nicht erkennbar.

(2) Vertieftes Explorieren der Problematik und die lerngeschichtliche Entwicklung erheben

Familiäre Entwicklung. Die Klientin sei als Einzelkind in einem sehr behüteten und engen Familienumfeld aufgewachsen [1]. Die Mutter (57 J., Haushälterin bei einem Pfarrer) sei immer für sie da gewesen. Sie habe alles geregelt, sei in der Erziehung sehr konsequent und an christlichen Werten orientiert gewesen [2]. Der Vater (60 Jahre) arbeite als Bankkaufmann und sei eher ruhig und ordentlich. Beide Eltern seien sehr religiös, fleißig und sparsam. Sonntags gingen sie bis heute (auch bei Krankheit) in die Kirche [3]. Sie selbst sei auch gläubig und bete seit ihrer Kindheit jeden Abend und gehe sonntags in die Kirche, engagiere sich in der Kirchengemeinde, um ein guter Mensch zu sein [4]. Sie sei eher zurückhaltend und angepasst, um ihren Eltern keinen Kummer zu bereiten [5]. Diese seien deswegen auch fast immer stolz auf sie gewesen [6]. Ein, zwei Mal seien sie sauer auf sie geworden, als sie mit einer von ihnen unerwünschten Freundin heimlich ins Kino und geschminkt zur Schule gegangen sei. Die Eltern hätten sie in einem ernsten Gespräch ermahnt, dass sie in die Hölle käme, wenn sie Sünden begehe [7]. Manchmal hätten sie auch von anderen Menschen erzählt, die ihrer Meinung nach Sünden begangen haben und deswegen in die Hölle kommen und ewig leiden werden [7]. Davor habe sich die Klientin so sehr geängstigt, dass sie sich nicht mehr mit der Freundin getroffen und gebetet habe, dass ihr die Sünden vergeben werden [8]. Mit dem Berufseinstieg sei sie in die Nachbarstadt umgezogen.

Schulische und berufliche Entwicklung. Nach der Realschule habe sie eine Ausbildung zur Bürokauffrau absolviert. Seit Ausbildungsende arbeite sie seit vier Monaten als Sekretärin in einem mittelständischen Unternehmen. Tätigkeit und Einkommen seien gut.

Sexuelle Entwicklung. Die Eltern hätten nicht über Sexualität gesprochen. Sie habe mit 26 Jahren das erste Mal Sex mit einem Mann gehabt. Sie habe sich dabei nicht entspannen können, da sie ein schlechtes Gewissen wegen des Sexes vor der Ehe gehabt habe. Aktuell empfinde sie keine Lust auf Sex, da es ihr nicht gut gehe. Vor allem wolle sie keine weitere Sünde begehen.

Körperliche Entwicklung. Unauffällig. Abtreibung vor sechs Monaten.

Soziale Entwicklung/Partnerschaften. Die Klientin sei aktives Mitglied in ihrer kleinen Kirchengemeinde und habe dort auch Freundinnen, mit denen sie ab und zu Ausflüge unternommen oder sich zu Spielabenden verabredet habe. Ihren ersten Freund habe sie mit 25 Jahren kennengelernt, da sie schüchtern gewesen sei [6]. Er habe sich getrennt, nachdem er eine andere Frau kennengelernt habe. Ihren letzten Partner habe sie im Urlaub kennengelernt. Sie hätten eine Wochenendbeziehung geführt.

In allen Beziehungen habe sie geglaubt, dass die Partner ernsthaft an ihr interessiert seien und sie heiraten würden. Sie habe sich aus Angst vor Ablehnung und damit verbundenem Wertverlust nicht getraut, den Sex vor der Ehe zu verweigern. Durch regelmäßige Kirchgänge und Gebete habe sie ihr schlechtes Gewissen beruhigt [8]. Als der letzte Partner erfahren habe, dass sie schwanger sei, habe er sich getrennt. Sie habe sich sehr vor einem Leben in Schande als unverheiratete, alleinerziehende Mutter gefürchtet [4]. Zudem habe sie befürchtet, ihren Job zu verlieren, da sie noch in der Probezeit gewesen sei. Sie hätte sich geschämt, wenn sie den Erwartungen ihres Chefs nicht entspreche [4]. Der Kindesvater habe ihr geraten, das Kind abzutreiben. Sie habe so starke Angst vor Ablehnung und Verachtung gehabt, dass sie sich dann für das Abtreiben entschieden habe [4].

Krankheitsanamnese. Seit der Kindheit habe die Klientin ein Selbstwertproblem mit der Befürchtung, andere zu enttäuschen, nicht gut genug zu sein und abgelehnt zu werden. Seit dem Abtreiben habe die depressive und ängstliche Symptomatik wegen des existenziellen Problems begonnen. Die Klientin reagiere ambivalent: Mal sei sie nicht sicher, ob sie in die Hölle kommt oder ob sie dies noch durch Sühne abwenden kann (Angstphase), mal denke sie, dass alles hoffnungslos sei, weil so etwas nicht entschuldbar ist (deprimierte Phase). Keine Vorbehandlungen.

Anmerkungen

[1] Möglicherweise überprotektives Verhalten in der Familie als prädisponierende Bedingung
[2] Prädisponierende Bedingung für den Erwerb eines existenziellen Problems
[3] Eltern als Modelle
[4] Hinweis auf ein Selbstwertkonzept
[5] Hinweis auf Übernahme der elterlichen Vorstellungen
[6] Hinweis auf Verstärken des Selbstwertkonzeptes durch die Eltern
[7] Übernahme elterlicher Normen hinsichtlich des existenziellen Problems
[8] Hinweis auf Vermeidungs-, Sicherheitsverhalten wegen des existenziellen Problems

Der Therapeut hat bisher herausgefunden,

- dass das existenzielle Problem seit der Kindheit besteht und vermutlich dadurch begünstigt wurde, dass die Klientin dieses Konzept schon früh durch Eltern und Kirche vermittelt bekam
- dass parallel dazu auch ein Selbstwertproblem besteht, welches ebenfalls durch Kirche und Eltern vermittelt wurde und
- dass beide Probleme durch positive und negative Verstärkung aufrechterhalten werden.

(3) Problemanalyse nach PKP erstellen, die Funktionalität darlegen und Mikroanalyse vornehmen

Makroanalyse. Die Klientin wächst in einem Elternhaus auf, in dem die Eltern überbehütend agierten, christliche Werte lebten und vermittelten. Die Klientin lernt so, dass sie nur dann ein guter Mensch ist, wenn sie diesen Vorstellungen entspricht. Durch Lob und Zuwendung seitens der Bezugspersonen wird dies verstärkt und aufrechterhalten. Ebenfalls vermitteln Kirche und Eltern, dass man beim Verletzen dieser Werte in die Hölle kommt und dort ewig leiden muss. Durch die Schwangerschaft werden sowohl das Konzept des existenziellen Problems („Wer sündigt, kommt in die Hölle.“) als auch das Selbstwertkonzept aktiviert („Ein uneheliches Kind zu bekommen und alleine aufzuziehen ist eine Schande.“). Die Angst vor Wertverlust steht vorübergehend im Vordergrund, sodass sich die Klientin zum Abtreiben entscheidet. Diese vermeintliche Todsünde triggert nachfolgend die existenzielle Angst. Aufgrund ihres Selbstwertkonzepts sorgt sie sich nach dem Abtreiben vor Ablehnung und zieht sich deswegen zurück. Dies führt kurzfristig zu einer Angstreduktion ($\not{C}^-$), langfristig zum Aufrechterhalten und sukzessiven Verstärken der Symptomatik sowie zu weiterem Verlust an Lebensqualität und Lebensfreude, weil das Selbstwertproblem bestehen bleibt.
Wegen des existenziellen Problems ängstigt sich die Klientin vermehrt vor dem Sterben. In der Hoffnung, Buße könne die befürchtete Bestrafung abwenden, geht sie regelmäßig in die Kirche (kurzfristige Entlastung durch Sühne als negative Verstärkung). In deprimierten Phasen zieht sie sich zurück. Dies führt kurzfristig zu einer Entlastung durch resignatives Verhalten (negative Verstärkung). Langfristig bleibt die Symptomatik aufrechterhalten und verstärkt sich sukzessive, da die Konzepte des existenziellen Problems weiterhin geglaubt werden und da unklar ist, ob es eine Möglichkeit zur Vergebung gibt.

Mikroanalyse. Ein typisches Beispiel für das existenzielle Problem in Form eines SORKC-Modells:

S: Ich sitze in der Kirche. Der Pfarrer spricht von Hölle und Verdammnis.
O: Abtreibung
$R^{kognitiv}$: Ich habe abgetrieben. Das ist eine Todsünde. Dafür komme ich wahrscheinlich in die Hölle. Ich werde meine Familie nicht wiedersehen. Das fände ich schrecklich.
$R^{emotional}$: Angst (5/10)
$R^{physiologisch}$: Anspannung, Nervosität, zittern, flache Atmung

$R^{motorisch}$:	Ich sitze schweigend in der Bank.
K:	regelmäßig
$C^{kurzfristig}$:	Entlastung durch Buße (i. S. einer negativen Verstärkung)
$C^{langfristig}$:	Aufrechterhalten und sukzessives Verstärken der Symptomatik, da das existenzielle Problem nicht bearbeitet ist

(4) Den psychischen Befund erstellen

Orientierung, Gedächtnis, Merkfähigkeit, Bewusstsein und Konzentration sind nicht gestört. Es bestehen keine Hinweise für Substanzmittelmissbrauch oder -abhängigkeit, auf formale oder inhaltliche Denk- oder Wahrnehmungsstörungen, keine Hinweise auf aktuelle Suizidalität.

Die Stimmung schwankt zwischen normal gestimmt, ängstlich und depressiv. Der Antrieb ist noch weitgehend ungestört, manchmal Rückzugsverhalten. Im Kontakt wirkt die sorgfältig gekleidete Klientin angespannt, belastet und zurückhaltend. In ihren Schilderungen wird Leidensdruck spürbar.

(5) Diagnose stellen

Existenzielles Problem mit F41.2 (Angst und Depression gemischt) und Selbstwertproblem mit F41.2 (Angst und Depression gemischt)

(6) Therapieziele festlegen

Da noch unklar ist, ob es eine Möglichkeit für Vergebung gibt und – falls ja – wie veränderungsbereit die Klientin dann noch ist, werden unter Abschnitt 11.3 zwei mögliche Ziele – je nach Entscheidung der Klientin – beschrieben. Diese Unterteilung wird auch im Behandlungsplan und in den Phasen 7 und 8 beibehalten.

1. Abbau des existenziellen Problems und des Selbstwertproblems, damit Reduktion der beklagten Symptome
2. Bestimmen der Lebensziele
3. a) Aufbau von Akzeptanz: „So ist meine momentane Situation. Weil ich diesem Glauben folge, habe ich mit den Folgen meines Verhaltens zu leben und das nötige Commitment aufzubringen, um mein Glaubenskonzept zu verfolgen.“ *oder*
   b) Aufbau von Akzeptanz hinsichtlich Unsicherheit, Kontrollunfähigkeit und partiellem Ausgeliefertsein sowie Commitment zum Verfolgen des neu gewählten reflektierten Glaubenskonzepts.

Die Lernziele für Frau Santo sind:

- **Akzeptanz: „So ist es".**
  a) Frau Santo lernt zu akzeptieren, dass die Wahl eines Glaubenssystems sowohl positive als auch negative Konsequenzen mit sich bringt, *oder*
  b) falls sie ihr Glaubenskonzept reflektieren möchte, wird sie durch das Bearbeiten ihrer Denkmuster lernen, dass es für Glaubenskonzepte keine Sicherheit gibt und dass sie – wie alle Menschen– lebenslang in Unsicherheit lebt, welches Glaubenskonzept und welche Regeln richtig sind.
- **Commitment: „So was kommt von so was."** Die Klientin setzt sich damit auseinander, dass ihre momentane Situation nicht schicksalhaft ist, sondern die Konsequenz eigener Entscheidungen und Handlungen, d. h., dass sie selbst durch ihr Zutun zu ihren Beschwerden beigetragen hat. Für diesen Teil muss sie Verantwortung übernehmen und ihre Strategie verändern lernen, wenn es ihr besser gehen soll. Im konkreten Fall heißt dies, dass sie entscheiden muss, ob sie am gewählten Glaubensmodell und dessen Konsequenzen festhalten oder ob sie nach Alternativen und deren Konsequenzen suchen will. (Hinweis: Auch Atheismus und Agnostizismus sind Glaubenskonzepte.)
- **„Von nix kommt nix."** Hat die Klientin entschieden, welchem Glaubenskonzept sie ab sofort folgen will, kann sie nur dann ohne unnötige emotionale Turbulenzen leben, wenn sie das dafür notwendige Commitment aufbringt und sich an das gewählte Konzept und dessen Regeln hält.

(7) Behandlungsplan und Prognose

Behandlungsplan. Es wird zunächst Kurzzeittherapie beantragt, da aufgrund der beeinträchtigten Prognose unklar ist, ob und in welche Richtung sich die Klientin verändern möchte. Da es sich um parallele Probleme handelt, kann mit dem Problem begonnen werden, das den höchsten Leidendruck verursacht. Frau Santo möchte zuerst ihr existenzielles Problem und danach das Selbstwertproblem bearbeiten. Für das Behandeln des existenziellen Problems dient folgender Therapieplan:

1. **Lebenszielanalyse.** Da die Klientin ihre Lebensqualität verbessern möchte, soll sie zunächst ihre lang-, mittel- und kurzfristigen Ziele beschreiben, um zu schauen, welche davon sie aktuell wie intensiv verfolgt. Geprüft wird, ob ihre Ziele erreichbar, widerspruchsfrei und funktional sind und ob sie diese adäquat verfolgt und inwieweit die Ziele die beklagte Symptomatik mit verursachen.

INFO 7

INFO 8

AB 5

INFO 9+10

2. **Einführen in das kognitive Modell der Emotionsentstehung und -steuerung.** Damit Frau Santo versteht, weshalb sie unter Ängsten und Depressionen leidet und lernt, eigene Freiheitsgrade zu erkennen, wird über einen explikativen Sokratischen Dialog erarbeitet, was Gefühle sind, wie sie entstehen und wie sie zu verändern sind (s. INFO 7).
3. **Eigene Konzepte erarbeiten.** Mittels des SKR-Modells (s. INFO 8 u. AB 5) werden die gut gebahnten dysfunktionalen Konzepte rekonstruiert, die in Angst oder Niedergeschlagenheit münden.
4. **Eigene Konzepte prüfen.** Zum Prüfen der existenziellen Konzepte werden empirische, normative, funktionale und hedonistische Dispute eingesetzt (INFO 9, 10).
5. **Aufbau von Akzeptanz.** Je nachdem, ob die Klientin bereit ist, ihre Glaubensgrundsätze infrage zu stellen, oder ob sie weiter unreflektiert daran glauben möchte, gibt es zwei alternative Vorgehensweisen:
   a) Aufbau von Akzeptanz für die Konsequenzen ihres aktuellen Glaubenskonzepts
   oder
   b) Aufbau von Akzeptanz hinsichtlich der Unsicherheit von Glaubenskonzepten.
   In beiden Fällen erfolgt mittels Disputtechniken der Aufbau von Commitment hinsichtlich des gewählten Glaubens und Verzichtbereitschaft auf die Symptomgewinne, die mit der abgewählten Alternative verbunden sind.
6. **Trainieren und Bahnen des neu erarbeiteten Konzepts.** (Diese Phase ist optional für den Fall, dass die Klientin ihr Glaubenskonzept verändern möchte.) Nach dem Erstellen einer Übungsleiter mit problemtypischen Übungsaufgaben (s. INFO 11) wird das neue Konzept auf der theoretischen Ebene erarbeitet und anschließend mit sukzessiv steigendem Schwierigkeitsgrad in sensu und dann in vivo trainiert (zum Vorgehen s. Abschn. 8.2 und 9.2).

INFO 11

Prognose. Die Prognose ist aufgrund des Leidensdrucks, der Veränderungsmotivation und ausreichender Introspektionsfähigkeit noch hinreichend günstig. Eingeschränkt wird die positive Prognose durch die hohen Symptomgewinne des bisherigen Glaubenskonzepts. Hier bleibt abzuwarten, ob die Klientin entscheidet, dieses zu modifizieren, insbesondere falls sie einen Ausweg innerhalb dieses Konzepts sieht (Reue/Sühne/Vergebung).

(8) Somatischen Befund erheben bzw. mit Konsiliarbericht anfordern

Siehe hierzu Abschnitt 8.1 (5).

(9) Therapie beantragen, ggf. *Bericht an die Gutacher oder den Gutachter* erstellen

Dies erfolgt auf die in der IKVT üblichen Weise ohne Besonderheiten bei einem existenziellen Problem (s. z. B. KBV, 2020: PTV 3; Stavemann, 2023a).

11.3 Phase 3: Lebensziele analysieren und planen

Die Glaubens-, Werte- und Zielanalyse ergibt: Frau Santo glaubt an die Werte und Inhalte einer christlichen, alttestamentarisch ausgerichteten Glaubenslehre.

INFO 16

Mithilfe von INFO 16 *Handlungsziele* und des Arbeitsblatts 7 *Vorhandene Handlungsziele bestimmen* hat sie ihre lang-, mittel- und kurzfristigen Lebensziele beschrieben. Diese sind in nachstehender Tabelle aufgelistet.

AB 7

Tabelle 11.1: *Handlungsziele von Frau Santo*

Zielbereich	Ist-Zustand	30 Jahre	10 Jahre	1 Jahr	Soll-Zustand ab jetzt
Partnerschaft/Familie/Sozialkontakte					
Eltern	5 Std.	5 Std.	5 Std.	5 Std.	5 Std.
Partner-schaft	–	–	–	–	–
2 Kinder	–	–	–	–	–
Kirchenge-meinde	Telefonate, Treffen 6 Std.	–	–	–	Telefonate, Treffen, Unter-nehmungen 6 Std.
Freundin-nen Josefine und Klara	Telefonate 1 Std.	–	–	–	Telefonate 1 Std.
Arbeit/Karriere/verfügbare Geldmittel					
Arbeit	38 Std. als Sekretärin ca. 2.000 €	38 Std.	38 Std.	38 Std.	38 Std.
Freizeit					
Fernsehen	30 Std.	–	–	–	30 Std.
Bücher/ Zeitungen lesen	3 Std.	–	–	–	3 Std.

Einkauf/ Kochen	6 Std.	–	–	–	6 Std.
Haushalt/ Wäsche	4 Std.	–	–	–	4 Std.
Singen im Chor	2 Std.	–	–	–	2 Std.
Gesamt-stunden	**95 Std.**	–	–	–	**95 Std.**

Zielproblematik: Die Klientin beschreibt lediglich zwei langfristige Ziele. Etappenziele werden nicht beschrieben. Beim Vergleich des Ist-Zustands mit dem „Soll-Zustand ab jetzt" fällt auf, dass sie keine Veränderungen plant, was vermutlich auf ihre aktuelle depressive Symptomatik zurückzuführen ist. Sie verbringt dafür viel Zeit vor dem Fernseher.

Therapeutisches Vorgehen. Der Therapeut klärt, weshalb die Klientin

- so wenige langfristige Ziele formuliert (s. Dialog)
- so viel fernsieht und
- keine kurzfristigen Veränderungsziele beschreibt.

Dialogbeispiel: Klären der fehlenden langfristigen Ziele

	Dialog	Kommentar
T:	*Frau Santo, Sie haben lediglich zwei langfristige Ziele angegeben. Woran liegt das?*	T benennt die Zielproblematik.
K:	*Ich weiß nicht, ob das noch Sinn macht. Wozu soll ich mir Ziele setzen, wenn ich nach meinem Tod doch in die Hölle komme?*	
T:	*Das ist eine wichtige Frage. Die würde ich gern zu einem anderen Zeitpunkt gesondert aufgreifen. Bis dahin schlage ich vor, dass Sie mir Ihre Ziele für den Fall beschreiben, dass sich Ihre Befürchtungen, in die Hölle zu kommen, abwenden lassen. Einverstanden?*	T erläutert ein mögliches Vorgehen.
K:	*Das wird mir aber sehr schwerfallen.*	
T:	*Wollen Sie es dennoch versuchen?*	T prüft das Commitment der K.
K:	*Kann ich machen. Aber wozu soll das gut sein?*	

T:	*Für mich ergibt das einen Bezugsrahmen, der es mir erlaubt, mich an Ihren Zielen zu orientieren und ggf. Hemmnisse beim Zielerreichen mit Ihnen bearbeiten zu können. Ich kann dadurch später besser mit Ihnen prüfen, welche Entscheidungen und Veränderungsschritte für Sie sinnvoll sind. Können Sie das nachvollziehen?*	T erläutert den Zweck der Lebenszielanalyse.
K:	*Ja, zum Teil schon. Für den Rest müssen wir wahrscheinlich erst an den Punkten sein, die Sie meinen.*	
T:	*Wir können gleich damit beginnen. Ich gebe Ihnen eine Anleitung mit, wie Sie fehlende Lebensziele erstellen können* (s. INFO 1). *Ich bitte Sie, bis zum nächsten Mal die vollständig erarbeitete Tabelle mitzubringen. Einverstanden?*	T erläutert das weitere Vorgehen.
K:	*Ja.*	

INFO 1

Die von Frau Santo erarbeiteten Lebensziele sehen folgendermaßen aus:

Tabelle 11.2: *Lebensziele von Frau Santo (überarbeitet)*

Zielbereich	Ist-Zustand	30 Jahre	10 Jahre	1 Jahr	Soll-Zustand ab jetzt
Partnerschaft/Familie/Sozialkontakte					
Eltern	5 Std.	5 Std.	5 Std.	5 Std.	5 Std.
Partner	–	Reden, spazieren gehen, Feierabende, Ausflüge, Kino, kochen 35 Std.	Reden, spazieren gehen, Feierabende, Ausflüge, Kino, kochen 35 Std.	–	–
2 Kinder	–	Telefonieren, Treffen, Ausflüge 8 Std.	Fahrten zur Schule etc., Essen, Ausflüge, Schularbeiten etc. je nach Alter bis zu 60 Std.	–	–

Kirchengemeinde	Telefonate, Treffen, 6 Std.	Telefonate, Treffen, Unternehmungen und Feste 6 Std.	Telefonate, Treffen, Unternehmungen und Feste 6 Std.	Telefonate, Treffen, Unternehmungen und Feste 6 Std	Telefonate, Treffen 6 Std.
Freundinnen Josefine und Klara	Telefonate mit Freundinnen 1 Std.	Telefonate, Spaziergänge, Spieleabende, Kino, Essen gehen 10 Std.	Telefonate, Spaziergänge, Spieleabende, Kino, Essen gehen 10 Std.	Telefonate, Spaziergänge, Spieleabende, Kino, Essen gehen 10 Std.	Telefonate mit Freundinnen 1 Std.
Arbeit/Karriere/verfügbare Geldmittel					
Arbeit	38 Std. als Sekretärin ca. 2.000 €	38 Std.	38 Std.	38 Std.	38 Std.
Freizeit					
Fernsehen	30 Std.	15 Std.	15 Std.	15 Std.	30 Std.
Lesen	3 Std.	20 Std.	10 Std.	10 Std.	3 Std.
Einkauf / Kochen	6 Std.	5 Std.	10 Std.	2 Std.	6 Std.
Haushalt	4 Std.	4 Std.	4 Std.	4 Std.	4 Std.
Chorsingen	2 Std.	20 Std.	15 Std.	10 Std.	2 Std.
Gesamtstunden	**95 Std.**	**166 Std.**	**208 Std.**	**100 Std.**	**95 Std.**

Zielproblematik: Die Arbeits- und Freizeitaktivitäten hat die Klientin nicht angepasst für den Fall, dass sie zwei Kinder großzieht. Während der momentane Zeitaufwand realistisch beschrieben ist, besteht eine z. T. erhebliche Differenz zwischen der verplanten und der tatsächlich zur Verfügung stehenden Zeit bei den mittel- und langfristigen Zielen. Die meisten mittel- und langfristigen privaten Ziele wurden zwar konkret formuliert, dabei jedoch unrealistisch verplant. Die Klientin sitzt zur Ablenkung von ihren negativen Gefühlen vor dem Fernsehgerät, anstatt sich um andere wichtige Lebensziele zu kümmern.

Therapeutisches Vorgehen. Der Therapeut hat noch zu klären,

- weshalb die Klientin keine kurzfristigen Veränderungsziele beschreibt
- was sie tun könnte, anstatt vor dem Fernseher zu sitzen, und

- woran es liegt, dass sie bei den langfristigen Zielen so unrealistisch viel Zeit verplant.

Für die langfristigen Ziele soll die Klientin eine Zielhierarchie erstellen (s. INFO 18), um danach die unwichtigeren zu streichen und ihre Unter- und Teilziele in der verfügbaren Zeit angemessen zu planen, damit langfristige Lebenszufriedenheit erreicht werden kann. Womöglich hat die Klientin auch Zeiten doppelt verplant, z. B. in den Kategorien Partner und Kinder. Sie könnte hier eine andere Unterteilung wählen, z. B. gemeinsame Zeit mit der Familie, Zeit nur mit dem Partner, Zeit nur mit den Kindern. Die Zielpläne werden so lange überarbeitet, bis sie konkret, nachvollziehbar, realistisch und erreichbar sind. INFO 18

11.4 Phase 4: Problemeinsicht, Veränderungsmotivation und reflexive Persönlichkeit aufbauen

Da die Klientin ausreichend Problemeinsicht, Veränderungsmotivation und reflexive Persönlichkeit zeigt, ist dieser Punkt hier nicht relevant.

11.5 Phase 5: Das kognitive Modell zur Emotionsentstehung und -steuerung vermitteln

Für diese Phase ist kein spezifisches Vorgehen erforderlich. Es orientiert sich am in Abschnitt 8.5 und 9.5 Beschriebenen (zum Vorgehen s. a. Stavemann, 2023a; ein explikativer Sokratischer Dialog zum Modelleinführen wird in Stavemann, 2024, beschrieben).

11.6 Phase 6: Dysfunktionale Konzepte und Denkstile identifizieren

In dieser Therapiephase erarbeitet der Therapeut mit Frau Santo mithilfe des SKR-Modells und des entsprechenden Arbeitsblatts die dysfunktionalen Denkmuster ihres existenziellen Problems (AB 5). AB 5

AB 13

Ein SKR-Modell rekonstruieren. Der Therapeut erarbeitet ein SKR-Modell zum Konzept des existenziellen Problems durch die „Rekonstruktion von unten". Dabei hält er sich im Dialog an das typische Vorgehen zum Erarbeiten von SKR-Modellen (s. AB 13).

Dialogbeispiel: Ein unbewusstes Konzept zum existenziellen Problem erarbeiten

	Dialog	Kommentar
T:	*Ich möchte mit Ihnen nun zu Ihrem existenziellen Problem ein typisches SKR erarbeiten. Sie wissen dann, wie Sie künftig vorgehen können, wenn Sie dies selbst üben. Okay?*	T begründet das Vorgehen.
K:	*Ja.*	
T:	*Dann beschreiben Sie mir doch bitte ganz konkret eine problemtypische Situation: Wo sind Sie, was geschieht gerade?*	T erfragt das S.
K:	*Also, ich liege gestern Abend allein im Bett. Es ist 23 Uhr.*	
T:	*Welches Gefühl erleben Sie in dem Moment?*	T erfragt $R_{Emotion}$.
K:	*Ich bin niedergeschlagen.*	
T:	*Wie stark fühlen Sie sich niedergeschlagen, wenn 1 die kleinste Stufe ist und 10 die stärkste?*	K soll die Stärke der Emotion einschätzen.
K:	*Stufe 5.*	
T:	*Spüren Sie auch Körperreaktionen?*	T erfragt $R_{Physiologie}$.
K:	*Nur so eine Schlappheit.*	
T:	*Okay, dann schreiben Sie das noch zu* Körperreaktion.	
K:	*Ich finde alles so schrecklich hoffnungslos.*	K nennt von sich aus das $K_{Bewerten}$.
T:	*Was finden Sie so schrecklich hoffnungslos?*	T erfragt $K_{Schlüsse}$.
K:	*Weil ich mit der Abtreibung eine Todsünde begangen habe, komme ich garantiert in die Hölle.*	
T:	*Wie kommen Sie darauf?*	Logischer Disput: T erfragt $K_{Perspektive}$.
K:	*Wer sündigt, kommt in die Hölle. So wird es in meinem Glauben beschrieben und so haben mir meine Eltern das auch immer gesagt. In der Hölle muss ich ewig leiden und ich sehe meine Familie und Freunde nicht wieder.*	

T:	*Okay, dann haben wir jetzt ein SKR vollständig. Haben Sie zum Vorgehen Fragen?*	Das vollständige SKR s. u.
K:	*Weshalb soll ich denn noch andere SKRs erstellen, wenn ich doch immer das Gleiche denke?*	
T:	*Sie können ja erst einmal prüfen, ob es in allen anderen Situationen genauso ist. Aber habe ich Sie richtig verstanden, dass Sie sich zu anderen Zeitpunkten auch sorgen?*	T erinnert an unterschiedliche emotionale Reaktionen der K.
K:	*Doch, das stimmt.*	
T:	*Könnten Sie in den Situationen denn genau das Gleiche gedacht haben?*	Logischer Disput
K:	*Nee, das geht wohl nicht. Okay, ich mache das.*	

Das SKR von Frau Santo sieht wie folgt aus:

S:	Gestern Abend, ich liege allein im Bett. Es ist 23 Uhr.
$K_{Perspektive}$:	Wer sündigt, kommt in die Hölle. So wird es in meinem Glauben beschrieben und so haben mir meine Eltern das auch immer gesagt. In der Hölle werde ich ewig weiterleiden und ich werde meine Familie und Freunde nicht wiedersehen.
$K_{Schlüsse}$:	Weil ich mit der Abtreibung eine Todsünde begangen habe, komme ich in die Hölle.
$K_{Bewerten}$:	Ich finde alles schrecklich hoffnungslos!
$R_{Emotion}$:	Niedergeschlagenheit (5/10)
$R_{Körper}$:	Schlappheit
$K_{Strategie}$:	Gib auf.
$R_{Verhalten}$:	Ich liege im Bett.

Das nachfolgende SKR hat die Klientin zu Hause selbst erstellt. Therapeut und Klientin prüfen es nun gemeinsam auf Vollständigkeit und innere Logik unter Zuhilfenahme des Leitfadens zum SKR-Besprechen (s. Abschn. 8.6 und INFO 9). INFO 9

S:	Samstag, 9.00 Uhr, ich sitze am Küchentisch und sehe fern. Bei einem Verkehrsunfall hat es zwei Tote gegeben.

$K_{Perspektive}$:	So schnell kann man sterben. Ich habe eine Sünde begangen und dafür komme ich nach meinem Tod in die Hölle.
$K_{Schlüsse}$:	Falls ich jetzt sterbe, muss ich auf das paradiesische Leben und das Wiedersehen mit mir lieben Menschen verzichten.
$K_{Bewerten}$:	Das ist schrecklich!
$R_{Emotion}$:	Angst (6/10)
$R_{Körper}$:	innere Unruhe, Anspannung, flaues Gefühl im Magen, Zittern
$K_{Strategie}$:	
$R_{Verhalten}$:	Ich denke über die Hölle nach.

Therapeutische Strategie. S, $R_{Emotion}$, $R_{Physiologie}$, $K_{Schlüsse}$ und $K_{Bewerten}$ sind beschrieben. Bei $K_{Perspektive}$ fehlt noch der Bezug zum Problem: Noch ist das Konzept des existenziellen Problems nicht deutlich. Bei $R_{Verhalten}$ ist kein Verhalten beschrieben. $K_{Strategie}$ fehlt.

Dialogbeispiel: Das SKR-Modell prüfen

	Dialog	Kommentar
K:	(K hat zur Problemaktualisierung das SKR laut vorgelesen.)	
T:	*Ah ja …, hm …, etwas muss ich verstehen: Ist dies ein typisches Beispiel für Ihr existenzielles Problem?*	T klärt den Problembereich.
K:	*Ja, ist es.*	
T:	*Und wie finden Sie es, wie Sie in dieser Situation reagiert haben?*	T geht später auf den noch fehlenden Problembezug ein und prüft zunächst, ob ein hierarchisches Problem vorliegt.
K:	*Blöd von mir, deswegen bringe ich es mit.*	Diese Bewertung deutet auf Veränderungsmotivation, nicht auf ein störendes hierarchisches Problem hin.
T:	*Die Ausgangssituation kann ich so nachvollziehen. Sie haben auch ein Gefühl genannt und dessen Intensität und damit einhergehende Körperreaktionen beschrieben. Wie hätten Sie denn in der Situation am liebsten reagiert?*	T bestätigt die Einordnungen der K von S, $R_{Emotion}$ und $R_{Physiologie}$ und erfragt dann $K_{Strategie}$.

K:	*Weiß ich nicht.*	K hat keine Strategie für diese Situation.
T:	*Und was haben Sie tatsächlich getan?*	T erfragt $R_{Verhalten}$.
K:	*Na, ich habe über die Hölle nachgedacht.*	
T:	*Könnten Sie mir das vormachen, wie Sie das gemacht haben?*	T erfragt $R_{Verhalten}$.
K:	*Kann ich nicht.*	
T:	*Deswegen zählt es nicht zum Verhalten, sondern zum Denken. Es gehört zum Bewertungssystem des nachfolgenden SKR. Was haben Sie in dem Moment getan, als Sie das gesehen haben?*	T aktualisiert für K die Situation S.
K:	*Ja, da habe ich den Fernseher ausgeschaltet.*	K benennt ein Verhalten.
T:	*Okay, das ist ein Verhalten. Dann tragen Sie das doch bitte bei Verhaltensreaktion ein.* (K schreibt.) *Jetzt prüfe ich die Bewertung-Gefühls-Logik: Wenn Sie sich ängstigen, ist dann das Befürchtete schon eingetreten oder noch nicht?*	T prüft die Bewertung-Gefühls-Logik mithilfe des Zeitbezugs.
K:	*Ich befürchte das noch ... Es ist noch nicht eingetreten.*	
T:	*Finden Sie es dann schrecklich oder* fänden *Sie das schrecklich?*	Wie zuvor
K:	*Letzteres.*	
T:	*Dann korrigieren Sie das bitte. Und was fänden Sie in dem Moment so schrecklich?*	T erfragt das $K_{Schlüsse}$.
K:	*Na, dass mir auch so ein Unfall passieren könnte und ich sterbe. Wenn ich jetzt sterbe, ist ja noch nicht sicher, ob ich schon genug bereut und gebüßt habe und dann müsste ich auf alles Schöne im Jenseits verzichten.*	K beschreibt den befürchteten Verzicht.
T:	*Okay, dann tragen Sie diese Befürchtung bei* $K_{Schlüsse}$ *ein.* (K schreibt.) *Nun zu Ihrer persönlichen Sichtweise. Sie sagten vorhin, dies sei ein typisches Beispiel für Ihr existenzielles Problem. Wo wird das denn hier deutlich?*	K soll den Problembezug herstellen.
K:	*Wieso? ... Ich will doch jetzt nicht sterben! Ich muss erst versuchen, Vergebung zu erhalten, damit ich doch noch ins Paradies komme!*	
T:	*Ah ja, jetzt habe ich das verstanden. Schreiben Sie diese Sätze doch bitte noch zu Ihrer persönlichen Sichtweise.*	T bestätigt den Problembezug.

Das vollständige SKR sieht damit wie folgt aus.

S:	Samstag, 9.00 Uhr, ich sitze am Küchentisch und sehe fern. Bei einem Verkehrsunfall hat es zwei Tote gegeben.
$K_{Perspektive}$:	So schnell kann man sterben. Ich habe eine Sünde begangen und komme nach meinem Tod in die Hölle. Ich will doch jetzt nicht sterben! Ich muss erst versuchen, Vergebung zu erhalten, damit ich doch noch ins Paradies komme! Falls ich jetzt sterbe, ist nicht sicher, ob ich schon genug bereut und gebüßt habe.
$K_{Schlüsse}$:	Dann müsste ich auf das paradiesische Leben und das Wiedersehen mit mir lieben Menschen verzichten.
$K_{Bewerten}$:	Das fände ich schrecklich!
$R_{Emotion}$:	Angst (6/10)
$R_{Körper}$:	innere Unruhe, Anspannung, flaues Gefühl im Magen, Zittern
$K_{Strategie}$:	—
$R_{Verhalten}$:	Ich schalte den Fernseher aus.

11.7 Phase 7: Identifizierte Konzepte und Denkstile auf Angemessenheit prüfen und neue, funktionale Konzepte erstellen

Der Therapeut erarbeitet nun mit Frau Santo das situationsbezogene Zielgefühl und Zielverhalten. Danach prüfen beide ihre Konzepte mit der „uneleganten" Disputstrategie, um den Einsatz der einzelnen Disputtechniken zu trainieren. (Der Klientin wurden bereits die zusätzlichen Bausteine $Z_{Emotion}$ und $Z_{Verhalten}$ erläutert.)

Dialogbeispiel: Erarbeiten des Zielgefühls

	Dialog	Kommentar
T:	*Welches Gefühl finden Sie denn in der Situation S angemessen?*	T erfragt $Z_{Emotion}$.
K:	*Unwohlsein.*	K benennt eine Körperreaktion.
T:	*Welches Gefühl meinen Sie damit?*	T erfragt erneut $Z_{Emotion}$.

K:	*Ich dachte, das sei ein Gefühl.*	
T:	*Sie können ja noch einmal auf den Gefühlsstern schauen. Welches davon halten Sie in der Situation für angemessen?*	T nutzt das Therapiematerial zur Unterstützung.
K:	*Da würde ich sagen: Trauer.*	
T:	*Welchen Verlust gibt es zu diesem Zeitpunkt zu betrauern?*	Logischer Disput
K:	*Na, wenn Menschen ihr Leben verlieren, dann finde ich das schrecklich.*	
T:	*Kannten Sie die Toten?*	Explorationsfrage
K:	*Nein, weshalb?*	
T:	*Ich versuche zu verstehen, welchen Verlust Sie zu diesem Zeitpunkt erleiden.*	Konkretisierung
K:	*Na, was wäre ich denn für ein Mensch, wenn mir das egal wäre!*	
T:	*Was wären Sie denn dann für ein Mensch?*	Konkretisierung
K:	*Ein unempathischer, schlechter Mensch.*	K reagiert mit ihrem Selbstwertproblem.
T:	*Für wen ist die Situation denn schlimm: für Sie selbst oder andere?*	Explorationsfrage
K:	*Für die, die gestorben sind. Und für die Angehörigen.*	
T:	*Ja, vielleicht. Und wenn Ihnen das nicht egal sein soll, wie nennen Sie dieses Gefühl, das Sie für angemessen halten?*	T erfragt $Z_{Emotion}$.
K:	*Die tun mir leid. … Ach so, Mitleid.*	
T:	*Okay, dann tragen Sie das doch ein.* (K schreibt.) *Dann zum Zielverhalten. Halten Sie Ihr Verhalten in der Situation für angemessen?*	T erfragt $Z_{Verhalten}$.
K:	*Na ja, ich hatte den Fernseher gerade erst angestellt. Das kam als erster Beitrag. Ich sollte die Nachrichten zu Ende sehen.*	
T:	*Dann tragen Sie das doch bei Zielverhalten ein.*	

Therapeutische Strategie: Die Klientin nennt bei $Z_{Emotion}$ eine Körperreaktion. Der Therapeut erarbeitet zunächst das Gefühl. Danach ist die Begründung dafür zu prüfen. Trauer wäre nachvollziehbar, wenn Frau Santo einen Verlust erleidet. Hier betrauert sie einen Verlust von anderen, sodass Mitleid (gehört auch zur Trauerdimension) nachvollziehbar ist. Die Klientin begründete zudem die Gefühlsreaktion mit einem Selbstwertkonzept. Anschließend wird ein funktionales $Z_{Verhalten}$ gesucht.

Das Bewertungssystem auf Angemessenheit prüfen

$K_{Perspektive}$ prüfen: „So schnell kann man sterben. Ich habe eine Sünde begangen und dafür komme ich nach meinem Tod in die Hölle. Ich will doch jetzt nicht sterben! Ich muss erst versuchen, Vergebung zu erhalten, damit ich doch noch ins Paradies komme! Falls ich jetzt sterbe, ist nicht sicher, ob ich schon genug gebüßt habe."

Disputstrategie für $K_{Perspektive}$. Der erste Satz entspricht der Realität und wird daher nicht geprüft. Die Klientin benennt dann ihr Glaubenskonzept. Die Endgültigkeit der Aussage in diesem Konzept prüft der Therapeut empirisch daraufhin, ob es noch einen Weg gibt, diese Konsequenz abzuwenden. Die Forderung, nicht sterben zu wollen, wird mit empirischen, logischen und funktionalen Disputen untersucht. Mit einem normativen Disput werden Freiheitsgrade der Klientin aufgedeckt und geprüft, ob sie auch bereit ist, diese zu nutzen. Mit einem funktionalen Disput werden die Konsequenzen einer Entscheidung untersucht und mit einem hedonistischen Disput, ob die Klientin diese Vor- und Nachteile in Zukunft akzeptieren will.

Dialogbeispiel 1: Realitätsprüfung

	Dialog	Kommentar
T:	*Frau Santo, wie kommen Sie darauf, dass Sie nach einer Sünde in die Hölle kommen?*	Logischer Disput
K:	*Das weiß ich von meinen Eltern und der Kirche.*	
T:	*Sagen die, dass dieses Verhalten garantiert dazu führt, dass es gar keinen Ausweg gibt?*	Empirischer Disput
K:	*Das weiß ich nicht. Vielleicht wird mir vergeben, wenn ich es genug bereue.*	
T:	*Wer könnte das denn wissen?*	Explorationsfrage
K:	*Der Pfarrer, vielleicht auch meine Eltern. Aber die kann ich alle nicht fragen! Wenn sie herausfinden, was ich getan habe, würde ich mich dafür so unendlich schämen.*	K springt in das Selbstwertproblem und sorgt sich vor Selbstwertverlust.

T:	*Hm, da kommt Ihnen jetzt Ihr anderes Problem in die Quere: Ihr Selbstwertproblem. Aber was ist Ihnen denn wichtiger, Ihren Selbstwert nicht zu verlieren oder herauszufinden, ob Sie etwas tun können, um nicht in die Hölle zu kommen?*	Funktionaler Disput
K:	(Nach langem Schweigen) *Ich sollte herausfinden, ob ich etwas tun kann, um abzuwenden, dass ich in die Hölle komme.*	
T:	*Und wie wollen Sie das herausfinden?*	Explorationsfrage
K:	*Ich frage den Pfarrer.*	
T:	*Okay, dann klären Sie das doch bis zur nächsten Sitzung. Nun zum nächsten Satz in Ihrer persönlichen Sichtweise: Steht es in Ihrer Macht zu entscheiden, wann Sie sterben?*	Empirischer Disput
K:	*Nein, natürlich nicht.*	
T:	*Weshalb fordern Sie dann etwas, was nicht in Ihrer Macht steht?*	Logischer Disput
K:	*Gute Frage. Ich will einfach genug Zeit haben, um meine Schuld zu tilgen, und sicher sein, auch ins Paradies zu kommen.*	
T:	*Hilft es Ihnen dabei zu fordern, nicht sterben zu wollen?*	Funktionaler Disput
K:	*Nein.*	
T:	*Was schließen Sie daraus?*	Synthetische Frage zum Erarbeiten des K^{neu}
K:	*Ich kläre besser so schnell wie möglich, ob und was ich tun kann. Falls es etwas gibt, beginne ich sofort damit.*	

Dialogbeispiel 2: Aufdecken eigener Freiheitsgrade

	Dialog	**Kommentar**
T:	*Angenommen, Ihr Glaube lässt eine Vergebung nicht zu. Was würden Sie dann tun?*	Explorationsfrage
K:	*Das wäre furchtbar. Dann weiß ich auch nicht weiter.*	
T:	*Wer hat denn entschieden, das zu glauben, was Sie jetzt glauben?*	T erarbeitet mögliche Freiheitsgrade der K.

K:	*Meine Eltern.*	
T:	*Und wer glaubt es jetzt immer noch?*	Wie zuvor
K:	*Ich.*	
T:	Müssen *Sie das glauben oder dürften Sie sich heute auch anders entscheiden?*	
K:	(Pause) *Ich könnte mich auch anders entscheiden. Aber ich habe Angst, darüber nachzudenken. Das wäre ja Gotteslästerung und Blasphemie. Ich frage lieber den Pfarrer.*	Normativer Disput
T:	*Ja, okay. Wenn Sie danach darüber nachdenken möchten, ob es garantiert richtig ist, was Sie zu glauben entschieden haben, können wir dies gerne gemeinsam tun.*	T akzeptiert die Entscheidung der K, bietet aber eine Option für den Fall an, dass sie ihre Meinung ändert.

Dialogbeispiel 3: Prüfen auf Lebenszufriedenheit und Zielorientierung

	Dialog	Kommentar
T:	*Sie haben beschrieben, dass Sie mit dem Abtreiben eine Sünde begangen haben. Und Sie haben seit der Kindheit gehört, dass Sünder in die Hölle kommen. Habe ich das so richtig verstanden?*	T fasst zusammen und erfragt K's Bestätigung.
K:	*Ja, deswegen bemühe ich mich ja, mich an die Regeln meines Glaubens zu halten. Das hat mir auch immer die Sicherheit gegeben, was ich tun oder lassen muss, um ein gottgefälliges Leben zu leben und später auch ins Paradies zu kommen.*	K nennt die Symptomgewinne ihres Konzepts.
T:	*Sie haben sich also entschieden, nach diesem Glauben zu leben?*	T betont K's Eigenverantwortung/Freiheitsgrad.
K:	*Ja.*	
T:	*Welche Konsequenzen hat das für Sie, wenn Sie das weiterhin glauben möchten?*	Funktionaler Disput
K:	*Ich muss mich an die Vorgaben und Regeln halten, wenn es mir gut gehen soll. Ich muss auf Dinge verzichten, die andere, die nicht nach diesem Glauben leben, tun können.*	
T:	*Und den Preis möchten Sie künftig zahlen?*	T prüft das Commitment der K.

K:	*Ja, ich will so leben.*	
T:	*Und was hat Sie davon abgehalten?*	Explorationsfrage
K:	*Mein Selbstwertproblem. Ich muss das lösen, wenn ich künftig meine Regeln einhalten will. Sonst geht es mir weiter so wie bisher.*	
T:	*Ja, das kann ich nachvollziehen. Wir können später, wie besprochen, Ihr Selbstwertproblem bearbeiten. Wenn Sie nun künftig nach Ihren Glaubensgrundsätzen leben, sind Sie dann sicher, dass Sie später ins Paradies kommen?*	Empirischer Disput
K:	*Ja, das hoffe ich doch.*	
T:	*Sie sind sicher oder Sie hoffen?*	Wie zuvor
K:	*Ich habe das bisher immer geglaubt. Ich hoffe, dass ich mich richtig entschieden habe.*	
T:	*Wie können Sie herausfinden, ob Sie sich richtig entschieden haben?*	Explorationsfrage
K:	*Das weiß ich ja eben nicht.*	
T:	*Gibt es Menschen, die wissen, was die Zukunft bringt?*	Empirischer Disput
K:	*Nein, ich glaube nicht.*	
T:	*Was wäre denn die Voraussetzung dafür, dass Sie jetzt schon wissen, dass Ihre Entscheidungen und Handlungen richtig sind und das auch in Zukunft bleiben?*	Logischer Disput
K:	(Pause) *Ich müsste in die Zukunft schauen können. Aber das kann ja niemand.*	
T:	*Und nun?*	Synthetische Frage
K:	(K schweigt.)	
T:	(nach einer Minute) *Wenn niemand die Zukunft kennt und niemand sicher weiß, was garantiert richtig ist, heißt das dann, dass wir alle in völliger Unsicherheit entscheiden?*	T pointiert die Aussage der K.
K:	*Das ist wohl so.*	
T:	*Gilt diese Unsicherheit, dieses Nichtwissen, lediglich für das, was richtiges Handeln ist, oder gilt das auch für den Glauben und für moralische Ansichten?*	T überträgt die Erkenntnis auf metaphysische Ziele.
K:	*Daruber darf ich gar nicht nachdenken!*	
T:	*Weil?*	Normativer Disput, um die Tilgung zu klären.

K:	*Ich fürchte, das könnte schon gotteslästerlich und blasphemisch sein.*	K wiederholt ihre Befürchtung davor, ihr Konzept infrage zu stellen.
T:	*Hm, da weiß ich nun nicht recht weiter. Möchten Sie nun Ihr Glaubensmodell ungeprüft lassen und es mit allen seinen Konsequenzen weiterhin glauben oder möchten Sie prüfen, ob Sie es weiter für glaubwürdig halten wollen?*	T prüft die Änderungsmotivation der K.
K:	(nach längerer Pause) *Ich glaube, ich möchte zuerst lieber mit dem Pfarrer sprechen, ob es nicht doch eine Lösung gibt, wie mir vergeben werden kann…*	K sucht eine Lösung innerhalb des alten Konzepts.
T:	*Okay, versuchen Sie das zu klären. Wann möchten Sie das tun? Was möchten Sie ihm sagen und was fragen?*	T möchte das Ziel der K zeitlich und inhaltlich konkretisieren.
K:	*Ich rufe ihn heute Abend an und bitte um einen Termin. Dann beichte ich ihm, dass ich abgetrieben habe, und frage ihn, ob mir diese Sünde vergeben werden kann und, falls ja, was ich dafür tun muss.*	
T:	*Okay. Möchten Sie bereits jetzt darüber nachdenken, wie Sie mit den beiden möglichen Alternativen umgehen wollen: Er zeigt Ihnen eine Lösung, wie Ihnen vergeben werden kann, oder er sagt, dass diese Sünde unverzeihlich ist und dass Sie auf die paradiesische Zukunft verzichten müssen?*	T macht das Angebot, bereits jetzt Reaktionsweisen für die möglichen Varianten zu erarbeiten.
K:	*Ich möchte lieber erst die Antwort abwarten. Vielleicht habe ich ja Glück und er zeigt mir eine Lösung.*	K sucht eine Lösung innerhalb des alten Konzepts.
T:	*Dann schlage ich vor, dass wir dieses Thema zurückstellen, bis Sie mit Ihrem Pfarrer gesprochen haben. Einverstanden?*	T fragt nach dem Gespräch erneut, ob K ihr Glaubenskonzept prüfen oder ungeprüft beibehalten möchte.
K:	*Ja, bitte.*	

Der Therapeut hat herausgefunden, dass die Klientin noch nicht weiß, ob ihre Schuld vergeben werden kann. Sie hat entschieden, dies nun zu klären. Zudem wurde deutlich, dass es keine sinnvolle Problemlösestrategie ist, sich davor zu ängstigen zu sterben. Er hat anschließend mit der Klientin mögliche Freiheitsgrade erarbeitet.

Unterbrechen des SKR-Prüfens. Da die Klientin ihr Glaubenskonzept, das verantwortlich für die momentan erlebten emotionalen Turbulenzen des existenziellen Problems ist, zurzeit nicht infrage stellen und prüfen möchte, wird das Besprechen des SKR-Modells an dieser Stelle unterbrochen, bis geklärt ist, ob die Klientin eine weitere Reflexion wünscht. Der Übersicht halber werden nachfolgend mögliche Disputstrategien für beide Entscheidungsvarianten der Klientin aufgeführt.

a) Vorgehen, falls die Klientin sich entscheidet, ihr Glaubenskonzept beizubehalten

$K_{Schlüsse}$ prüfen. „Dann müsste ich auf das paradiesische Leben und das Wiedersehen mit mir lieben Menschen verzichten."

Disputstrategie für $K_{Schlüsse}$. Hier gibt es zwei Prüfmöglichkeiten:

1. Der Klientin wird nicht vergeben. Damit wäre ein Prüfen ihrer Befürchtung nur möglich, wenn sie sich für ein Reflektieren und ggf. Verändern ihres Glaubenssystems entscheidet.
2. Vergebung ist möglich. Dann hätte die Klientin einen Ausweg und müsste keine Verdammnis befürchten. Sie müsste lediglich das nötige Commitment aufbringen.

$K_{Bewerten}$ prüfen: „Das wäre schrecklich!"

Disputstrategie für $K_{Bewerten}$. Diese Bewertung wäre im Falle der Möglichkeit zur Vergebung hinfällig.

K^{neu} erstellen. Ein zusammengefasstes K^{neu} von Frau Santo könnte unter Beibehalten ihres Glaubenskonzeptes z. B. so lauten: „Ich akzeptiere, dass ich mit negativen Konsequenzen rechnen muss, wenn ich nach diesem Glauben lebe und gegen dessen Regeln verstoße. Ich habe aber die Möglichkeit, solche Konsequenzen abzuwenden, wenn ich mich an die Regeln und Normen halte oder bei Verstoß dafür sühne. Dafür bin ich bereit, das Notwendige zu tun."

b) Vorgehen, wenn die Klientin bereit ist, ihr Glaubenskonzept zu prüfen

$K_{Schlüsse}$ prüfen. „Dann müsste ich auf das paradiesische Leben und das Wiedersehen mit mir lieben Menschen verzichten."

Disputstrategie für $K_{Schlüsse}$. Die Annahmen der Klientin werden mit empirischen, funktionalen und hedonistischen Disputen geprüft: „Wie wahrscheinlich ist es, dass gerade mein Glaubenskonzept das richtige ist? Wobei hilft es mir, es so zu sehen (Abwägen der Symptomgewinne und -kosten dieses Konzepts)? Kann ich damit meine langfristige Lebenszufriedenheit maximieren?"

Ggf. wird die Klientin anschließend ein Alternativkonzept formulieren.

$K_{Bewerten}$ prüfen. „Das wäre schrecklich!"

Disputstrategie für $K_{Bewerten}$. Der Therapeut prüft, ob die Klientin ihre Bewertung nach dem neu Erarbeiteten noch passend findet. Das neue $K_{Bewerten}$ soll zum vorher bestimmten Zielgefühl führen.

K^{neu} erstellen. Ein zusammengefasstes K^{neu} könnte z. B. so lauten: „Ich akzeptiere, dass ich nie sicher sein kann, ob ich das Richtige glaube oder etwas richtig mache. Ich entscheide in völliger Unsicherheit und muss damit leben lernen. Ich bin weder sicher, ob ich durch Sühne begangene Fehler – falls es denn Fehler sind – wieder wettmachen kann, noch wie ich es wie lange sühnen muss. Ich bin völlig unsicher, wonach ich von wem beurteilt werde und welche Konsequenzen dieses Urteil für mich hat. Keine Ahnung, ob es ein Leben nach dem Tod und ein Paradies gibt und – falls ja – nach welchen Regeln ich ins Paradies komme. Es könnte sogar sein, dass ich danach beurteilt werde, was ich bisher im Leben in völliger Unsicherheit eigenverantwortlich entschieden und verfolgt habe. Ich will dennoch mein Leben gestalten und so leben, wie ich es für richtig halte."

SKR prüfen – Fortsetzung. Die Klientin hat in der vergangenen Woche mit dem Pfarrer gesprochen und erfahren, dass es eine Möglichkeit für das Vergeben ihrer Sünde gibt. Der Therapeut bespricht mit ihr das Ergebnis.

Dialogbeispiel: Konsequenzen der Möglichkeit für Vergebung besprechen

	Dialog	Kommentar
T:	*Was bedeutet das für unsere Arbeit? Wir waren ja dabei zu schauen, ob Sie Ihr Glaubenskonzept beibehalten wollen, oder prüfen, ob Sie ein anderes als sinnvoller für sich halten.*	T formuliert die offene Frage.
K:	*Also, ich will meinen Glauben auf jeden Fall behalten. Damit bin ich zufrieden.*	K benennt diesbezüglich kein Veränderungsziel.
T:	*Das heißt, Sie akzeptieren, dass es in Ihrem Glauben Sünden gibt, die zu negativen Konsequenzen führen?*	
K:	*Ja, das tue ich.*	
T:	*Sind Sie sicher, in Zukunft nicht wieder zu sündigen?*	Empirischer Disput
K:	*Ich werde mein Bestes versuchen. Wenn es mir nicht gelingt, dann werde ich dafür sühnen.*	K beschreibt die alte Coping-Strategie.

T:	*Dann schlage ich vor, dass Sie zum nächsten Mal Ihre aufgestellten Lebensziele daraufhin prüfen, ob die sich an Ihren Glaubensgrundsätzen orientieren. Ist dies nicht der Fall, korrigieren Sie das, damit Sie weitere Fehler vermeiden können. Einverstanden?*	T prüft, ob K realistische Vorstellungen hat, wie sie ihre Glaubensgrundsätze in ihre Lebensziele einbeziehen kann.
K:	*Ja, das sollte ich machen.*	
T:	*Möchten Sie nun noch das Selbstwertproblem abbauen?*	T prüft die Veränderungsmotivation für das Selbstwertproblem.
K:	*Ja, unbedingt. Ich habe mich ja aus Angst vor Ablehnung und Wertverlust nicht getraut, Nein zu sagen.*	
T:	*Okay, dann beginnen wir in den weiteren Sitzungen damit, dass Sie SKR-Beispiele zu Situationen erstellen, in denen Sie sich vor Wertverlust sorgen.*	T zeigt den weiteren Ablauf der Therapie auf.

Therapeutische Strategie für das Selbstwertproblem. Wenn der Therapeut mit dem Bearbeiten des Selbstwertproblems beginnt, prüft er zunächst, ob und inwieweit dieses durch Normen des Glaubenssystems bedingt ist. Wäre das Selbstwertkonzept an das Einhalten der religiösen Glaubensgrundsätze gekoppelt, bedeutete dies, dass man nur dann ein guter Mensch ist, wenn man diese Normen befolgt. Dann kann die Klientin erneut entscheiden, ob sie diese Konsequenzen ihres Glaubenssystems zu tragen bereit ist oder ob sie über ein Verändern desselben nachdenken möchte.

Sollte das Selbstwertproblem nicht mit religiösen Konzepten verknüpft sein, wird es auf die übliche Weise bearbeitet (s. hierzu Stavemann, Scholz & Scholz, in Vorbereitung).

11.8 Phase 8: Die neuen Konzepte trainieren und bahnen

Da Frau Santo ihr Glaubenskonzept beibehalten möchte, ist keine Übungsphase indiziert, weil kein neues Konzept zu bahnen ist. Dennoch werden der Übersicht halber mögliche Übungen vorgestellt, die angemessen wären, falls die Klientin sich dafür entschieden hätte, ihr Glaubenskonzept zu reflektieren und ggf. zu verändern.

Beispiel

Übungen zur Akzeptanz von Unsicherheit und partiellem Ausgeliefertsein

- Ich verabrede mich mit Freundinnen und akzeptiere, dass es keine Sicherheit gibt, ob ich das Richtige tue.
- Ich gehe sonntags in die Kirche und übe, dass es keine Sicherheit gibt, ob ich das Richtige glaube.
- Ich kaufe mir ein Buch, in dem andere Religionen mit ihren Glaubensgrundsätzen beschrieben werden, und akzeptiere, dass es keine Sicherheit gibt, ob ich das Richtige glaube.
- Ich spreche mit Andersgläubigen über deren Glaubensgrundsätze und akzeptiere, dass diese genauso wahrscheinlich richtig oder falsch sind wie meine eigenen.

12 Phasentypische Fragen und Widerstände bei existenziellen Problemen

Im Folgenden wird der Umgang mit einigen für existenzielle Probleme spezifischen Fragen und Widerständen beschrieben. Darüber hinausgehende Fragen und Widerstände im therapeutischen Prozess, die nicht typisch für ein existenzielles Problem sind, werden z. B. in Stavemann (2023a) beschrieben.

Zu Phase 1

Jemand sagt ständig: „Ich weiß nicht, das passiert dann so." Hier liegt womöglich ein Hinweis auf eine mangelnde Introspektionsfähigkeit oder Problemeinsicht vor. Dies wird zunächst abgeklärt. Dazu erhalten die Betroffenen Selbstbeobachtungsaufgaben, um herauszufinden, inwieweit sie in der Lage sind, eigenes Denken zu beobachten und zu beschreiben. Dabei wird auch deren Bereitschaft zur Mitarbeit geprüft.

Es kann auch sein, dass jemand bisher wenig über psychosomatische Zusammenhänge weiß und deswegen mangelnde Problemeinsicht besitzt. Dann wird dieses zunächst in einem Zwischenschritt vermittelt (s. Phase 4).

Jemand möchte sich nicht festlegen. So etwas kann ein Zeichen für mangelnde Veränderungsmotivation sein. Zunächst wird geprüft, ob es Hindernisse gibt, die einer Veränderung im Weg stehen. Dies kann man z. B. tun, indem man fragt: „Wenn Sie Ihre Ängste nicht mehr hätten, was würde sich dann in Ihrem Beruf, in Ihrer Freizeit, in Ihrer Partnerschaft verändern?" Manchmal stabilisiert die Angststörung eine Partnerschaft oder jemand kann dadurch bestimmten beruflichen Anforderungen aus dem Weg gehen.

Jemand kommt wiederholt zu spät zur Sitzung. Manche Betroffene müssen bestimmte Wege gehen oder Angstvermeidungsrituale durchführen, bevor sie zum Treffen kommen können. Es ist zu Therapiebeginn unrealistisch zu erwarten, dass sie ohne ihre Coping-Strategie auskommen. Man kann mit ihnen besprechen, wie sie dies so zu steuern lernen, dass sie ihren Termin rechtzeitig wahrnehmen können. Erst im weiteren Therapieverlauf können diese Strategien abgebaut werden.

Jemand möchte seine Angstreduktionsstrategien auch in der Praxis und während der Therapie durchführen. Manche Betroffene möchten auch in der Praxis Stühle verrücken, um bestimmte Sitzpositionen einzunehmen, das Fenster ständig geöffnet haben etc. Hier wird zunächst geprüft, ob dies der Angstreduktion dient. Falls ja, wird zunächst darauf eingegangen. Im weiteren Therapieverlauf werden diese alten Coping-Strategien nach und nach mit den Betroffenen abgebaut.

Jemand reagiert während der Exploration mit einer Panikattacke. Durch das Berichten der Symptomatik oder im Zuge wahrgenommener Erregung in der ersten Sitzung reagiert jemand womöglich mit einer Panikattacke. Man kann hier zunächst versuchen, beruhigend auf die Person einzuwirken, indem man mit ihr darüber spricht, dass dies jetzt Symptome einer Panikattacke sind. Die Betroffenen sollen dann – je nach Symptom – z. B. auf ihre Atmung achten und diese vertiefen, oder man geht mit ihnen durch den Raum, bietet einen Schluck Wasser an, öffnet das Fenster oder nutzt andere Angstreduktionsstrategien der Betroffenen. Häufig wirkt auch ein „Erden", indem man sich die Hand der Betroffenen geben lässt oder indem man sich hinter sie stellt und einen oder mehrere Finger auf deren Schultern legt (vertiefend zum Umgang mit Anfallsgeschehen s. z. B. Roscher, 2014).

Zu Phase 2

Jemand möchte behandelt werden. Gerade Betroffene mit einem medizinischen Krankheitsmodell erwarten von den Therapierenden das Gleiche wie von Medizinerinnen und Medizinern: Man soll etwas tun, damit die Symptome möglichst schnell wieder verschwinden. Dann erklärt man an dieser Stelle den Unterschied zwischen psychotherapeutischer und somatischer Behandlung und beschreibt dabei die Anforderungen an die Betroffenen sowie die erforderliche Art ihres Mitwirkens.

Jemand ist akut abhängig. Wenn Betroffene zum Bewältigen ihrer Ängste Suchtmittel oder Medikamente nutzen, kann dadurch mittlerweile eine Abhängigkeitserkrankung bestehen. Dann sollten sie zunächst darüber aufgeklärt und motiviert werden, sich zuvor einem qualifizierten Entzug bzw. einer Suchtbehandlung zu unterziehen.

Jemand erfüllt Therapievoraussetzungen nicht. Hier wird zunächst die Ursache unterschieden:

a) **Jemand besitzt keine Krankheitseinsicht.** Wenn jemand die Beschwerden als organisch bedingt ansieht, kann man zunächst versuchen, eine psychosomatische

Krankheitseinsicht zu erarbeiten, und die symptomatischen Kennzeichen der Erkrankung erläutern und erklären, was man selbst durch eigenes Verändern erreichen kann. Die Betroffenen entscheiden dann, ob sie dies möchten oder nicht und ob dementsprechend eine Therapie aufgenommen wird.

b) **Jemand hat keine Veränderungsmotivation.** Auch bei Betroffenen mit existenziellen Problemen kann es vorkommen, dass deren Symptomgewinne so immens sind, dass Angehörige mehr an einer Veränderung interessiert sind als die Betroffenen selbst. Hier wird zunächst vermittelt, dass man ohne die Zustimmung und die Mitarbeit der Betroffenen keine Veränderung bewirken kann und dass für eine erfolgreiche Therapie der Verzicht auf die Symptomgewinne unabdingbar ist.

Zu Phase 3

„Weshalb soll ich mir das jetzt überlegen, wenn ich doch nicht weiß, wann ich sterbe?“ Sieht der Klient keinen Sinn darin, sich in Anbetracht der Endlichkeit Ziele zu setzen, kann man mit ihm herausarbeiten, wozu Ziele dennoch sinnvoll sind. Man kann z. B. die Betroffenen überlegen lassen, weshalb ein Wissenschaftler mit ALS, der weiß, dass er bald sterben wird, dennoch Ziele weiterverfolgt. Man kann dann die Betroffenen fragen, was ihr Gewinn sein könnte, sich Ziele zu setzen, und sie darüber aufklären, wozu es für Therapierende wichtig ist, die Ziele der Betroffenen zu kennen.

„Wenn ich nicht weiß, wann ich sterbe, will ich jetzt aber auch möglichst alles auskosten.“ Hier fordert jemand, nicht unnötig verzichten zu müssen. Man kann mit einem hedonistischen Disput die Konsequenzen eines solchen Forderns herausarbeiten – auch die Kosten eines massiv ausgelebten Kurzfristhedonismus. Die Betroffenen können anschließend daran arbeiten, ihre Ziele zu gewichten und so zu planen, dass sie die ihnen wichtigsten zuerst verfolgen.

Zu Phase 4

„Wie können Sie sich so sicher sein, dass alles psychisch bedingt ist?“ Jemand benutzt hier eine Verallgemeinerung („alles“) und möchte Sicherheit. Man wird den Betroffenen vermitteln, dass man selbst nicht sicher ist, und sie in einem funktionalen Disput untersuchen lassen, wozu dies notwendig für sie ist. Dann kann man mit einem Sokratischen Dialog zum Thema „Was ist das: Sicherheit?“ das Thema aufgreifen und erarbeiten lassen, dass es sich dabei um ein Konstrukt handelt. So lernen die Betroffenen, dass sie in einer Welt von Wahrscheinlichkeiten leben und dass Sicherheit keine Voraussetzung für ein Leben ohne psychosomatische Symptome ist.

„Okay, wenn es also psychisch bedingt ist und ich eine Psychotherapie mache, werde ich dann völlig beschwerdefrei?“ Hier möchte jemand Sicherheit, dass man nach einer Psychotherapie keine körperlichen Beschwerden mehr hat. Diese unrealistische Vorstellung kann man mittels eines empirischen Disputs bearbeiten: „Kennen Sie jemanden, der keine körperlichen Beschwerden hat?“ und im logischen Disput erarbeiten: „Wie erklären Sie sich das?“. Man kann zudem einen explikativen Sokratischen Dialog zum Thema „Was ist das: Sicherheit?“ durchführen (s. o.).

„Wenn ich die Medikamente absetze, wird alles viel schlimmer. Das hält mein Körper nicht aus, er wird kollabieren.“ Hier liegt womöglich ein hierarchisches existenzielles Problem vor. Jemand befürchtet, nach Aufgabe des Medikamentenkonsums verstärkt körperliche Erregung zu erleben und daran zu sterben. Hier kann man mit einem funktionalen Disput prüfen lassen, ob Erregung immer gefährlich ist, und auf ein Reattribuieren von Erregungssymptomen abzielen. Ziel ist, ein Neubewerten von Erregung zu erarbeiten und zu einer funktionalen Sichtweise zu gelangen, bei der Erregungssymptome nicht als Gefahrenindizes, sondern als Konsequenzen aus vorangegangenen Bewertungen begriffen werden.

Zu Phase 5

„Im Internet steht aber, dass Hilflosigkeit, Hoffnungslosigkeit und Einsamkeit Gefühle sind.“ Haben sich Betroffene über Gefühlsmodelle informiert, stoßen sie meist auf unterschiedliche und z. T. widersprüchliche Modelle. Man kann hier erklären, dass es sich beim kognitiven Modell um ein gut funktionierendes Modell, nicht um *die Wahrheit* handelt. Man kann erläutern, weshalb diese Begriffe im IKVT-Modell nicht als Gefühle verwendet werden. Möchte jemand sich nicht darauf einlassen, wird an dieser Stelle die Therapie beendet.

Zu Phase 6

„Ich mache das schon lange nicht mehr und weiß gar nicht, was ich dann denke.“ Es kann sein, dass Betroffene sich aufgrund ihres Vermeidungsverhaltens nicht mehr an ihre Denkmuster erinnern. Dann kann es helfen, sie in sensu oder in vivo in Situationen zu schicken, die sie bisher vermieden haben, um dann unmittelbar die Denkmuster herauszuarbeiten.

„Das geht so schnell. Da denke ich gar nichts.“ Besonders Betroffene mit Panikattacken können ihre hoch automatisierten Denkmuster meist nicht mehr erkennen. Man kann in solchen Fällen mit ihnen die Situation zu zwei Zeitpunkten analysieren: bevor und nachdem sie sich in Angst versetzt haben. Danach wird geprüft, was genau sie auf einmal anders wahrnehmen, wenn sie sich in Angst versetzen und wie sie dann die Situation bewerten.

Jemand beschreibt ein hierarchisches existenzielles Problem. Manche Betroffene beschreiben im SKR, dass sie sich fürchten, wegen ihrer Angst zu sterben: „Angst ist gefährlich! Daran kann man sterben!“ Sie haben dann ein neues emotionales Problem wegen eines bereits bestehenden emotionalen Problems. Man wird in solchen Fällen die Eigenheiten von hierarchischen Problemen erläutern und anschließend die daraus resultierenden Veränderungen im Behandlungsplan besprechen. Die Betroffenen sollen verstehen, dass sie die Verursacher ihrer emotionalen Reaktion sind und ihre physiologischen Reaktionen dementsprechend durchaus angemessen ausfallen. Sie können dann mit einem funktionalen Disput prüfen, wie zielführend ihre Gefahrenzuschreibungen sind und ggf. funktionale Sichtweisen erarbeiten. Erst danach lässt sich das Problem auf der unteren Ebene bearbeiten, denn sonst hätten die Betroffenen z. B. keine Situationen aufgesucht, in denen sie Angst verspüren könnten.

Zu Phase 7

„Wird mir das vergeben oder muss ich nun in die Hölle?“ Nicht immer besitzen die Therapierenden hinreichendes Wissen, um die metaphysischen Konzepte eines existenziellen Problems zu prüfen. Dann werden die Betroffenen angeleitet, fehlende Informationen ihres Glaubensmodells dort einzuholen, wo dies ihrer Meinung nach verlässlich möglich ist. Die Therapierenden beschränken sich darauf, die „Kosten“ und Alltagskonsequenzen der gewählten metaphysischen Modelle herauszuarbeiten. Die Betroffenen entscheiden dann, ob sie dieses Modell mit dessen Konsequenzen weiterverfolgen wollen oder nicht.

Stellt jemand fest, dass man das Konzept eines existenziellen Problems aufgrund eigener Verwirrung nicht prüfen kann, kann man versuchen, sich dafür durch Supervision Hilfe zu holen.

Jemand kann nicht folgen. Hier ist zunächst zu klären, ob es an intellektuellen Fähigkeiten liegt und ob dies behoben werden kann, indem man z. B. die Sprache entsprechend anpasst und einfache Analogien benutzt. Womöglich sind aber auch gerade kognitive Schemata bei den Betroffenen aktiv, sodass sie sich nicht mehr konzentrieren können (z. B. depressive Muster oder eine Angstspirale). Dann wäre eine kurze Pause indiziert, um einen Gedankenstopp vorzunehmen, oder man wählt ein langsameres Vorgehen mit etlichen Redundanzen.

Jemand beharrt auf Sicherheit. Möchte jemand das Fordern nach Sicherheit nicht aufgeben, wird man erklären, weshalb man dieses Therapieziel nicht erreichen kann. Möglicherweise gibt es auch noch bisher unentdeckte Symptomgewinne oder Bedenken, die den Veränderungsprozess blockieren.

Zu Phase 8

Jemand macht die vereinbarten Übungen nicht. Hier prüft man zunächst den Grund für das Verweigern. Sind die Übungen zu schwer, sodass Betroffene darin ihre neuen Denkmuster nicht abrufen können, werden die Übungen auf die gewünschte Schwierigkeitsstufe angepasst. Sollte deutlich werden, dass jemand den Krankheitsgewinn nicht aufgeben will, versucht man nochmals über eine Kosten-Nutzen-Analyse, die langfristigen Konsequenzen dieser Denk- und Verhaltensmuster zu beleuchten. Ist jemand weiterhin nicht veränderungsbereit, wird die Therapie beendet.

Manche Betroffene sind aufgrund einer starken Symptomverbesserung und wegen bereits erfolgreicher Veränderungen im Alltag nicht mehr motiviert, Übungen durchzuführen. Dann kann man nochmals über Sinn und Zweck von Übungen aufklären und erneut entscheiden lassen, ob die Betroffenen doch noch weiterüben oder ob sie die Therapie beenden möchten.

Jemand hat eine körperliche Erkrankung. Bei Betroffenen mit körperlichen Vorerkrankungen empfiehlt sich ein kleinschrittiges Vorgehen entsprechend den medizinischen Gegebenheiten. Der Übungsplan sollte nach Rücksprache mit den somatisch Behandelnden abgestimmt und an die Möglichkeiten der Betroffenen angepasst sein.

Anhang

Hinweise zum Arbeitsmaterial/Online-Code

Auf der Webseite unseres Verlags (www.dgvt-verlag.de) stellen wir Ihnen alle im Buch erwähnten Arbeits- und Informationsblätter als Online-Materialien zur Verfügung.

Auf der Produktseite des Titels (https://www.dgvt-verlag.de/shop/ikvt-bei-existenziellen-problemen) können Sie unter Eingabe des folgenden Codes die Materialien downloaden (Groß- und Kleinschreibung bitte beachten):

BFgYXKQ24x

Die einzelnen Arbeits- und Informationsblätter können über die Lesezeichen-Funktion im PDF-Dokument direkt ausgewählt werden. Über die Druckfunktion Ihres Browsers können Sie die PDF-Dateien dann ausdrucken.

Übersicht des Arbeitsmaterials

AB 1	Leitfaden für ein IKVT-Erstgespräch
AB 2	Fragebogen zur Lebensgeschichte und Problematik
AB 3	Eigenschaftsbeurteilungsliste
AB 4	Leitfaden zum Erheben des psychischen Problems anhand eines impliziten SKRZ-Modells
AB 5	Das SKR-Modell (Aufgabenblatt)
AB 6	Modell zur Selbstanalyse von Emotionen (SAE) (Aufgabenblatt)
AB 7	Vorhandene Handlungsziele bestimmen
AB 8	Glaubensgrundsätze für die Lebenszielplanung
AB 9	Lebenszielrelevante Wertvorstellungen
AB 10	Aktivitäten-Wochenplan
AB 11	Gefühlsstern und Zuordnungskategorien
AB 12	Gefühlsstern mit Einteilung in Erregungsniveaus und der Zeitbezug von Emotionen
AB 13	Bewertungssysteme „von unten“ rekonstruieren
AB 14	Soll-Ist-Analyse von Konsequenzen und Zielsetzungen
AB 15	Modell zur Selbstanalyse von Emotionen (SAE) – Inhalt und Struktur
AB 16	Übungsleitern erstellen
AB 17	SKRZ-Modell (Aufgabenblatt)

INFO 1	Fehlende Lebensziele erstellen
INFO 2	Das Wahrheitskonzept in der IKVT
INFO 3	Psychotherapie und Kognitive Verhaltenstherapie
INFO 4	Struktur des explikativen Sokratischen Dialogs („Was ist das?“)
INFO 5	Struktur des normativen Sokratischen Dialogs („Darf ich das?“)
INFO 6	Struktur des funktionalen Sokratischen Dialogs („Soll ich das?“)
INFO 7	Leitfaden für das implizite Erarbeiten des kognitiven Modells zum Entstehen und Steuern von Emotionen
INFO 8	Das SKR-Modell – Inhalt und Struktur
INFO 9	Leitfaden zum Prüfen von SKR-Modellen
INFO 10	Disputtechniken
INFO 11	Sinnvolle Übungsaufgaben suchen
INFO 12	Drehbücher erstellen
INFO 13	Vorstellungsübungen durchführen
INFO 14	Das Prinzip des Bahnens
INFO 15	Neue Erkenntnisse im Alltag trainieren
INFO 16	Handlungsziele
INFO 17	Ziele reduzieren
INFO 18	Eine eigene Zielhierarchie erstellen
INFO 19	Ziele erreichbar machen
INFO 20	Ziele widerspruchsfrei planen
INFO 21	Körperliche Erkrankungen und psychische Probleme
INFO 22	Verhaltensauffälligkeiten und psychische Probleme
INFO 23	Leitfaden für das sokratische Erarbeiten des kognitiven Modells zum Entstehen und Steuern von Emotionen
INFO 24	Beispiel zum SKR-Modell mit differenziertem Bewertungssystem
INFO 25	Emotionen und zu erwartende Inhalte im Bewertungssystem
INFO 26	Eineindeutige Bewertung-Gefühls-Logik
INFO 27	Behandlungsstrategien bei singulären, parallelen und bedingten Problemen
INFO 28	PKP-Behandlungsstrategien bei parallelen, nachfolgenden und hierarchischen Problemen
INFO 29	Der Gedanken-TÜV: Denkmuster auf dem Prüfstand
INFO 30	Neu erarbeitete Erkenntnisse glauben lernen

Literatur

AMWF (2014). *S3 Leitlinie zur Behandlung von Angststörungen.* Kurzversion. Verfügbar unter: www.awmf.org/leitlinien.html

Andrews, G., Stewart, G., Allen, R. & Henderson, A. S. (1990). The genetics of six neurotic disorders: A twin study. *Journal of Affective Disorders, 19* (1), 23–29.

APA – American Psychiatric Association (2013). *Diagnostic and Statistical Manual of Mental Disorders, Fifth Edition: DSM-5-TM.* Arlington, VA: American Psychiatric Publishing.

Arbeitskreis OPD (Hrsg.). (2006). *Operationalisierte Psychodynamische Diagnostik* (2. Aufl.). Göttingen: Hogrefe.

Bandelow, B. (2006). *Das Angstbuch: Woher Ängste kommen und wie man sie bekämpfen kann* (13. Aufl.). Reinbek: Rowohlt.

Bassler, M. (2002). *Tiefenpsychologisch fundierte Psychotherapie von Angststörungen.* Vortrag im Rahmen der 52. Lindauer Psychotherapiewochen. Verfügbar unter: www.lptw.de

Batra, A., Wassmann, R. & Buchkremer, G. (2013). *Verhaltenstherapie. Grundlagen – Methoden – Anwendungsgebiete* (4. Aufl.). Stuttgart: Thieme.

Beck, A. T. & Emery, G. (1981). *Kognitive Verhaltenstherapie bei Angst und Phobien.* Tübingen: dgvt-Verlag.

Binswanger, L. (1953). *Grundformen und Erkenntnis menschlichen Daseins.* Zürich: Niehans.

Boss, M. (1985). *Von der Psychoanalyse zur Daseinsanalyse. Wege zu einem neuen Selbstverständnis.* Werder: Baulino.

Bowlby, J. (1973). *Attachment and Loss. Vol. II: Separation.* New York: Basic Books.

Busche, T. & Fuchs, T. (2017). *Zwei Philosophen der Medizin – Leibniz und Jaspers.* Berlin: Springer.

Camus, A. (2000). *Der Mythos von Sisyphos* (32. Aufl.). Reinbek: Rowohlt.

Dietzfelbinger, K. (2005). *Pythagoras. Spiritualität und Wissenschaft.* Königsdorf: Königsdorfer.

DIMDI – Deutsches Institut für Medizinische Dokumentation und Information (Hrsg.). (2011). *ICD-10-GM-2012. Systematisches Verzeichnis.* Köln: Deutscher Ärzte-Verlag.

Dryden, W. (1999). Beyond LFT and Discomfort Disturbance: The case for the term "Non-Ego Disturbance". *Journal of Rational-Emotive and Cognitive-Behavior Therapy, 17* (3), 165–200.

Duden (2020). *Die deutsche Rechtschreibung* (28. Aufl.). Berlin: Dudenverlag.

Ellis, A. (1979). A note on the treatment of agoraphobics with cognitive modification versus prolonged exposure in vivo. *Behaviour and Research Therapy, 17* (2), 162–163.

Ellis, A. (1990). Discomfort anxiety: A new cognitive behavioral construct. In W. Dryden (Ed.), *The Essential Albert Ellis: Seminal Writings on Psychotherapy* (pp. 94–113). New York: Springer.

Ellis, A. (1997). *Die rational-emotive Therapie. Das innere Selbstgespräch bei seelischen Problemen und seine Veränderung* (5. Aufl.). München: Pfeiffer.

Ellis, A. (2003a). Discomfort Anxiety: A New Cognitive-Behavioral Construct (Part I). *Journal of Rational-Emotive and Cognitive-Behavior Therapy, 21* (3), 183–192.

Ellis, A. (2003b). Discomfort Anxiety: A New Cognitive-Behavioral Construct (Part II). *Journal of Rational-Emotive and Cognitive-Behavior Therapy, 21* (3), 193–202.

Ellis, A. (2008). *Grundlagen und Methoden der Rational-Emotiven Verhaltenstherapie.* Stuttgart: Klett-Cotta.

Ellis, A. & Hoellen, B. (2004). *Die Rational-Emotive Verhaltenstherapie – Reflexionen und Neubestimmungen* (2. Aufl.). Stuttgart: Pfeiffer.

Ellis, A. & Joffe Ellis, D. (2012). *Rational-Emotive Verhaltenstherapie.* München: Ernst Reinhardt.

Epiktet (2023a). *Handbüchlein der Moral* (aus dem Griechischen übers. v. C. Conz). Braunschweig: DenkRaum.

Epiktet (2023b). *Das Buch vom geglückten Leben* (aus dem Griechischen übers. v. C. Conz). Köln: Anaconda.

Epikur (2011). *Der Weg zum Glück* (hrsg. und übers. v. M. Hackemann). Köln: Anaconda.

Epikur (2014). *Von der Lust zu leben* (hrsg. und übers. v. M. Hackemann). Köln: Anaconda.

Festinger, L. (2019). *Theorie der Kognitiven Dissonanz* (3. Aufl.). Göttingen: Hogrefe.

Frankl, V. E. (2021). *Das Leiden am sinnlosen Leben.* Freiburg: Herder.

Freud, S. (2021). *Hemmung, Symptom und Angst* (4. Aufl.). Hamburg: Nikol.

G-BA – Gemeinsamer Bundesausschuss (2024). *Psychotherapie-Richtlinie* (01.11.2024). https://www.g-ba.de/richtlinien/20/ [Zugriff: 26.02.2025].

Gebhard, U. (2020). *Kind und Natur. Die Bedeutung der Natur für die psychische Entwicklung* (5. Aufl.). Wiesbaden: Springer.

Greenberg, J., Pyszczynski, T. & Solomon, S. (1986). The causes and the consequences of a need for self-esteem: A terror management theory. In R. Baumeister (Ed.), *The Public Self and Private Self* (pp. 189–212). New York: Springer.

Hackmann, A., Bennett-Levy, J. & Holmes, E. A. (2012). *Imaginationstechniken in der Kognitiven Therapie.* Weinheim: Beltz.

Hamm, A. (2006). *Spezifische Phobien. Fortschritte der Psychotherapie* (Bd. 27). Göttingen: Hogrefe.

Hautzinger, M. (Hrsg.). (2011). *Kognitive Verhaltenstherapie.* Weinheim: Beltz.

Hautzinger, M. (2022). Gedankenkontrolle – Gedankenstopp. In M. Linden & M. Hautzinger (Hrsg.), *Verhaltenstherapiemanual – Erwachsene* (9. Aufl., S. 131–133). Berlin: Springer.

Heidegger, M. (2006). *Sein und Zeit* (19. Aufl.). Tübingen: Niemeyer.

Hoffmann, S. O. (2018). *Psychodynamische Therapie von Angststörungen.* Stuttgart: Schattauer.

Itze, U. & Plieth, M. (2016). *Tod und Leben. Mit Kindern in der Grundschule Hoffnung gestalten* (4. Aufl.). Donauwörth: Auer.

Jaspers, K. (2008). *Philosophie II. Existenzerhellung* (4. Auflage). Berlin: Springer.

Jung, C. G. (2024). *Archetypen: Urbilder und Wirkkräfte des Kollektiven Unbewussten.* Ostfildern: Patmos.

Kanfer, F. H. & Saslow, G. (1974). Verhaltenstheoretische Diagnostik. In D. Schulte (Hrsg.), *Diagnostik in der Verhaltenstherapie* (S. 24–59). München: Urban & Schwarzenberg.

KBV – Kassenärztliche Bundesvereinigung (2020). *Mustersammlung für Psychotherapie.* https://www.kbv.de/media/sp/02_Mustersammlung_PT.pdf [Zugriff: 26.02.2025].

KBV – Kassenärztliche Bundesvereinigung (2024). *Psychotherapievereinbarung.* https://www.kbv.de/media/sp/01_Psychotherapie_Aerzte.pdf [Zugriff: 26.02.2025].

KBV – Kassenärztliche Bundesvereinigung (2025). *Formulare für die Psychotherapie – Ausfüllhilfen.* http://www.kbv.de/html/27068.php [Zugriff: 26.02.2025].

Kendler, K. S., Heath, A. C., Martin, N. G. & Eaves, L. J. (1987). Symptoms of anxiety and symptoms of depression. Same genes different environments? *Archives of General Psychiatry, 44* (5), 451–457.

Kendler, K. S., Neale, M. C., Kessler, R. C., Heath, A. C. & Eaves, L. J. (1992). The genetic epidemiology of phobias in women. *Archives of General Psychiatry, 49* (4), 273–281.

Kierkegaard, S. (2023). *Der Begriff Angst.* Ditzingen: Reclam.

Kossak, H.-C. (2014). KVT und Hypnose: Die Rekonstruktion, Konstruktion und Bearbeitung problemrelevanter Kognitionen in Hypnose. In H. H. Stavemann (Hrsg.), *KVT-Praxis. Strategien und Leitfäden für die Integrative KVT* (3. Aufl., S. 648–674). Weinheim: Beltz.

Kossak, H.-C. (2024). *Psychotherapie mit kognitiv-behavioraler Therapie und Hypnose.* Berlin: Springer.

Leahy, R. L. (2007). *Techniken kognitiver Therapie.* Paderborn: Junfermann.

Lieb, H. (2014). *Störungsspezifische Systemtherapie. Konzepte und Behandlung* (Störungen systemisch behandeln, Bd. 1). Heidelberg: Carl-Auer.

Lieb, R. & Wittchen, H.-U. (2011). Angststörungen: Ätiologie/Bedingungsanalyse. In M. Perrez & U. Baumann (Hrsg.), *Lehrbuch Klinische Psychologie – Psychotherapie* (4. Aufl., S. 905–924). Bern: Huber.

Maercker, A. (1999). Lifespan psychological aspects of trauma and PTSD: Symptoms an psychosocial impairments. In A. Maercker, M. Schützwohl & Z. Solomon (Eds.), *Posttraumatic stress disorder: A lifespan developmental perspective* (pp. 7–42). Seattle: Hogrefe.

Maultsby, M. C. (1971). Rational Emotive Imaginery. *Rational Living, 6* (1), 24–26.

May, R. (1982). *Antwort auf die Angst. Leben mit einer verdrängten Dimension.* Stuttgart: Deutsche Verlags-Anstalt.

Morschitzky, H. (2009). *Angststörungen. Diagnostik, Konzepte, Therapie, Selbsthilfe* (4. Aufl.). Wien: Springer.

Nietzsche, F. (2021). *Die fröhliche Wissenschaft.* Hamburg: Nikol.

Nietzsche, F. (2023). *Also sprach Zarathustra.* Independently Published.

Noyon, A. & Heidenreich, T. (2012). *Existenzielle Perspektiven in Psychotherapie und Beratung.* Weinheim: Beltz.

Ochsmann, R. (1981). Veränderung der Sicherheit in der Bewertung von Alternativen als alternativer Weg der Dissonanzreduktion bei Entscheidungen. *Zeitschrift für Sozialpsychologie, 12* (3), 217–232.

Ochsmann, R. (1984). Beliefe in afterlife as a moderator of fear and death? *European Journal of Social Psychology, 14* (1), 53–67.

Ochsmann, R. (1993). *Angst vor Tod und Sterben. Beiträge zur Thanato-Psychologie.* Göttingen: Hogrefe.

Platon (2018). *Von der Unsterblichkeit der Seele* (aus dem Griechischen übers. v. O. Apelt). Köln: Anaconda.

Reimer, C. & Rüger, U. (2012). *Psychodynamische Psychotherapien* (4. Aufl.). Heidelberg: Springer.

Reiss, S. & McNally, R. (1985). Expectancy model of fear. In S. Reiss & R. R. Bootzin (Eds.), *Theoretical issuesin behavior therapy* (pp. 107–121). San Diego: Academic press.

Ricken, F. (2007). *Philosophie der Antike* (4. Aufl.). Stuttgart: Kohlhammer.

Roscher, D. (2014). Der Notfall: Was tun bei somatogenen oder psychogen-motorischen Anfällen, bei Gewalt- oder Suizidandrohungen? In H. H. Stavemann (Hrsg.), *KVT-Praxis. Strategien und Leitfäden für die Integrative KVT* (S. 615–647). Weinheim: Beltz.

Rosen, M. A. & Wyer, R. S. (1972). Some further evidence for the "Socrates effect" using a subjective probability model of cognitive organisation. *Journal of Social Psychology, 24,* 490–494.

Sartre, J.-P. (2017). *Das Sein und das Nichts. Versuch einer phänomenologischen Ontologie* (20. Aufl.). Hamburg: Rowohlt.

Schlarb, A. A. & Stavemann, H. H. (2019). *Einführung in die KVT mit Kindern und Jugendlichen* (2. Aufl.). Weinheim: Beltz.

Schneider, S. & Margraf, J. (2017). *Agoraphobie und Panikstörung. Fortschritte der Psychotherapie* (2. Aufl.). Göttingen: Hogrefe.

Schweitzer, J. & Schlippe, A. von (2016). *Lehrbuch der systemischen Therapie und Beratung II.* Göttingen: Vandenhoeck & Ruprecht.

Seneca (2010). *Von der Seelenruhe. Vom glücklichen Leben. Von der Muße. Von der Kürze des Lebens* (aus dem Lateinischen übers. v. O. Apelt). Köln: Anaconda.

Spielberger, C. D. (2013). *Anxiety and behavior.* Kindle.

Spierling, V. (2006). *Kleine Geschichte der Philosophie. Große Denker von der Antike bis zur Gegenwart.* München: Piper.

Stavemann, H. H. (2002). Plädoyer für eine „philosophische Wende" in der Kognitiven (Verhaltens-)Therapie. *Zeitschrift für Rational-Emotive & Kognitive Verhaltenstherapie, 13* (1), 43–51.

Stavemann, H. H. (Hrsg.). (2012). *KVT update. Neue Entwicklungen und Behandlungsansätze in der kognitiven Verhaltenstherapie.* Weinheim: Beltz.

Stavemann, H. H. (Hrsg.). (2014). *KVT-Praxis. Strategien und Leitfäden für die Integrative KVT* (3. Aufl.). Weinheim: Beltz.

Stavemann, H. H. (Hrsg.). (2015). *Therapie-Tools Integrative KVT.* Weinheim: Beltz.

Stavemann, H. H. (Hrsg.). (2016). *Entwicklungen in der Integrativen KVT.* Weinheim: Beltz.

Stavemann, H. H. (2017). *Lebensziele in Therapie und Beratung: Sinn- und Wertefragen klären, Handlungsziele bestimmen* (2. Aufl.). Weinheim: Beltz.

Stavemann, H. H. (2018). *Weitblicker und Zielverfolger: Eigene Lebensziele bestimmen und erfolgreich umsetzen.* Weinheim: Beltz.

Stavemann, H. H. (2022a). *Unerschrocken weiterleben. Todesangst und existenzielle Probleme erkennen und bewältigen.* Weinheim: Beltz.

Stavemann, H. H. (2022b). Das Konzept der Problemorientierten Kognitiven Psychodiagnostik (PKP). In H. H. Stavemann & Y. Hülsner, *Der Blick hinter das Symptom* (S. 17–34). Weinheim: Beltz.

Stavemann, H. H. (2022c). Sokratische Gesprächsführung. In M. Linden & M. Hautzinger (Hrsg.), *Verhaltenstherapiemanual* (9. Aufl., S. 231–240). Berlin: Springer.

Stavemann, H. H. (2023a). *Integrative KVT* (6. Auflage). Weinheim: Beltz.

Stavemann, H. H. (2023b). *Im Gefühlsdschungel. Emotionale Krisen verstehen und bewältigen* (4. Aufl.). Weinheim: Beltz.

Stavemann, H. H. (2024). *Sokratische Gesprächsführung in Therapie und Beratung* (4. Aufl.). Weinheim: Beltz.

Stavemann, H. H. (2025). *Integrative KVT bei Frustrationsintoleranz: Ärgerstörungen und Prokrastination* (vollständig überarbeitete Neuauflage). Tübingen: DGVT-Verlag.

Stavemann, H. H. & Hülsner, Y. (2022). *Der Blick hinter das Symptom: Problemorientierte Kognitive Psychodiagnostik und abgeleitete Behandlungspläne.* Tübingen: dgvt-Verlag.

Stavemann, H. H., Scholz, A. & Scholz, K. (in Vorbereitung). *Integrative KVT bei Selbstwertproblemen. Diagnose – Behandlungskonzepte – Tools – Kasuistik* (vollständig überarbeitete Neuauflage). Tübingen: DGVT-Verlag.

Tillich, P. (2015). *Der Mut zum Sein* (2. Aufl.). Berlin: De Gruyter.

Tomer, A. & Eliason, G. (1996). Toward a comprehensive model of Death Anxiety. *Death Studies, 20* (4), 343–365.

Trachsel, M. & Maercker, A. (2016). *Lebensende, Sterben und Tod.* Göttingen: Hogrefe.

Ülsmann, D. & Ertle, A. (2017). Kognitive Umstrukturierung und Verhaltensexperimente. In E. L. Brakemeier & F. Jacobi (Hrsg.), *Verhaltenstherapie in der Praxis* (S. 273–292). Weinheim: Beltz.

Vogel, R. T. (2022). *Todesthemen in der Psychotherapie* (2. Aufl.). Stuttgart: Kohlhammer.

Walen, S. R., DiGuiseppe, R. & Wessler, R. L. (2011). *RET-Training. Einführung in die Praxis der rational-emotiven Therapie* (3. Aufl.). München: Pfeiffer.

Wells, A. (2011). *Kognitive Therapie der Angststörungen: Praktisches Handbuch und theoretischer Leitfaden.* Tübingen: dgvt-Verlag.

Wittkowski, J. (1993). Angst vor Sterben und Tod. Zur Beschreibung eines vernachlässigten Konstrukts. *Psychomed, 5* (1), 11–15.

Wong, P. T. P. (2008). Meaning-Management Theory und Death Acceptance. In A. Tomer, G. T. Eliason & P. T. P. Wong (Eds.), *Existential an Spiritual Issues in Death Attitudes* (pp. 65–87). Mahwah: Lawrence Erlbaum Associates.

Wong, P. T. P. & Tomer, A. (2011). Beyond terror and denial: The positive psychology of death acceptance. *Death Studies, 35* (2), 99–106.

Yalom, I. D. (2010). *Existenzielle Psychotherapie* (5. Aufl.). Bergisch-Gladbach: EHP.

Sachwortverzeichnis